JN153335

ソマチッドがよろこびはじける秘密の周波数

宇治橋泰二

ヒカルランド

まえがき

私は、15年にわたってソマチッドの観察・研究を続けてきました。ソマチッドを観察するようになったのは、さまざまな病気の症状の緩和に効果のある機器、AWG（Arbitrary Waveform Generator ＝段階的波動発生装置）の施術の結果を確認してお伝えするためでした。いまでこそ、ソマチッドはフランスの生物学者、ガストン・ネサン博士の研究が日本でも知られるようになりましたが、それまでは科学の世界で無視されつづけてきた存在でした。

本書ではおもに第Ⅱ部で私が暗視野顕微鏡で撮影した動画から切りだした写真を掲載しましたが、血液の中でこんなことが起きているとは信じがたいと思われるであろう画像が多数あります。これらの画像を見るだけで、「血液は無菌状態」という現代医学の考え方が本当なのか、疑問を感じられることと思います。細胞の中にミトコンドリアという共生微生物が存在するように、私たちの血液の中にもソマチッドという共生微生物が存在しているのです。

そしてこの共生微生物が、ネサン博士が紹介したソマチッド・サイクルとはまた別の変化をしていることにも、私は気がつきました。ソマチッドは1種類だけではなく、変化のパターンがいくつかあり、さらに交配によって発達した形態から未発達な形態に戻る、逆方向のサイクルもあるのです。こういった血液の中で起きている現象は、１００年以上も前にドイツの生物学者、ギュンター・エンダーレイン博士が発見していました。ただし、エンダーレイン博士はこの体内共生微生物をプロティットと呼んでいます。

私は、見たことの多くがエンダーレイン博士の研究と一致していることを確認し、さらに千《ち》島《しま》喜《き》久《く》男《お》博士の〝千島学説〟が実際に起きていることを位置づけてくれていると感じました。

ソマチッドは血液の中の環境のバランスが崩れると発達して病原性が高くなりますが、ＡＷＧで電子を与えると結合が解けて病原性の低い形態に戻ります。これが、さまざまな病気の症状の改善につながると考えられます。

エンダーレイン博士はソマチッドを病原性の低い形態に戻すためにpH（ペーハー、水素イオン濃度）を調整したりレメディを使ったりしていましたが、血液の変化が表れるのに１週間以上かかりました。私はいま、短期間で血液が変化するＡＷＧで施術を行うことができて、暗視野顕微鏡という素晴らしい機器で血液を観察して変化の過程を確認できる恵まれた環境にいることに感謝します。そしてこの恩恵が、病気で苦しむ多くの方々、そしてその解決方法の発展につながることを願っています。

２０１７年３月１日

宇治橋泰二

ソマチッドがよろこびはじける秘密の周波数

目次

第Ⅱ部　施術編

形態変化するソマチッド

AWGの施術前後の驚くべき変化を写真で見る

73

第Ⅲ部　体験編

ＡＷＧ療法で症状が消えた

膠原病、肝炎、アトピー、チック、不妊……

第Ⅳ部 実践編
宇治橋メソッドに秘める思い
独自の施術を生みだした情熱がさらに燃えあがる!

カバーデザイン　櫻井浩(⑥Design)
校正　麦秋アートセンター
編集協力　エディックス

第Ⅰ部　理論編

ソマチッドは生きている

環境しだいで病原性をもつ体内共生微生物

ＡＷＧを通して出合ったソマチッド

私がソマチッドのことを知ったのは、ＡＷＧ（Arbitrary Waveform Generator）という機器と出合ってからのことです。ＡＷＧによる施術の効果を確認するためにさまざまなアプローチを重ねるなかで顕微鏡による血液中のソマチッドの観察にたどり着きました。

ほかの方たちがやっていない手法で私なりにソマチッドについて知見を重ねたので、おすすめいただいたこともあり、今回、本書で紹介することにしました。

まず最初に、ＡＷＧの機器がどのようなものなのか、説明しておきたいと思います。

ＡＷＧは、松浦優之《ゆうじ》博士を中心とする日本とアメリカの医師や科学者が、25年もの歳月をかけて開発した機器とされています。松浦博士の名前で、アメリカ、カナダ、ロシア、中国、ＥＵ、メキシコ、香港、韓国などをはじめ12の国および地域で特許を取得していて、１３８の国および地域に特許出願済みです。

ＡＷＧという名前の日本語訳は、「段階的波動発生装置」とされています。１ヘルツから１万ヘルツのあいだの69種類の周波数の電流をさまざまに組み合わせて電極を通して人体に流し、

第Ⅰ部　理論編
ソマチッドは生きている
環境しだいで病原性をもつ体内共生微生物

AWG（段階的波動発生装置）各種タイプ

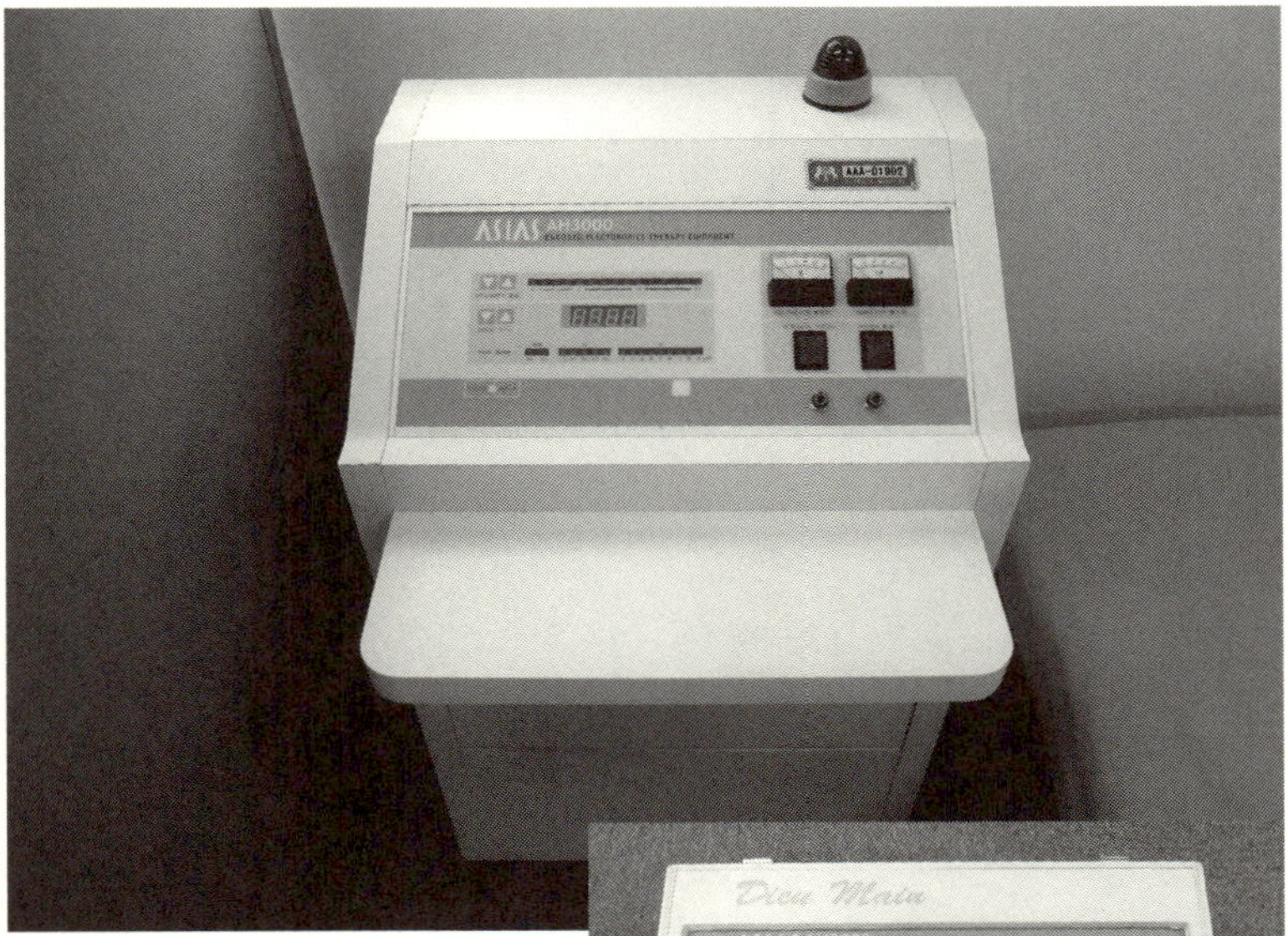

AH3100

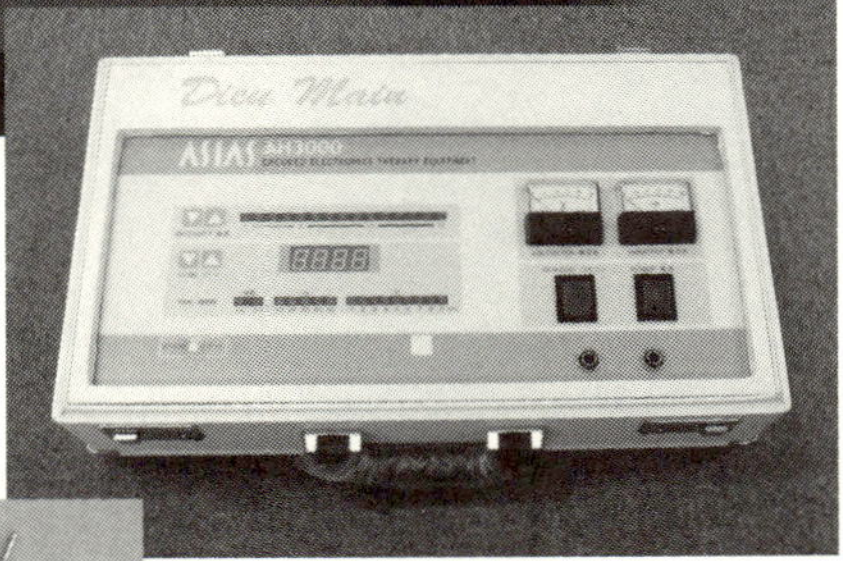

AH3500

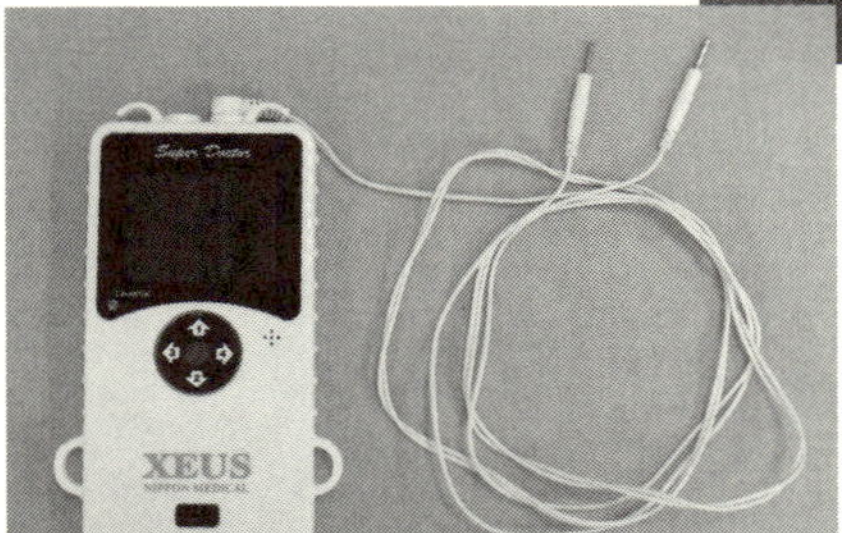

AH4000

約300種類の疾患や症状に対応しています。

疾患や症状に応じてそれぞれの周波数の電流を3分にわたって通電し、15秒の休止を途中に挟みつつ、私の〝免疫整体ここ一番〟では初回1時間の施術を行います。

この周波数の組み合わせは〝コード番号〟としてAWGに記憶されていて、施術にあたっては番号をAWGに入力することにより、自動的に通電と休止が行われます。

もちろん、この電流は無害で副作用は報告されていません。これについては、私自身3000人以上の方に施術を行って確認しています。

AWGの施術には、以下のような作用があると考えられます。

1. 血液循環をよくし、新陳代謝が高まる。
2. 体内の解毒作用を促し、免疫力を高める。
3. 副交感神経に働きかけて、ストレスを解消・軽減する。
4. 疲労を回復させ、ケガの痛みを緩和する。
5. 身体の根本から改善するので、慢性的な病気に対しても有効。
6. 健康維持や病気の予防に役立つ。

このような働きがあるのはAWGによる施術が〝自然治癒力〟を引きだしてくれるためだと

第Ⅰ部　理論編
ソマチッドは生きている
環境しだいで病原性をもつ体内共生微生物

AWGのアメリカでの特許

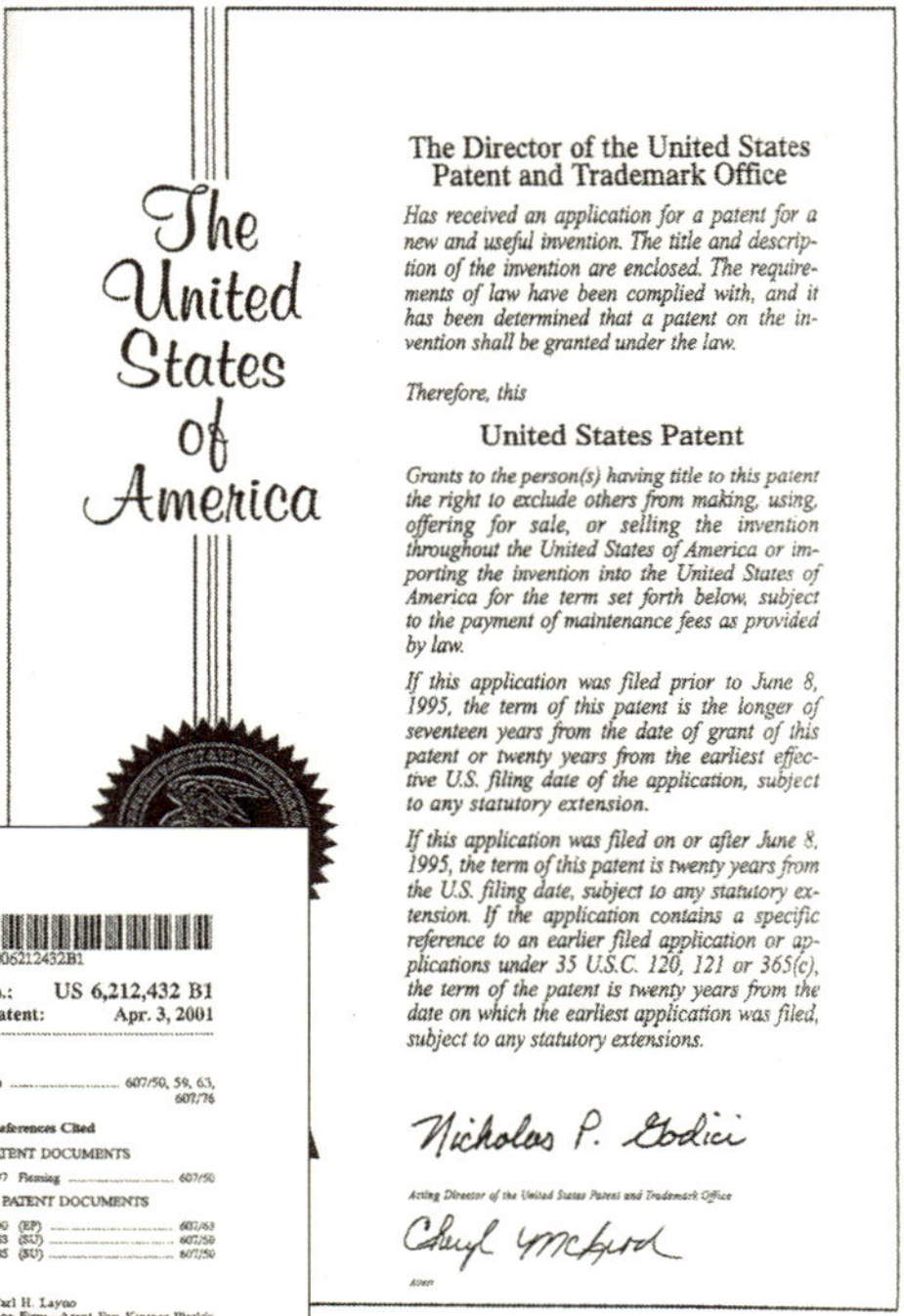

The United States of America

The Director of the United States Patent and Trademark Office

Has received an application for a patent for a new and useful invention. The title and description of the invention are enclosed. The requirements of law have been complied with, and it has been determined that a patent on the invention shall be granted under the law.

Therefore, this

United States Patent

Grants to the person(s) having title to this patent the right to exclude others from making, using, offering for sale, or selling the invention throughout the United States of America or importing the invention into the United States of America for the term set forth below, subject to the payment of maintenance fees as provided by law.

If this application was filed prior to June 8, 1995, the term of this patent is the longer of seventeen years from the date of grant of this patent or twenty years from the earliest effective U.S. filing date of the application, subject to any statutory extension.

If this application was filed on or after June 8, 1995, the term of this patent is twenty years from the U.S. filing date, subject to any statutory extension. If the application contains a specific reference to an earlier filed application or applications under 35 U.S.C. 120, 121 or 365(c), the term of the patent is twenty years from the date on which the earliest application was filed, subject to any statutory extensions.

Nicholas P. Godici

Acting Director of the United States Patent and Trademark Office

Cheryl McBird

Attest

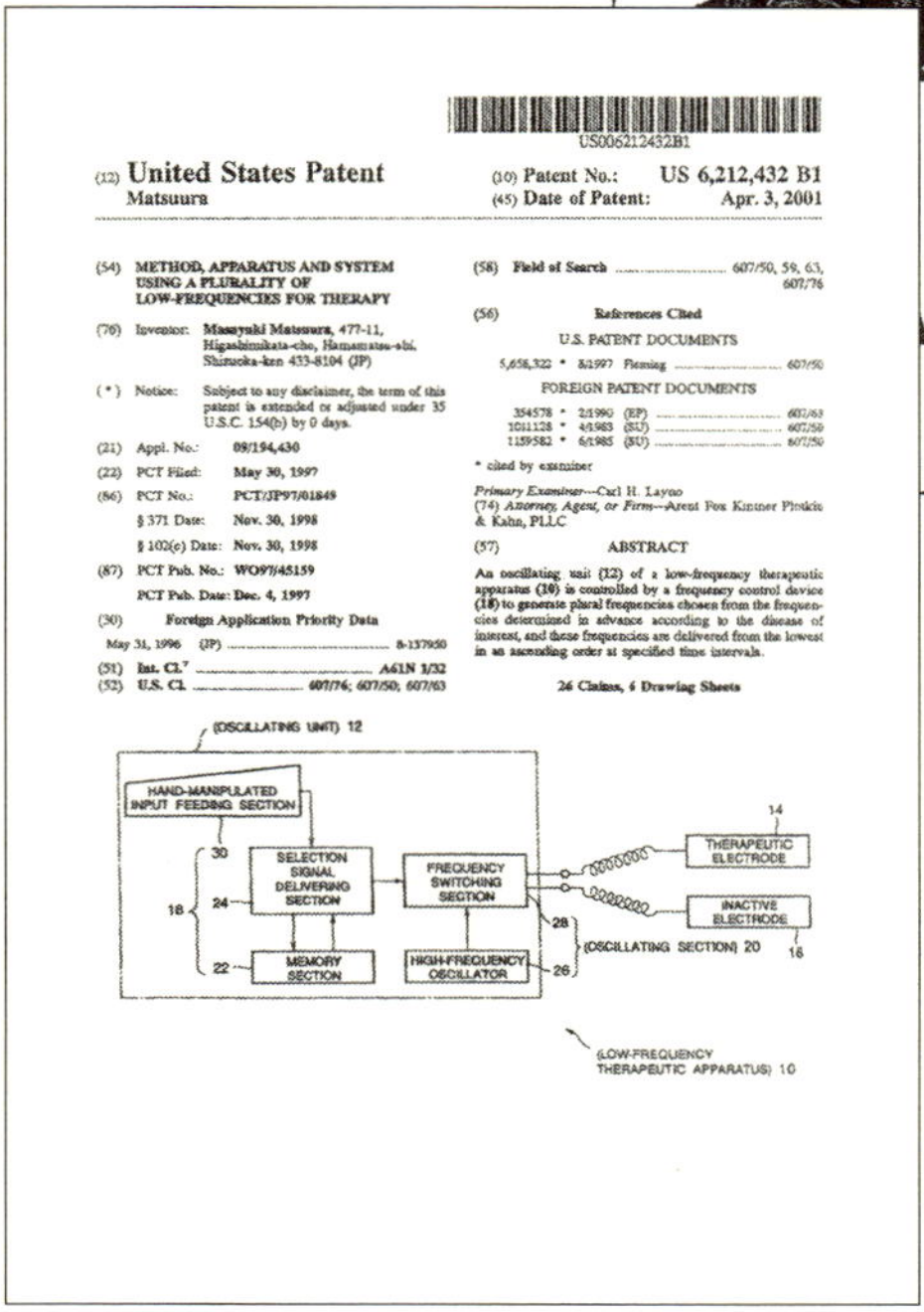

US006212432B1

(12) **United States Patent**
Matsuura

(10) **Patent No.:** US 6,212,432 B1
(45) **Date of Patent:** Apr. 3, 2001

(54) **METHOD, APPARATUS AND SYSTEM USING A PLURALITY OF LOW-FREQUENCIES FOR THERAPY**

(76) Inventor: **Masayuki Matsuura**, 477-11, Higashimikata-cho, Hamamatsu-shi, Shizuoka-ken 433-8104 (JP)

(*) Notice: Subject to any disclaimer, the term of this patent is extended or adjusted under 35 U.S.C. 154(b) by 0 days.

(21) Appl. No.: **09/194,430**

(22) PCT Filed: **May 30, 1997**

(86) PCT No.: **PCT/JP97/01849**

§ 371 Date: **Nov. 30, 1998**

§ 102(e) Date: **Nov. 30, 1998**

(87) PCT Pub. No.: **WO97/45159**

PCT Pub. Date: **Dec. 4, 1997**

(30) **Foreign Application Priority Data**

May 31, 1996 (JP) 8-137950

(51) **Int. Cl.**[7] **A61N 1/32**
(52) **U.S. Cl.** **607/76; 607/50; 607/63**

(58) **Field of Search** 607/50, 59, 63, 607/76

(56) **References Cited**

U.S. PATENT DOCUMENTS

5,658,322 * 8/1997 Fleming 607/50

FOREIGN PATENT DOCUMENTS

354578 * 2/1990 (EP) 607/63
1011128 * 4/1983 (SU) 607/50
1159582 * 6/1985 (SU) 607/50

* cited by examiner

Primary Examiner—Carl H. Layno
(74) *Attorney, Agent, or Firm*—Arent Fox Kintner Plotkin & Kahn, PLLC

(57) **ABSTRACT**

An oscillating unit (12) of a low-frequency therapeutic apparatus (10) is controlled by a frequency control device (18) to generate plural frequencies chosen from the frequencies determined in advance according to the disease of interest, and these frequencies are delivered from the lowest in an ascending order at specified time intervals.

26 Claims, 4 Drawing Sheets

考えています。

私が2003年3月に開業した〝免疫力リハビリクリニック〟を2005年11月に〝免疫整体ここ一番〟に改組してMRS療法、すなわち「免疫・リハビリ・システム」療法と名づけてAWGの施術を続けてきたのは、この自然治癒力を引きだす効果を訴えたかったからです。

施術を受けて「これは本物」と実感した

私がAWGに興味をもって自分で開業するようになったのは、もともと波動に関心があったからです。

かつて、波動の第一人者だった浅川正名《まさな》先生にお会いする機会があって、それから自分なりにずいぶん調べました。浅川先生のさまざまな実験にも、立ち会わせていただきました。

しかし私自身、波動を実際の病気の症状の改善に役立てようと思っていろいろ試してみたのですが、なかなか効果が実感できず、しばらく遠ざかっていました。

そんなとき、私の友人の会社社長の知り合いが新宿でやっている治療院がAWGを導入することになりました。原理がよくわからないので波動を知っている私に見てほしいという話がきたのです。

「友人が波動のようなものを使った健康機器で治療院を始めて、私もとてもいいものだと思うので見てくれませんか」

そして、２００２年５月、その治療院で私ははじめてＡＷＧを目にすることになりました。

実際にＡＷＧの36分間の施術でコード０００３「酸性体質を解除する」という基礎的なプログラムを体験した私は、なんともいえないさわやかさに包まれるとともに、身体の芯《しん》に変化が起きているのを実感しました。

悪いものであれば痛かったりなんらかの不快感があったりするものですが、そういう感じはまったくしませんでした。

「これはすごい！」と、私は直感しました。

ＡＷＧを開発したのが松浦優之博士という方だと知って、以前、薬事法違反か何かで逮捕されたという記事を読んだことが頭をよぎりました。まさか、そういういわくつきの機器を実際に見ることになるとは思ってもみませんでしたが、私は確かにＡＷＧが〝本物〟であることに間違いないと感じていました。

さらに、この治療院で膵臓《すいぞう》がんの患者さんの症状が改善する過程を目《ま》の当たりにしたことで、この確信はさらに強くなりました。

自分なりにＡＷＧのことを調べて、２００２年10月に浜松の会社に開発者の松浦博士を訪ねました。

松浦博士は、真っすぐ前を向き、自信にあふれ、権力も何も恐れないで正しいと思ったことをやっていく気概にあふれていました。

こういう日本人がまだいるんだと感銘を受けました。博士を支えたい、こういう気持ちにさせる何かをもった人でした。

ＡＷＧの作用には累積効果があるという研究

ＡＷＧの開発者である松浦博士は、ＡＷＧによる通電で電子が細胞の中に入っていってウイルスを死滅させることや、血液中のソマチッドについてもご説明くださいましたが、ウイルスも見えなければ、電子も見えません。ソマチッドについても、どういうものか、よくわかりませんでした。

あとで松浦博士からいただいた国際特許出願の書類のコピーには、アメリカのワシントン大学の教授ヘンリー・ライ博士がＡＷＧの作用について、「累積効果がある」として発表したという次のような項目があげられていました。

1. 遺伝子の感染症のＤＮＡ・ＲＮＡ１鎖及び２鎖を切断し、ウイルス感染細胞をアポトーシス（細胞死）させる。
2. 感染細胞内の腐敗 H_2O 大型クラスターを破壊する。
3. 下垂体、甲状腺、膵臓、精巣、卵巣等、内分泌腺を刺激し、ホルモンの分泌を円滑化する。
4. 血管及び血球をマイナス・イオン化し、電子反発による血管上皮細胞と血球の反作用により、血流を良好にする。
5. 細胞内ソマタイト（細胞内微少コンデンサー）をイオン化したマイナス電子によって充電し、組織細胞を活性化させる。
6. ナチュラル・キラー（ＮＫ）細胞、ヘルパーT細胞、マクロファージ等の増殖を行い、一気に生体免疫を高揚させる。
7. 病原菌のクラスター・ゴブレット（膠質膜《こうしつまく》）を破壊し、ウイルス、バクテリアを殺減する。
8. 脳軟化、脳梗塞《こうそく》等の疾病《しっぺい》に対し、脳波に合致した波動（Hz）を投射し、脳波を正常化して、脳細胞の活性化を図る。

9．自律神経の伝達を促進し、筋肉を弛緩《しかん》させ、全身の器官を円滑化させ、全身運動を活発化させる。

10．痛みを緩和する。脳幹よりβエンドルフィン（モルヒネの約200倍）の分泌を促す作用がある。

これら個々の作用については、15年にわたる私の経験から納得できるものがあります。また、AWGの施術を受けてくださっている方々の症状が改善していく様子を何度も見ていて、確かに累積効果があることも実感しています。

これだけ多くの病気の症状が改善される？

ここで、AWGの施術がどのような疾病に効果があるとされているか、やはり国際特許出願の書類に掲載されている周波数の一覧の中から部位や病名・症状を抜き出し、若干《じゃっかん》整理してご紹介しておきます。

脳・神経・頭頸部……気絶・失神・意識不明、知能・知性（増すために）、記憶力、知的障害、意気消沈・ゆううつ、うつ病、ヒポコンデリー（ゆううつ）、脳、神経症・神経質（間脳の一部）・ノイローゼ、脳性小児マヒ、頭痛・偏頭痛、幻覚、てんかん、パーキンソン病、眠り病、メニエール病、風邪（頭）、後頭部の神経痛、神経炎、神経過敏（鎮静効果あり）、神経衰弱症（疲労・疲れ）、神経痛、髄膜炎・脳膜炎、精神的トラウマ、頭（圧迫感）、脳脊髄膜炎、発作・卒中・脳溢血《のういっけつ》、坐骨神経痛、顔のけいれん、顔面マヒ、小児マヒ、吃音《きつおん》、めまい、首全般、静脈洞炎、静脈洞瘻《どうろう》、多発性硬化症、中風・半身マヒ、無意識精液漏、頸部の腺（こぶ、腫れ物）、副甲状腺、副腎刺激、傷んだ髪、ふけ

目……目（全般）、トラコーマ（目の炎症）、眼瞼下垂、結膜炎（まぶた、眼瞼の膨張）、白内障、緑内障、麦粒腫・ものもらい、疲れ目

耳鼻・咽頭……耳、耳管・鼻・耳、聴覚障害、アデノイド、カタル（鼻、喉の粘膜の炎症）、ポリープ（鼻茸《はなたけ》）、鼻の不調、鼻風邪、扁桃腺炎、しゃがれ声、咽頭炎、におい（欠乏もしくは不足）、流行性耳下腺炎（おたふく風邪）

口……口内発疹、歯痛、歯茎炎症、歯周病、歯神経炎症、鵞口瘡《がこうそう》、水がん、膿漏《のうろう》、味覚異常

気管支・肺・胸……気管支炎、結核、呼吸困難・低酸素、肺炎、不整呼吸、浮腫・肺水腫、胸の炎症、胸部、胸の腫瘍、胸腺（全般）、甲状腺、甲状腺腫、乳の分泌増進、肋膜炎（胸膜）、肋骨の痛み、肋間神経痛

食道・胃……食道、胃弱、胃酸過多、胃けいれん、胃炎、消化不良・胃膨満、胃腸内ガス、胃弱、消化力、吐き気・むかつき

腸……十二指腸潰瘍、腸（全般）、腸（けいれん）、腸（炎症）、腸チフス、腹痛、便秘、便通の病気、慢性の下痢、大腸炎（結腸の粘膜）、虫垂炎・盲腸炎、結腸の炎症、直腸の亀裂・ひび、瘻管《ろうかん》・瘻（直腸潰瘍）、痔疾《じしつ》、ぎょう虫・寄生虫、肛門（かゆみ）

肝臓・胆嚢《たんのう》・膵臓・脾臓《ひぞう》……肝臓（全般）、肝炎（肝臓の炎症）、黄疸、胆嚢、胆石、膵臓、脾臓（肥大）

心臓……心臓（全般）、心臓病（鎮静の効果あり）、心嚢炎

腎臓・泌尿器……腎臓（全般）、腎炎、ブライト病（もっとも危険な腎臓炎）、結砂病（尿中沈殿物）、腎結石、膀胱炎（膀胱炎症）、尿道全般的炎症

子宮・前立腺・性器……月経困難・月経痛、月経停止、無月経（月経不首尾）、膣からの白いおりものの異常分泌、卵巣全般、子宮頸管炎《けいかんえん》、不妊症（予防）、胎盤（後産）、生殖腺（炎症）、精巣上体炎・副睾丸炎、前立腺炎、睾丸炎、淋病

骨格・運動器……骨（ひび、骨折）、関節（全般的な炎症）、リウマチ・関節炎、骨髄炎、むちうち症、脊髄の星形細胞、骨盤全般、ゆがんだ腰の脊椎骨、ひざの痛み、ビールス症候群、運動失調症、滑液嚢包炎《かつえきのうほうえん》、筋ジストロフィー、お尻の痛み、腰痛、筋肉（修復）、筋肉のけいれん、筋膜・筋鞘、脊椎炎、背中の痛み、椎間板ヘルニア、椎間板《ついかんばん》変位、肉腫、捻挫《ねんざ》・くじき全般、くる病・けいれん・こむらがえり・ひきつけ、外反母趾《がいはんぼし》の痛み、巨人症、腫れ物（くるぶしより下）、水踝《すいか》症、足（ふつうの傷）

皮膚……いぼ、うおのめ、蕁麻疹《じんましん》、にきび・吹き出物、火傷（熱・放熱）、ヘルペス（帯状疱疹水疱）、水ぶくれ・水疱、乾癬《かんせん》、湿疹、腫れ物（かぶれ、感染を含む）・おでき、腫瘍・できもの全般、水虫、丹毒（皮膚の炎症）、虫刺され、禿頭病、出血、輪癬《りんせん》・たむし、しもやけ・凍傷、菌状腫・海綿腫・その他の皮膚病

全身……膿瘍・腫れ物、がん腫、ＥＢウイルス、風邪・咳、インフルエンザ・流行性感冒、はしか、マラリア、黄熱病、狂犬病・恐水病、枯草熱、急性灰白髄炎、水腫、水疱瘡《みずぼうそう》、腺ペスト、天然痘・ほうそう、脾脱疽《ひだつそ》・炭疽熱（家畜の伝染病）、桿《かん》ウイルス、猩紅熱《しょうこうねつ》、伝染病、下痢（赤痢）、アクチノミコーゼ、ジフテリア、破傷風、梅毒、ハンセン病、だるさ・疲労・虚弱、アシドーシス、ブドウ状球菌、連鎖状球菌、大腸菌、リンパ組織全般、がん（一般的、予防のため、内部・外部、肉腫、白血病）、低血圧、動脈硬化、動脈瘤、熱（全般）、貧血症、ビールス症候群

アレルギー・免疫・代謝……アレルギー、喘息《ぜんそく》、エイズ関連症候群、後天性免疫不全症、蝶《ちょう》型紅斑性狼瘡《けいこうはんせいろうそう》、狼瘡、糖尿病、痛風

その他……くしゃみ、しゃっくり、けが、寝小便、ダウン症、アルコール中毒、ニコチン中毒、薬物中毒、ボツリヌス中毒・プトマイン中毒・麻薬、解毒、毒（薬）、ヘルニア、壊血病、壊疽《えそ》、外科的疾患、寄生虫、苦痛・痛み・激痛、血液の病気、血栓症、血栓静脈炎、血漿《けつしょう》・リンパ漿（きれいにする）、広がった腺、更年期ののぼせ、高血圧、殺菌・滅菌、持続性の病気、自家中毒、腫れ物収縮・うみ排出、出血、症候群（全般）、食中毒、食欲不振、心身機能の不調、酔い・興奮、切り傷（スピード治療）、すべての腺、組織細胞の刺激、打撲・傷・打ち身、短気（おこりっぽい）、潰瘍、動脈、二日酔い、日射病、白血球増加、疲労、肥満、病的なにおい、不眠症、膨張した器官、癒着、無力・無気力、有毒反応、冷え性（手・足）

これらすべての疾患や症状の改善にＡＷＧが効果があるかどうかは、とても私ひとりで検証できるものではありません。

しかし、第Ⅰ部でこれから紹介していくソマチッドの考え方からすると、多くの症状の改善が期待できるのではないかと思われます。

本書では第Ⅰ部の「理論編」で私の考え方を述べるとともに、第Ⅱ部の「施術編」で実際の症例を血液の写真とともに見ていただき、さらに第Ⅲ部の「体験編」で来院なさった方々の体験談を紹介し、第Ⅳ部「実践編」で私の施術と思いについて書いていきます。

松浦博士が薬事法違反で逮捕された理由

ＡＷＧがさまざまな疾患や症状を改善する効果があることは先の知り合いの治療院で目の当たりにしましたし、実際に自分で施術を受けて素晴らしい効果も体感しました。

しかし電子やソマチッドの話を聞いても、見えない、わからないものだらけで、ＡＷＧがどういう働きをしているのか、どうして症状が消えるのか、私は自分で説明することができませんでした。

それでも、松浦博士にお会いしてその情熱に打たれ、私の気持ちはＡＷＧを導入してクリニックを始める方向で定まっていました。

ＡＷＧの中型機は１台５００万円（税別）もする高価な機器ですが、これでさまざまな症状に苦しむ人が救えるなら、人としてやらないわけにいかないと思って、借金をして購入しました。

しかし、松浦博士は一度逮捕されているので、事件になったら困ります。

松浦博士が逮捕されたのは、次のような経緯だと聞いています。

アメリカで牛の受精卵の分割の研究に携わり、さらにＡＷＧ開発の研究をした松浦博士は、1993年に日本に帰国しました。そして、浜松でＡＷＧの前身となる「ドクターハイエゼックス」を開発したのです。

これを聞きつけた進行がんの方が松浦博士のもとを訪れ、ドクターハイエゼックスの施術を受けてがんが消えたことが口コミで評判になりました。

大勢の人が、「ぜひ、施術してほしい」と松浦博士を訪ねるようになりました。しかし、ドクターハイエゼックスは、当時の厚生省に医療器具として届け出る前の試作機でした。かといって、重い病に苦しむ人たちを追い返すわけにもいきません。松浦博士は、無料でこの機器を訪ねてくる方たちに使わせることにしたのです。

そうこうするうちに、あまりにも希望者が増えたため、会員制にしてドクターハイエゼックスを使ってもらうことにしました。しかし、その評判の広まりが無視できないものとなったので警察の内偵が入って逮捕されます。

逮捕されたものの診断も治療もしていなかったので医師法違反は問われず、薬品や医療機器を取り締まる薬事法違反で起訴されたとのことです。

ソマチッドは細胞内の電子の受け渡しに関与している

松浦先生にお会いしたときに電子やソマチッドの話をお聞きしましたが、実はそれ以前の2001年10月に、日本にソマチッドを紹介した故・福村一郎先生にお会いしたことがありました。そのとき、位相差顕微鏡でソマチッドを見せていただいたことが記憶に残っていました。

当時は、まだ自分がソマチッドを研究することになるとは考えていなかったので、そんなものもあるかもしれないと思っただけでした。しかし、AWGを導入するにあたってソマチッドのことをよく知りたいと思った私は、福村先生にお願いして2台お持ちだった位相差顕微鏡（光の位相の違いをコントラストに変換して観察する光学顕微鏡）のうち1台をお借りすることにしました。

ソマチッドは、地球最古の生命体であり、動物や植物をはじめとする生物や鉱物の中にも含まれていて、環境に応じて変化するとされています。

福村先生にお会いしたとき、フランスの生物学者、ガストン・ネサン博士（1924年〜）がつくったソマチッドの変化を示したソマチッド・サイクルの図（次ページ）も見せてもらっ

ガストン・ネサン博士が考えたソマチッド・サイクル

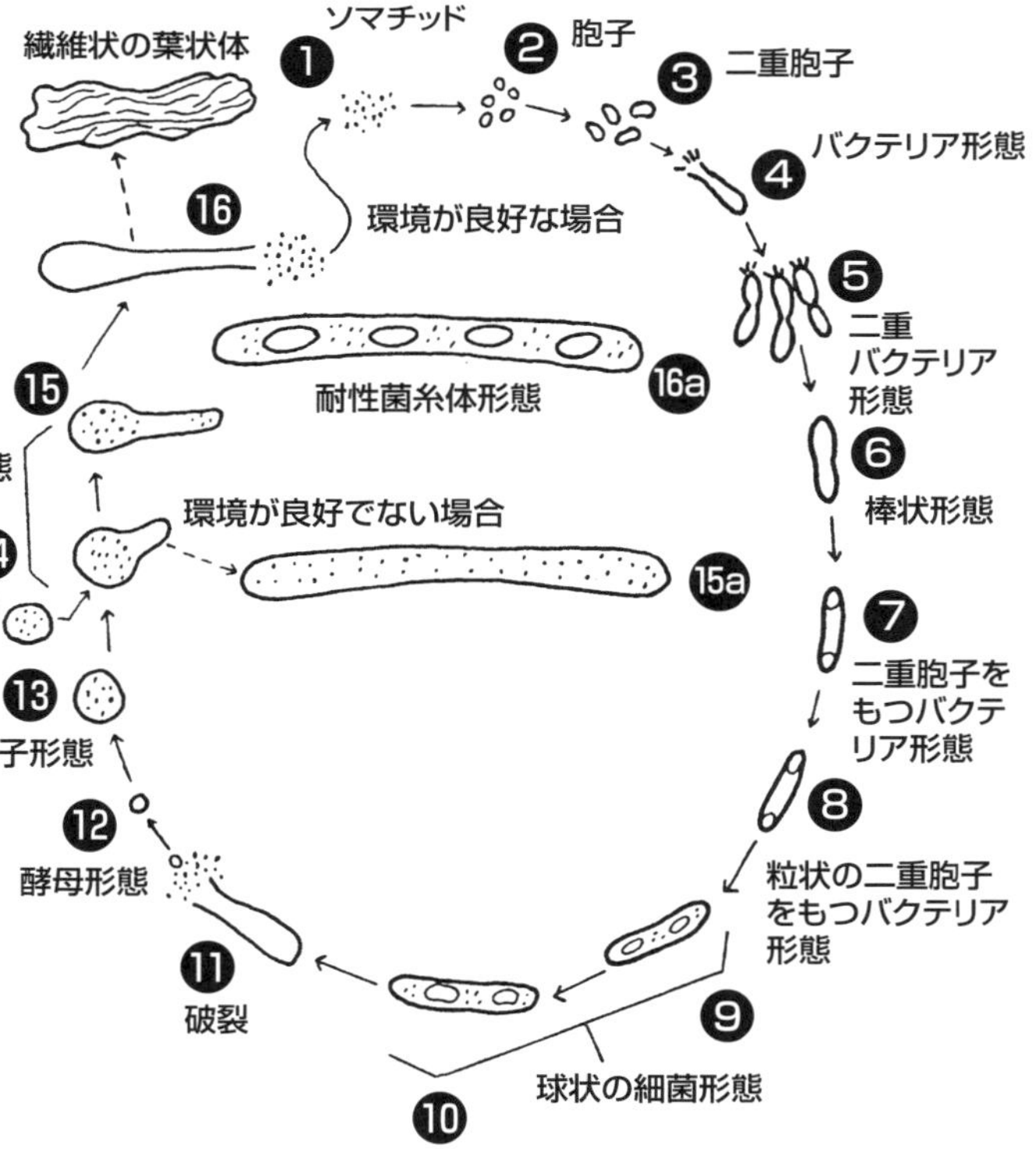

ていました。そのときはなんのことかよくわからずにいましたが、クリニックの開設にあたって、顕微鏡でソマチッドを自分自身の目で見てＡＷＧで施術する前と後で変化があればその効果が証明できると考えました。

位相差顕微鏡で見た血液の変化を動画で記録して、自分なりにデータを集めてみることにしたのです。

当時はソマチッドに関する情報はほとんどありませんでしたが、『完全なる治癒』（クリストファー・バード著、上野圭一監訳、小谷まさ代訳、１９９７年、徳間書店刊）を読んでとても勇気づけられました。

血液の中には赤血球や白血球、血小板などの細胞がありますが、松浦先生は細胞より小さなものが存在していて、それが電子の供給に関してなんらかの働きをしているという確信があったのだろうと思います。それを証明したいと考えたのです。

エンダーレイン博士のプロテイットとの出合い

位相差顕微鏡で観察するうちに、私なりにいろいろなことがわかってきました。

そして、位相差顕微鏡で血液の観察を続けるなかで、ネサン博士が記録している16種類のソマチッド・サイクル以外に、別の変化のパターンがあるのではないかと思うようになりました。ネサン博士が開発したソマトスコープという顕微鏡は、とても画像の精度が高いといわれていました。しかし、位相差顕微鏡で血液を見ていると、すぐに画像が煙りだして、そのまま放置して翌日に見てみるともっとひどくなっています。

ソマチッドの変化をよりはっきり見てみたい――この思いから私はより高性能な顕微鏡を探すようになりました。

そういうなかで、ウイスマー研究所社長の関泰一さんにお会いしました。関社長は1万倍まで見える素晴らしい暗視野顕微鏡（散乱光により高コントラストで超微細な観察ができる顕微鏡）の普及に努めるとともに、生命は何から始まるのかについて探究していました。

この関社長の紹介で、私はドイツの生物学者、ギュンター・エンダーレイン博士（1872～1968年）の研究を知ることになります。

エンダーレイン博士は、ネサン博士がソマチッドと呼んでいたものを〝プロティット〟と名づけていました。関社長はネサン博士にお会いになっていて、ネサン博士とエンダーレイン博士の考え方の違いについて私に説明してくれました。

関社長のウイスマー研究所では、エンダーレイン博士の血液観察の理論をもとに書かれたコーネリア・シュベルツル／フランツ・アーノウル著、伊藤康雄／伊藤明子訳『暗視野顕微鏡での血液観察概論――ギュンター・エンダーレイン博士による血液観察法』を２００２年に発行しています。

また同じ年に、マリア・Ｍ・ブリーカーＭＤ著、伊藤明子訳『暗視野顕微鏡による血液観察――ギュンター・エンダーレイン博士の研究から』（創英社発行・三省堂書店発売）も刊行になりました。

私はそれまでネサン博士の理論に従って血液を観察しつづけていましたが、腑《ふ》に落ちないことが数多くありました。しかし、エンダーレイン博士の理論を知ってからは、納得する点が多々ありました。

なお、ネサン博士は顕微鏡で見えるある程度の大きさのものをソマチッドと一括して呼んでいますが、エンダーレイン博士はきわめて微小な体内共生微生物について、暗視野顕微鏡で見えないような段階のものをプロティット、さらにそれがいくつか結合して発達したものをスパーミットなどと呼んで細かく分類しています。

本書では、日本での認知度を考慮して、エンダーレイン博士のプロティットやスパーミットについても、とくにその大きさについて細かく考える必要がない場合は、ソマチッドという言葉を用いて説明していきます。

無機質と有機質のあいだを行き来するソマチッド

ソマチッドは、無機的な粒子だと現代科学の世界ではとらえられています。ソマチッドを顕微鏡で観察すると不規則な動きをしていますが、これは小さな粒子が次々に衝突することによって引き起こされる〝ブラウン運動〟だとされています。

しかし私は、ソマチッドは無機質と有機質の中間の存在ではないかと考えています。ここで言う無機質と有機質とは、炭素を含むとか含まないとかいうことでなく、そもそも生命体であるかどうかということです。

ある特殊な方法で金属をコロイドにして水の中に入れ、ＡＷＧの電流を通す実験をしたことがあります。コロイドというのは、物質が1ナノメートルから1マイクロメートルほどの粒子となって液体の中に分散している状態のことです。

現代科学の世界では、金属のコロイドが動くのはすべてブラウン運動によるものだとされています。すなわち、生命体ではないとされているのです。

コロイド状態になった物質を溶かしこんだ水を暗視野顕微鏡で見てみたら、確かにコロイドは現代科学でブラウン運動だとされる動きをしていました。

コロイドの粒子は、小さいものでは分子1個分の大きさでしかありません。このように小さなコロイドはとても顕微鏡で見ることができませんが、いくつかの分子が連なった大きなサイズのコロイドもあります。この大きなサイズのコロイドは、暗視野顕微鏡で観察することができます。

こういったコロイドの粒子は、水に溶けてイオン化した物質やコロイドのあいだで電子がやりとりされることによって、さらに現代科学で考えられているようにブラウン運動を起こすとされている粒子同士の衝突によって動いていると思われます。

自然界には、化合する物質の組み合わせが約100京個（10の18乗個）もあるといわれています。これらの組み合わせの中から生命のもととなる有機質が絶対に誕生しないと言いきることは誰もできないはずです。

すなわち、コロイド状態、もしくは液体の中に物質が溶けこんだ状態で起きる電子のやりとりのなかで、生命のもととなる有機的な物質が誕生している可能性は否定できないということなのです。

生命の遺伝情報を担うDNA（デオキシリボ核酸）は炭素、水素、窒素、酸素、リンなどの元素の集まりで、たんぱく質にはこのほか硫黄《いおう》や微量のカリウム、カルシウム、ナトリウム、鉄などの元素が含まれています。

これらが化合したり合成されたりする過程で、どこまでが無機質でどこからが有機質などと分類できるわけではありません。

これが、コロイドには無機質も有機質もなく、ソマチッド、プロティットと呼ばれるものは有機質と無機質のあいだを行き来していると私が考えている理由です。

常識に縛られていてはソマチッドは理解できない

さらに、ソマチッドが無機質と有機質の境界を超えて存在していると感じた実験があるので、ご紹介しておきます。

あるとき、竹炭をビジネスにしたいと考えている友人が、６００度と１３００度で焼いた竹炭をもってきて、ソマチッドがいるかどうかを顕微鏡で見てほしいと言って訪ねてきました。

私は１３００度で焼いた竹炭の中にもソマチッドが存在するはずだと考えていましたが、友人は１３００度もの高温で処理するのだからソマチッドは死んでいて動かないはずだと考えていました。そこで、両方を見てみることにしました。

蒸留水の中に竹炭を細かく砕いて入れて混濁液をつくり、ＡＷＧのある周波数を10分ほど流しました。私たちが人の施術の際に使っているコードの中の周波数です。ＡＷＧの電流を流すと電子の移動が始まるので、ソマチッドが動きはじめます。ソマチッドに対して、ＡＷＧが電気的な働きかけをしていることがこれでわかります。

この実験の結果、１３００度で焼いた竹炭のほうが６００度で焼いたものよりソマチッドの動きが活発でした。私は納得しましたが、竹炭をもってきた友人は１３００度になったら死ぬはずだと考えていたので驚いていました。

これでわかることは、ソマチッドはこれまでの科学の常識では理解できない存在だということです。

新しい真実に迫るためには、私たちが常識として考えていることをいったん手放さなければなりません。

暗視野顕微鏡でコロイドを観察していると、ブラウン運動とされる動きをしていた粒子、ソマチッドがどんどん大きなものに変化していくことがわかります。その中で、いろいろな物質が結合して電子をやりとりすることによって無機質だったものが有機質となって、さらに細胞となっていくと考えられます。

その過程はとても長いもので、観察しつづけるのは容易なことではありません。しかし、その過程がわからないからといって無機質と有機質に分けてしまっていたら、いつまでたっても真実に迫ることはできないと思います。

無機質と有機質を分けて考えているのが、いまの科学の限界だと感じています。そうした線引きをしているかぎり、小さな世界で、生物の細胞の中で何が起きているか、本当のことはわかりません。

そこにはじめて光を当てたのが、エンダーレイン博士だったのです。

エンダーレイン博士のプロティットとネサン博士のソマチッド

エンダーレイン博士は、彼がプロティットと呼んでいたソマチッドの変化の過程を非常に細かく図にして、それを理論立てています。

61ページの図はプロティットがムコール・ラセモサス（真菌）に発達する過程、63ページの図はプロティットがシンプロティットを経てレプトトリキア・ブカリスに発達する過程を示したものです。

私は15年にわたって位相差顕微鏡と暗視野顕微鏡でソマチッドの観察を続けてきましたが、

まだエンダーレイン博士が示したプロティットの変化の過程すべてを確認できたわけではありません。

しかし、私が観察して動画に撮って切りだした写真には、エンダーレイン博士が示した過程の一部と考えられるさまざまな状態が写っています。私が観察できていないミッシングポイントを頭の中で理論的に補っていくと、エンダーレイン博士が示した変化の過程はほぼ正しいと考えられます。

エンダーレイン博士は、環境によってプロティットすなわちソマチッドがさまざまに変化していくとしています。環境によって、進む方向が違ってくるのです。さらに大切なポイントは、その変化が可逆性をもっている、すなわち元に戻ることがあることをしっかりとらえていることです。

私は顕微鏡で多様に変化をするソマチッドを見てきたので、環境によって変化の仕方が変わり、環境が変わってくれば逆に変化をすることもあるというエンダーレイン博士の理論に同意します。

生命体はもともと炭素、水素、窒素、酸素、リンなどの元素が集まって誕生しているのですから、これらがどのように組み合わさっていくかによってその変化はさまざま異なるものになるはずです。何かがはずれることによって元の形に戻ることもあると考えたほうが、自然ではないでしょうか。

これに対して、ネサン博士が示した図（31ページ参照）については、16の直線的な変化しか示されていないこと、またソマチッド・サイクルが一方向に進むもので不可逆性であるとされていることなどから、私が観察してきた結果とは異なっています。

ネサン博士は、生物は成長し、やがて死を迎えるものだという固定観念の中でソマチッドをとらえていたのではないかと思います。しかし、無機質と有機質の境界線がないと考えたら、もっと多様に変化することに目がいくのではないかと思います。

私はエンダーレイン博士の理論をほぼ受け入れていますが、その中に推測が含まれていて、まだまだ証明されていない部分があることについては理解しています。

私の考え方にも推測の部分がありますが、顕微鏡で実際に見ることができて、さらにＡＷＧの施術によってどのように変化するか、すぐに確認することができます。そういう点では、１９６８年に亡くなってしまったエンダーレイン博士より有利な環境にいるのは間違いありません。

エンダーレイン博士は、治療も行っていました。体内の環境を整えるためにpH（ペーハー、水素イオン濃度）を調整する薬を使っていましたが、血液の反応が出るのは約1週間後になりますから、なかなか結果がわかりにくいのです。

また、症状の原因となる物質を薄く希釈したレメディを使って治療するアイソパシーも併用していたので、症状が改善したときに、どちらの効果なのかわからないという問題もありました。

短期間で血液の変化が表れるＡＷＧで、その施術の効果をすぐに顕微鏡で確認できる私たちは、エンダーレイン博士の時代より格段に恵まれているのです。

医学の常識を根底からくつがえす〝千島学説〟

治療院を開業して間もなく、稲田芳弘さんという方と知り合いました。

稲田さんは、男性には珍しい乳がんで、抗がん剤も放射線治療も拒否して食べ物などに気をつけたりしながら独自の闘病生活を続けていました。

がんを宣告されたら、入院、手術という１つの道しかないことに稲田さんは疑問を感じていたのです。その考え方とご自身で体験したことを原稿にまとめているとのことで、代替医療の選択肢の１つとしてＡＷＧに興味をもって私のことも紹介したいと訪ねていらっしゃいました。

そのとき、稲田さんから次のように言われました。

「宇治橋さん、千島学説を知っていますか。あれはすごいですよ」

千島学説というのは、岐阜大学の教授などを務めた生物学者の千島喜久男博士（1899〜1978年）が唱えた理論で、現代医学の考え方とは一線を画しています。AWGを開発した松浦博士からも千島学説について話は聞いたことがありましたが、それまでしっかり調べてみたことがありませんでした。

しかし、稲田さんにお会いしたあと千島博士の本を読んで驚きました。

千島博士の理論で私が衝撃を受けたのは、以下のようなポイントでした。

1．腸造血説……赤血球は腸粘膜の絨毛《じゅうもう》でつくられている。

2．赤血球分化説……健康体では、赤血球が白血球となり、それが身体のすべての細胞、生殖細胞になる。赤血球が病的な場合は、がん細胞をはじめとするすべての腫瘍の細胞となる。さらに、炎症は血管外に出た赤血球の病的分化で、創傷部で赤血球は治癒組織（瘢痕《はんこん》組織または結合組織）となる。

3．バクテリアやウイルスの自然発生説……細菌やウイルスなどの病原微生物の感染によって罹《かか》るとされている伝染病は、細胞や組織が病的になったとき、すなわち腐敗に傾いたときに細菌やウイルスが自然発生して起きているものであって感染しているわけではない。

4．自然や生命は波動（リズム、周期性）で螺旋《らせん》的に動き変化している……西洋の思想では変化は一方向に進むのみで逆戻りすることはないとされているが、これは間違いのもとである。

現代医学は、骨髄で血がつくられているという〝骨髄造血説〟に基づいて成立しています。千島博士の〝腸造血説〟は、これに真っ向から異を唱えるもので、当時から現在まで、医学界はこの考え方を受け入れてきませんでした。

それだけではありません。

細胞は分裂によって増えていくというのが現代生化学の常識ですから、〝赤血球分化説〟も、現代医学とは相容《あいい》れないものがあります。

また、感染という考え方は、ルイ・パスツール（1822〜1895年）以来、医学のメインストリームでした。〝バクテリアやウイルスの自然発生説〟は、これを真っ向から否定しているのですから、現代医学の常識を根底からくつがえすものなのです。

千島学説は、こういったことを中心に、理路整然と破綻なく組み立てられています。私がこれまでずっと腑に落ちなかったことが、きちんと説明されていたのです。

身体の中で実際にどういうことが起きているのか

千島博士は、ご自身の著書『血液と健康の知恵』（１９７７年、地湧社刊）で次のように述べています。

「凡ては連続的であり、ＡとＢとの中間、白と黒とのあいだの灰色の部分、すなわち漠然としたＡともつかぬ、Ｂともつかぬ中間の（限界領域にあるもの）を無視して来た生科学者の心的構造の結果、赤血球が分化して生じたものだとすべき証拠がこのほかに多数あるにもかかわらず、この事実を見て見ぬ振りをして来たものと断定せざるを得ない」

これは、赤血球が白血球を経て身体の各部分の細胞に分化していくことに目を向けてこなかった生化学者に対する痛烈な批判です。千島博士は「中間の（限界領域にあるもの）」があるとしていますが、まさにその部分こそ現代科学のミッシングリンクなのです。

そして、ソマチッドが血液の環境に応じてさまざまに変化して、やがては病原性をもつにいたる過程に目を向けなかった生化学者に対しても同じことがいえると思います。ソマチッドを無機質な粒子として決めつけてその変化に目を向けず、変化した形態だけを見て、真菌だとかウイルスだとか、部分ごとにしか見てこなかったのです。

さらに、ソマチッドが変化することに気づいても、動物の成長や植物の生長の考え方を当てはめて、その変化は1つの道筋しかないと思いこみ、逆戻りすることにはまったく気がつかなかったのです。

千島博士が「中間の（限界領域にあるもの）」と書いている赤血球が白血球に変化する過程では、ソマチッドが大きな役割を果たしていると思われます。

しかし、私は長年にわたって顕微鏡で血液を見てきましたが、疑問がふくらむ部分もあります。私が顕微鏡で撮影したデータには、血液が細胞に変わる過程をとらえているものはありません。

千島博士は、血液が細胞になり、可逆性で細胞がまた血液に変わると述べています。白血球や赤血球が細胞だというのはあくまでも近代医学の考え方であって、千島博士はそうは考えていないのです。

千島学説では、赤血球が骨髄でつくられるのは、絶食したり病的な状態などの非常時だけとしています。そして、健康な状態のときは、腸で赤血球がつくられているとしています。それがさらに細胞にもなっていくのですが、栄養失調になったりしたときには細胞が血液に戻っていくというのです。

ここまでは私も納得できるのですが、千島博士は赤血球は白血球あるいはリンパ球になってから細胞になるとしています。しかし、私はそれだけではないように感じています。

私の顕微鏡による観察では、白血球は細菌やウイルス、さらには腫瘍細胞などの異物を食べているように見えます。こういった考え方は、現代医学と同じです。しかし千島学説では、白血球やリンパ球が細胞になるのは肉体になる前段階だということで、とくに異物を捕食するような役割を果たしているとはしていません。

私は千島学説に出合うまで、ネサン博士やエンダーレイン博士の考え方を検証するようにして顕微鏡で観察していました。彼らの考え方は実際に見る現象を理解する指針となりましたが、千島学説は身体の中で実際にどういうことが起きているか、しっかり位置づけてくれました。

千島博士は1978年に亡くなりましたが、もう少し長生きしていたら解明しきれなかった部分を暗視野顕微鏡による観察で完全に証明できたかもしれません。本当に惜しいと思います。

稲田さんは、末期の乳がんと診断されてから5年延命し、ご自身の体験を本にして出版しました。

特定の周波数で細胞に働きかけるＡＷＧ

ＡＷＧについて、「人によって効果がない人もいるのではないか」というお問い合わせをいただくことがあります。

しかし、私が施術してきたほとんどの方は、個人差はあるとはいえ何かしらの身体の変化を感じていらっしゃいました。薬は体質によって効く人と効かない人がいますが、ＡＷＧではそういうことがありません。

これは、どういうことでしょうか。

人の身体はすべて、電気的な信号の周波数でコントロールされていると考えられます。

身体の組織にはいろいろな色がありますが、この色の違いは周波数や波長の違いです。

たとえば、目には白目と黒目があり、唇はピンク色です。人の身体はほとんどがたんぱく質でできていますが、たんぱく質は含まれる物質によって構造が異なり、光を反射する周波数や波長の違いによって色が異なって見えているのです。もともと光そのものに色があるのではなく、物質が吸収する周波数や波長があるため、物質に色があるように見えているのです。

ＡＷＧのコードは、それぞれの臓器に働きかける周波数で構成されています。臓器にそれぞれの色があって吸収する光の振動や波長があるように、臓器ごとに特定の周波数をもった電流を受け入れると考えられます。

ほかの周波数には反応しなくても、特定の周波数に対しては鍵が合うようにピタッと反応します。薬は細胞の内部に浸透するのに時間がかかりますが、電流は周波数が合っていればスッと瞬間的に入っていきます。

細胞の中で問題があるところは、たいがい電気的にプラスを帯びた状態になっています。電気的にプラスであるということは、物質が電子を失った状態だということです。

物質の最小単位である原子は、プラスに荷電した原子核とマイナスに荷電した電子でバランスをとるようにできています。しかしほとんどの原子が単体ではバランスがとれないので、ほかの原子とくっついて分子単位でバランスをとっています。しかし、そのバランスが崩れることがあります。

これは物質レベルでは、電子が1個足りない酸素イオンと化合して電荷がプラスに傾いた状態、もしくは電子が1個多い水素イオンが奪われてやはり電荷がプラスに傾いた状態です。これが、〝酸化〟ということなのです。

電流は電子の流れですから、電流自体がマイナスの電気エネルギーをもっています。ですから電気が流れると、プラスに傾いた部分をマイナスで瞬間的に中和してバランスがとれることになります。

ＡＷＧによって短期間で身体に変化が起こるのは、この原理によるものと考えられます。

固定電話には10桁の番号があり携帯電話には11桁の番号があって、このうち１つでも番号が違ったら電話はつながりません。また、正しい番号にかけているかぎり、間違って別の相手にかかってしまうということもありません。

電話だけでなくインターネットも含めてさまざまな通信機器によっていまや世界中が簡単につながる時代になっていますが、このもととなっているのは「０」と「１」だけのとても単純な原理です。人間の身体はとても複雑なシステムとして機能していますが、その原理もすべてに共通する電流の「０」と「１」の振動なのです。

そして、電話に10桁もしくは11桁の番号があるように、人の細胞にもそれぞれ固有の周波数があって、それに反応すると考えられます。

動物の神経は電気信号で情報を伝達していることがすでに医学の世界では解明されていますが、１つひとつの細胞もすべて電気で活性化したり異状を起こしたりするようになっているのでしょう。

これを解明する鍵となるのが、ＡＷＧだと私は考えています。

松浦博士たちはこれを実験で1つひとつ確かめながらデータ化して、ＡＷＧのコードの体系をつくりあげました。ＡＷＧは、人間や動植物だけでなく、生命のこれまで解明されていなかったシステムに光を当てるものなのです。

細胞に取りこまれたミトコンドリアとソマチッド

２０１５年8月26日にＮＨＫの「ためしてガッテン」で放送された「疲れやすい体にサラバ！　スタミナＵＰ若返り術」でミトコンドリアの活性化が若返りのポイントだと紹介されていました。このように、健康に関する話題の中でミトコンドリアが取り上げられることが最近多くなっています。

ミトコンドリアは、もともと私たちの遠い祖先が細胞の中に取りこんだバクテリアの一種で、細胞のエネルギー源とも発電所ともいわれます。

ミトコンドリアの起源には諸説ありますが、発疹チフスなどの原因となるリケッチアに近い好気性菌のαプロテオバクテリアだと考えられています。これが、私たちの細胞のように核をもつ真核細胞に取りこまれて共生するようになったのです。

ミトコンドリアの大きさは0・5マイクロメートルから10マイクロメートルで、球形、円筒形、ひものような長いもの、網のようになっているものなどがあって、大きさも形もさまざまです。

1つの細胞にはそれぞれ1個から数千個のミトコンドリアが含まれていて、生命活動を支えています。人間の身体には60兆個もの細胞があるといわれていますから、全身にあるミトコンドリアの数は京（10の16乗）の単位になるかもしれません。

ミトコンドリアが発電所にたとえられるのは、マイナスの電気を発生させているからです。細胞はエネルギーをつくりだすさまざまな回路をもっていますが、それらの中で群を抜いて効率的なのがミトコンドリアのシステムなのです。真核細胞はミトコンドリアを取りこんだことによって、素晴らしい能力を獲得し、大きく進化することになったと考えられています。ミトコンドリアでつくられる電気エネルギーが、あらゆる細胞の原動力となっているのです。

神経細胞が電気信号で情報を受け渡ししていることはよく知られていますが、神経細胞だけでなく、すべての細胞が電気で情報をやりとりして生命そのものを維持していると私は考えています。

そして、もともとまったく別の生物だったミトコンドリアが私たちの祖先が進化を遂げる中で細胞に取りこまれたように、ソマチッドも私たちの体内に取りこまれて変化しているのです。

ソマチッドは、私たちの体内に取りこまれて目覚めを待っているのでしょう。そして、ミトコンドリアと同様に、私たちの生命維持に必要不可欠なのです。

コロイドとソマチッドは無生物と生物をつなぐ存在

ソマチッドは、コロイド状態で自然界のすべてのものの中にあって、水中や身体の中で多形態に変化していきます。血液中では、「コロイド＝ソマチッド」だと言ってもいいかもしれません。

このコロイドやソマチッドを無機質だとか有機質だとか分けている現在の科学の考え方、研究のアプローチが、生命科学の本質を見逃してしまう結果を招いているのではないかと、私は感じています。

さらに言えば、水中に溶けこんだコロイドこそ、生命の起源となる存在ではないかと思っています。

一般的に自発的に動くものが生物だと考えられていますが、ブラウン運動を行っているコロイド状態の物質については、粒子が衝突することによって動いているのだとして生物ではないとしています。

しかし、無生物と生物、無機質と有機質を分けて考えることによって見えなくなっているものがあるのではないでしょうか。

すなわち、無生物と生物のあいだは、どこまでが無生物だとか、どこからが生物だとか、きちんと分けられるものではなく、とても自然に連続的に変化しているのです。

そして、その変化の過程に私たちが迫ることができる存在こそ、ソマチッドなのです。

このほかにも、無生物から生物に連続的に変化している存在があるかもしれません。しかし、私がその事実を観察したのはソマチッドであり、かつてエンダーレイン博士が発見した変化の一端を垣間《かいま》見ることができたのです。

私は生きている人の血液中のソマチッドしか観察していませんが、亡くなった人のソマチッドはさらに変化するのかもしれません。エンダーレイン博士は、ムコール・ラセモサスとレプトトリキア・ブカリスをソマチッドの発展した形態としていますが、さらに腐敗菌や発酵菌などに変化している可能性もあります。

こういった変化は、今後さらに広い視点からソマチッドの研究を行うことによって解明されていくのだろうと思います。

ソマチッドが結合して大きくなると病原性が強くなる

それでは、エンダーレイン博士が観察して発見したことについて説明していくことにしましょう。

おもに、前掲のコーネリア・シュベルツル／フランツ・アーノウル著『暗視野顕微鏡での血液観察概論――ギュンター・エンダーレイン博士による血液観察法』を参考にして、私が実際に暗視野顕微鏡で見たことを踏まえて説明していきます。

エンダーレイン博士がプロティットと呼んでいるのは、植物たんぱくのコロイドです。血液の中に共生している生命体の一番小さい単位で、ネサン博士がソマチッドと呼んだものとほぼ同じです。大きさは直径約0・01マイクロメートルです。

このプロティットすなわちソマチッドは、pHや温度、環境によって集まり方、結合の仕方がいろいろ変わっていきます。

エンダーレイン博士は、プロティットが集まって結合する周期の上位の形態として、ムコール・ラセモサス（真菌）とアスペルギルス・ニガー（黒麴菌《くろこうじきん》）の2つの頂点があるとしています。ともに、プロティットすなわちソマチッドが結合して大きくなって形成されます。プロティットすなわちソマチッドからムコール・ラセモサスそしてアスペルギルス・ニガーにいたる過程の存在について、エンダーレイン博士は〝エンドビオント（体内共生微生物）〟と呼んでいます。これは、現代医学の「血液は無菌である」という考え方を根底から否定するものです。

これら2種類の周期をもつプロティットすなわちソマチッドは、低結合の状態では区別がつきません。さらに、プロティットすなわちソマチッドの段階では病原性がありませんが、これら上位の形態になるとともに病原性が強くなっていきます。

ここからいろいろな名前が出てきますが、エンダーレイン博士が2つの周期があると考えていたこと、プロティットもしくはソマチッドが低結合の状態では病原性がなく、結合して大きくなるとともに病原性が強くなっていくことをしっかり覚えておいてください。

それでは、2つの周期について説明していきます。

ムコール・ラセモサスを頂点とする周期の細菌形態は、レプトトリキア・ブカリスとされています。この周期をもつプロティットすなわちソマチッドは、血液と体細胞に含まれていて、結合して大きくなっていない段階では身体の防衛を担い、血液の粘性を保ったり、血小板として血液を凝固させたりする役割を果たしています。そして、ムコール・ラセモサスは乳酸をつ

エンダーレイン博士が示した2つの系統の体内共生微生物

体内共生微生物の系統	ムコール・ラセモサス系	アスペルギルス・ニガー系
細菌形態	黄色ブドウ球菌などの細菌性桿菌（レプトトリキア・ブカリス）	結核菌（スクレロスリックス・テューバークローシス）
最終形態（カビ）	ムコール・ラセモサス（真菌）	アスペルギルス・ニガー（黒麹菌）
含まれているところ	血液、体細胞	リンパ器官、結合組織、骨
役割	身体の防衛、血液の粘性を保つ、血小板として血液を凝固させる	細胞のカルシウム代謝とクエン酸循環の調節
つくりだす酸	乳酸	クエン酸
引き起こす疾患	静脈疾患・動脈疾患、卒中、聴覚失調、血管の潜行性閉鎖、血小板減少症、頸部症候群、骨髄硬化症、一部のリウマチ	気管支炎、結核、百日咳、ベクテレフ病（強直性脊椎炎）、関節症・関節炎、がん、AIDS、一部のリウマチ、甲状腺疾患
スポロイド・シンプロティットやシンプラストの色	白く輝く	ネズミ色
	※甲状腺や副甲状腺などホルモンに関係する疾患の場合は紫、胃や肝臓など消化器系疾患の場合は茶色および黄色、腎臓の疾患の場合は青系統の色が出てくる。視床下部に関する疾患の場合はブロックの中に黄色い点々が現れる。そのほか、緑や赤などは薬品、タールのような色はタバコによるものである。	

くりだします。

ムコール・ラセモサスの系統の体内共生微生物は、黄色ブドウ球菌などの細菌性桿菌を経て、最終的には真菌になります。

もう一方のアスペルギルス・ニガーを頂点とする周期の細菌形態は、結核菌（スクレロスリックス・テューバークロ－シス）とされています。この周期をもつプロティットすなわちソマチッドは、おもにリンパ器官と結合組織、骨に含まれていますが、血液中でも結合して発達することがないわけではありません。

アスペルギルス・ニガーを頂点とする周期のプロティットすなわちソマチッドは、結合して大きくなっていない段階では細胞のカルシウム代謝とクエン酸循環の調節をしています。自ら、クエン酸を出してもいます。

結合して大きくなると、結核菌となって気道や骨格系の疾患、結核やがんの原因となるとされています。最終的には、黒麹菌になります。

この2つの系統の体内共生微生物は低結合の状態では見分けがつきませんが、結合して大きくなってくると、色で見分けることができるようになります。シンプロティットが乾燥したスポロイド・シンプロティットという発達途中の結晶のような段階になると、ムコール・ラセモサス系は白く輝いて見えるようになりますが、アスペルギルス・ニガー系はネズミ色に見えるようになります。

ソマチッドは結合の仕方で多形態に変化する

次に、ムコール・ラセモサスを頂点とするプロティット、すなわちソマチッドの周期について見ていきます。

この周期では、プロティット、すなわちソマチッドが、その結合の仕方によってフィラ、シンプロティット、スパーミット、ミクロコンドリットというように、さまざまに変化して多形態に分かれていきます。小さいうちほど、変化は多様性に富《と》んでいます。

プロティットが直線的に連なるとフィラになります。フィラは、直径が0・01マイクロメートルと非常に細い糸のような形状をしています。

さらに、プロティットが1方向だけでなく2方向、3方向に連なって、直径が1マイクロメートルくらいになったものをシンプロティットと呼びます。

1つもしくは2つのシンプロティットと1本のフィラが連なってダンベルのような形になったものは、ミクロコンドリットと呼ばれます。ミクロコンドリットは、シンプロティットやフィラに戻ったり、くっついてまたミクロコンドリットになったり激しく変化します。
シンプロティットとフィラがくっついて、フィラが鞭毛《べんもう》のようになったものをスパーミット と呼びます。この形態になると、フィラの部分を鞭毛を振るようにして泳ぐように動きだします。

このようにしてプロティットがどんどん結合して大きくなっていくと、〝非病原性形態〟であるプロティット、フィラ、スパーミット、シンプロティット、ミクロコンドリットから、ミーシットなど〝病原性形態〟へと発達していきます。そして、細菌性桿菌を経てムコール・ラセモサス（真菌）となります。

エンダーレイン博士は、血小板もシーシットから分化したものだと述べています。

シーシットの一部は赤血球の中でも育ち、赤血球から出たシーシットが7つくらい固まって血小板となると考えられます。ケガなどして出血したとき、赤血球の中からシーシットが出て血小板となり、すみやかに血が止まるということなのでしょう。

左の図はエンダーレイン博士の本から作成したものですが、博士が気づいていなかった変化の動きがまだまだあるように私は感じています。ただこの周期の完全な解明には、さらに多くの研究者の努力が必要になるでしょう。

ムコール・ラセモサス系の体内共生微生物のサイクル

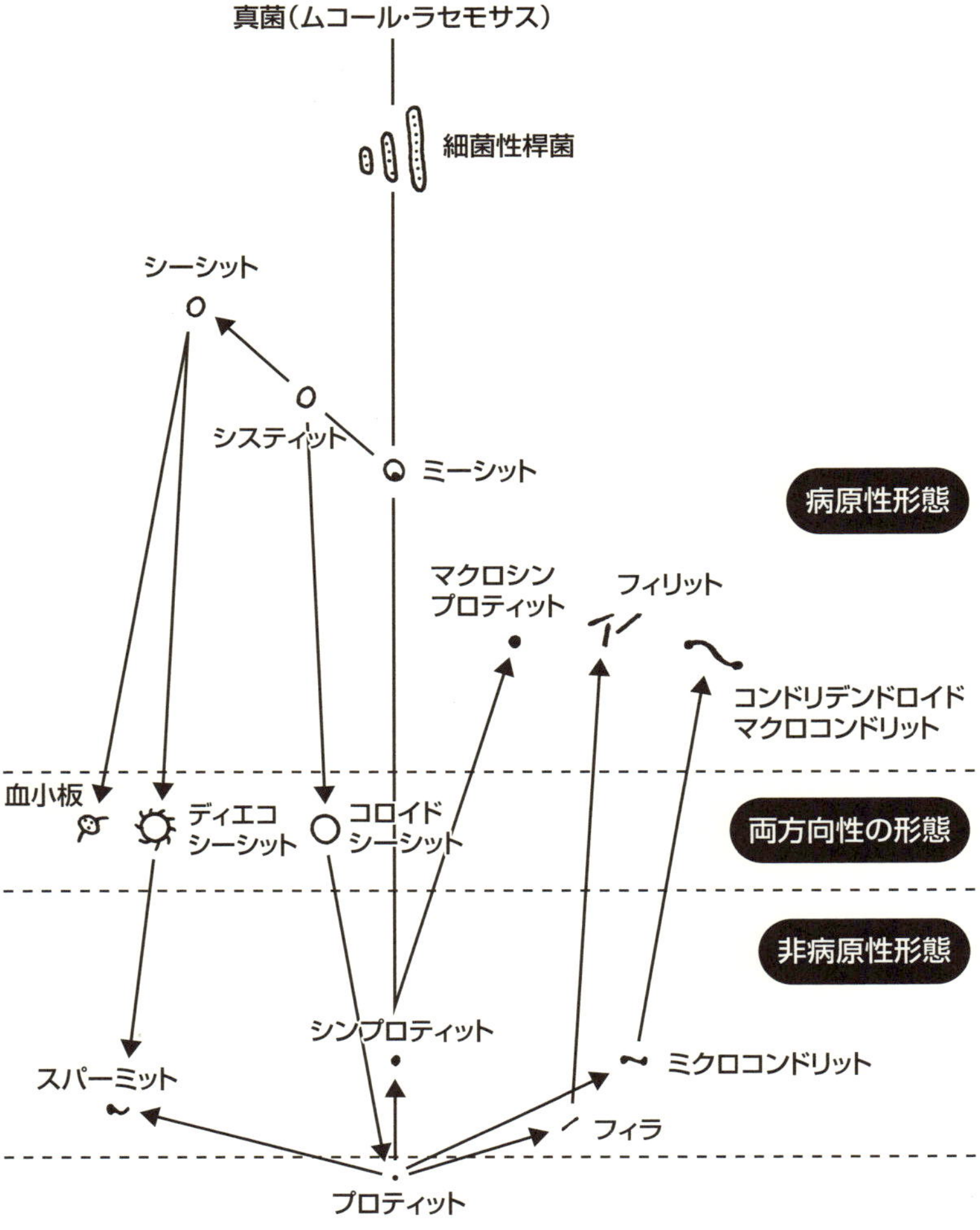

『暗視野顕微鏡での血液観察概論』（ウイスマー研究所刊）より作成

ソマチッドが核のある細胞に育っていく

プロティットすなわちソマチッドがレプトトリキア・ブカリスに発展していく過程は、左の図のようになっています。

プロティットは、群生化する中で多方向に連なって1マイクロメートルほどのシンプロティットになっていきます。

さらに、シンプロティットが大きくなると、球形細胞、ミーシットとなります。

このミーシットには、ミーシと呼ばれる一次核ができます。ミーシットは、核のある細胞なのです。

この細胞の核であるミーシが分裂して球形の細胞が連なったものが、レプトトリキア・ブカリスすなわち細菌性桿菌です。

また、ミーシが拡大するとシスティットとなり、この核が分裂すると、複数の核のある球形細胞、シーシットとなります。

ソマチッド（プロティット）がレプトトリキア・ブカリスに発達する過程

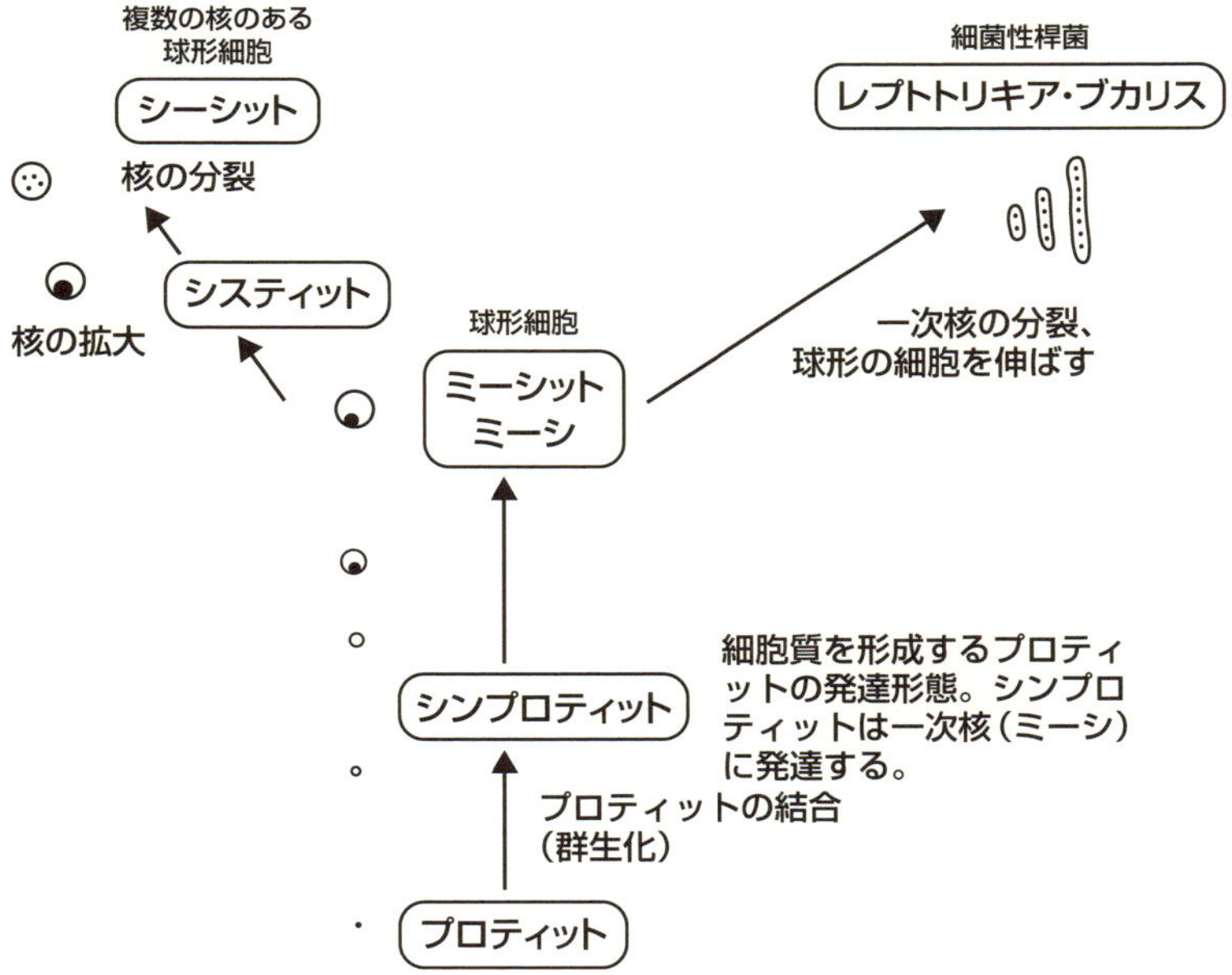

『暗視野顕微鏡での血液観察概論』（ウイスマー研究所刊）より作成

病原性の低い状態に戻すAWGのマイナス電流

先に、シンプロティッドと1本のフィラがくっついてフィラが鞭毛のようになったものをスパーミットと呼ぶと説明しましたが、スパーミットは現代医学ではバクテリオファージ（「細菌を食べるもの」という意味）と呼ばれています。

バクテリオファージは細菌の細胞膜を破壊して〝溶菌〟現象を起こすものだと現代医学では考えられているのですが、エンダーレイン博士はこの現象についてまったく別の考え方をしていました。

すなわち、エンダーレイン博士は、現代医学で細菌の細胞膜を破壊すると考えられている現象を細菌の交配だと考えたのです。

スパーミットは、細菌の一次核であるミーシと交配して、結合の少ない状態に戻るとエンダーレイン博士は考えました。これにより、細菌は体内共生微生物の周期の〝病原性〟の低い形態に戻るのです。

この結果だけ考えたら、バクテリオファージとして細菌を食べてしまうにせよ、交配して結合の少ない状態に戻るにせよ、〝病原性〟の低い状態になることに違いありません。

ここまでプロティット、すなわちソマチッドが結合して発達していく段階について説明してきましたが、このようにプロティットが結合して大きくなっていくのは電子が不足して環境がプラスの電荷に傾いているからです。

そこに、ＡＷＧで電流を流すと、電子はマイナスなので結合が解けて〝病原性〟の強い形態から〝両方向性〟の形態を経て、〝非病原性〟の形態に戻っていきます。

だからこそ、もっとも〝病原性〟の低い状態、すなわちプロティット＝ソマチッドの状態を維持することが重要なのです。

このようにプロティットすなわちソマチッドは血液の環境の乱れによって〝両方向性〟の形態を経て〝病原性〟の強い形態に変化していくのですから、環境が変わらないことには根本的には疾患や症状は改善しないということなのです。

血液の環境を改善するためには、電子を供給して酸性に傾いた血液を中和してやることが意味をもってきます。それによって体内共生微生物は、〝病原性〟の強い形態から〝両方向性〟の形態を経て〝非病原性〟の形態に戻っていきます。

まさに、ＡＷＧの出番なのです。

毒性のあるものなどがシンプラストとなって現れる

エンダーレイン博士は、プロティットすなわちソマチッドが結合してさまざまな形態になっていくことについて詳細な研究をしています。私はAWGの施術と位相差顕微鏡や暗視野顕微鏡による血液の観察を15年にわたってしてきましたが、先に述べたようにエンダーレイン博士が本に書き残しているプロティットすなわちソマチッドのすべての結合した形態を確認できたわけではありません。

本書では、私が実際に暗視野顕微鏡で観察してAWGの施術者として大きな意味があると考えていることのみ紹介していきます。

実際に、私がAWGで施術したあとによく目にするのが、シンプラストです。

これは、次のようなものの集合体です。

1. さまざまな周期のプロティットすなわちソマチッドの断片。
2. 血球の残存組織。

さまざまなシンプラスト

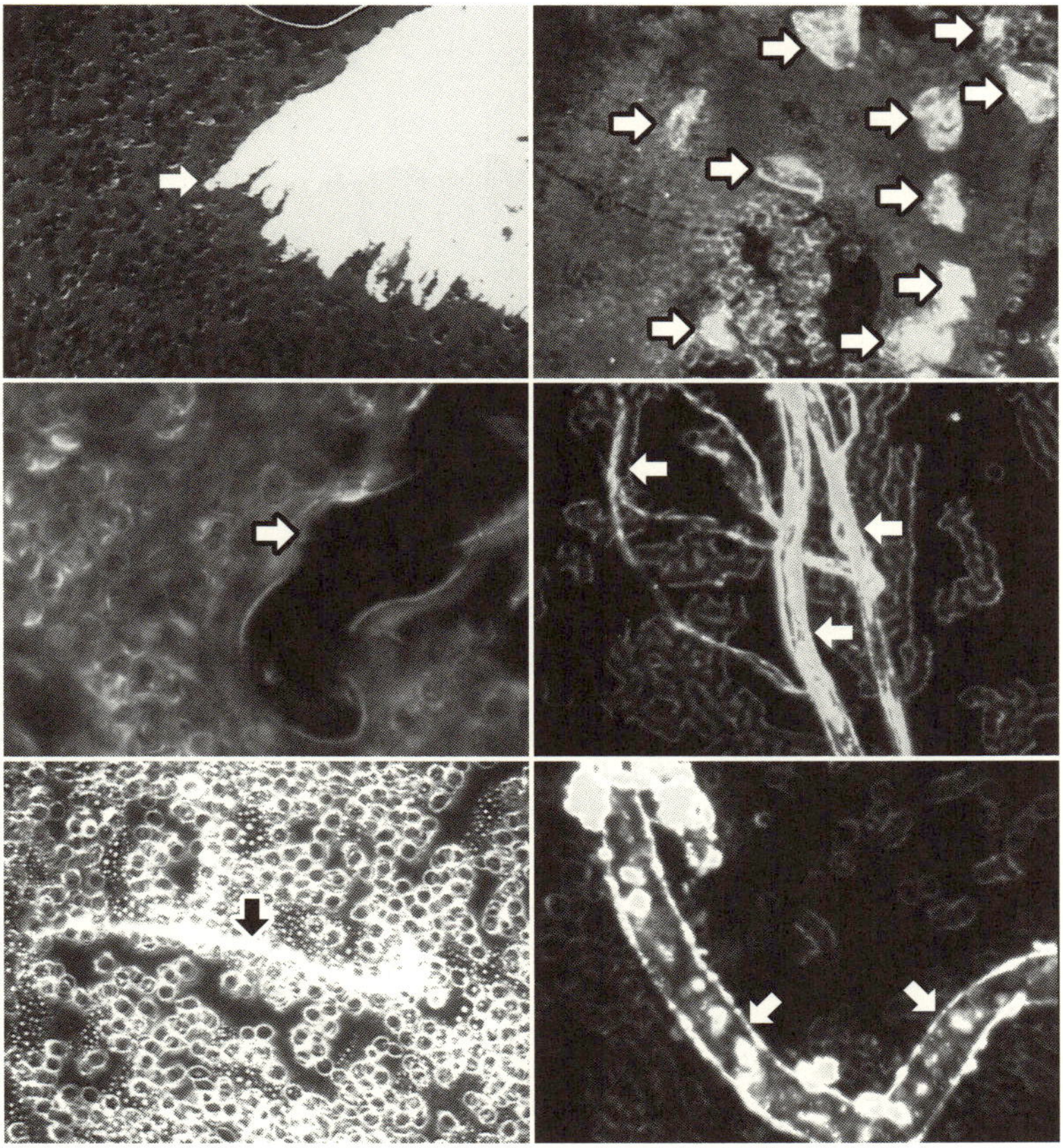

図内の矢印は、その向きや色にかかわらずシンプラストを示しています。
右上：白い岩のように見える過敏性腸症候群のシンプラスト（P.108参照）。
右中：木の枝や根のようなシンプラストが心臓疾患の特徴（P.147参照）。
右下：ライム病の紐状のシンプラスト（P.100参照）。
左上：パニック症候群で現れた白く大きなシンプラスト（P.95参照）。
左中：パーキンソン病の大きく真っ黒なシンプラスト（P.87参照）。
左下：１回の施術で姿を現したバセドウ病のシンプラスト（P.90参照）。

3．血液中の毒素の凝集物。

シンプラストを暗視野顕微鏡で観察すると、板の切れ端や枯れ草のように見えたります。暗視野顕微鏡の視野に収まりきらないような大きなものがほとんどです。

シンプラストが形成されるとき、血液の環境はアルカリ性になっているとエンダーレイン博士は述べています。

つまり、血液の環境がいったん酸性になってプロティットすなわちソマチッドが結合して〝病原性〟の強い状態になってからアルカリ性に戻ったとき、いろいろな悪いものがシンプラストとなって現れるのです。

シンプラストは、いい環境が続くと、やがて分解されて〝病原性〟の低いソマチッドすなわちプロティットに近い状態に戻ったり、顆粒球によって弱体化されて、やがては肝臓や腎臓で分解されて排出されていきます。

〝免疫整体ここ一番〟では、施術の前と後の血液を比較して暗視野顕微鏡で見ていただいていますが、施術前に赤血球が凝集して、いわゆる血液がドロドロの状態になっていたものが、施術後には凝集が解けて赤血球のあいだにシンプラストが出てきていたりします。これは、悪い状態が解放されつつあるということです。

たんぱく質の多い食事、不健康な生活習慣、肉体的なストレス、心理的なストレスによって悪化した体内環境が赤血球を凝集させますが、これは同時に、体内環境を酸性、すなわちプラスに荷電して、プロティットすなわちソマチッドを〝病原性〟の強い状態にしてしまう要因なのです。

こういう状態のときにＡＷＧの施術を行うと、マイナスの電子が供給されて赤血球の凝集が解けるとともに、酸性の環境でプロティットすなわちソマチッドが結合して〝病原性〟の強い状態になっていたものの結合が解けたり、毒性のあるものなどがシンプラストとして現れたりします。

ＡＷＧで電子を供給することによって酸性に傾いていた環境が中和されると、血液の中、細胞の内部がリフレッシュされるのです。

結合したソマチッドが要因となって引き起こす疾患

ここまで、私の知見を交えつつコーネリア・シュベルツル／フランツ・アーノウル著『暗視野顕微鏡での血液観察概論』の内容を紹介してきました。

同書ではさらに、ムコール・ラセモサス（真菌）系の周期、アスペルギルス・ニガー（黒麴菌）系の周期、その他のさまざまな球菌の周期がどのような疾患の要因となるか、以下のようにまとめています。

・ムコール・ラセモサス（真菌）系の周期が要因となる疾患
静脈疾患・動脈疾患、卒中、聴覚失調、血管の潜行性閉鎖、血小板減少症、頸部症候群、骨髄硬化症、一部のリウマチ

・アスペルギルス・ニガー（黒麴菌）系の周期が要因となる疾患
気管支炎、結核、百日咳、ベクテレフ病（強直性脊椎炎）、関節症・関節炎、がん、ＡＩＤＳ、一部のリウマチ、甲状腺疾患

・頂点に達したさまざまな球菌の周期が要因となる疾患
炎症、骨髄炎、一部のリウマチ、痛風、副鼻腔炎、局部的病巣

慢性病に関して、エンダーレイン博士はムコール・ラセモサスとアスペルギルス・ニガーの

周期がともに関係しているとしていますが、エンダーレイン博士の研究を引き継いでいる研究者たちは、この2つのほかにも別系統の真菌のグループがあって生活習慣病や慢性疾患の要因の一角を占めていると考えているようです。

これらのプロティットすなわちソマチッドの周期が要因となる疾患は、あくまでも参考として紹介しました。私自身は、これらの周期と具体的な疾患の関係について、はっきりと断定する知見はもちません。

しかし、AWGのコードとの関係において、どのようなコードがどういう疾患の症状に有効であるかは見てきました。

AWGは、体内の酸性に傾いた環境を細胞の中まで入りこんで中和する働きがあります。さまざまな細胞に働きかける周波数はコードで振り分けられているので、ムコール・ラセモサスやアスペルギルス・ニガーの周期を別々に考えて対処する必要はありません。

そして疾患にもよりますが、疾患の状態が長く続いている人ほど症状が消えるまで時間がかかり、疾患にかかってあまり時間が経っていない人は症状が消えるまでの時間が短いことなども経験的にわかっています。

当たり前のことのようですが、実際に病気で悩み苦しむ方々には、早い対応が望ましいということです。

第Ⅱ部では、ＡＷＧの施術とソマチッドをはじめとする血液変化の関係について、実際の施術例を写真とともに見ていただきたいと思います。

第Ⅱ部　施術編

形態変化するソマチッド

AWGの施術前後の驚くべき変化を写真で見る

私が経験した驚くべき事実をご紹介します

第Ⅱ部施術編では、私がこれまで観察してきたＡＷＧの施術前後の血液の写真を見ていただきながら考えを述べていきます。

ここで紹介する写真は、暗視野顕微鏡にセットしたカメラで撮影した動画から切りだした静止画です。この画像による血液の観察により、私はギュンター・エンダーレイン博士と千島喜久男博士の理論の一部をトレースすることができました。暗視野顕微鏡というすぐれた観察の道具、さらにＡＷＧという素晴らしい機器を持ち合わせなかった偉大な先達が観察しえなかった新しい知見がここにあります。

施術編では、まず私の〝免疫整体ここ一番〟で施術を受けてくださった方々の血液の写真とともに、はじめて来院したときの術前術後と、何回か施術したあとの変化を比較していきます。次に、さまざまな疾患に特異的な血液の状態をご紹介します。

私たちの血液の中でとんでもないことが起きていることに、読者の方はきっと驚かれることと思います。科学の世界でまったくないものとされてきた真実が、ここにはっきり見えているのです。

この施術編の知見は、AWGがさまざまな症状の本質的な改善に役立つものであることを証明するものであるとともに、これまで私たちが科学の世界でとらえてきた生命に対する考え方を根底からくつがえすものであると思います。

千島学説では、赤血球が白血球やリンパ球となり、それが毛細血管の末端で細胞になるとされています。

血液のpHや電荷、温度などをはじめとする環境のバランスが崩れていると、赤血球は凝集して形がいびつなまま成長したり、酸素の供給不足で発達不良になったり、病原性の高い体内共生微生物を内部に取りこんでしまったり、さまざまな異常をきたすことになります。フィリット（プロティット〔ソマチッド〕の糸状の病原性形態）に強く縛られて変形したまま成長してしまうことも少なくありません。

このような異常をきたした赤血球も、毛細血管の末端で細胞になっていくとされています。もともと正常な赤血球ではありませんから、それらからできた細胞も正常なものではなくなってしまうと考えられます。本来の機能を果たすことができなかったり、さまざまな異常を引き起こしたり、なんらかの疾病の引き金となったり、なかにはがん細胞になってその場で増殖するものも出てくるかもしれません。

血液のアンバランスが、さまざまな病気となって表れるのです。

このような病気の原因となった異常な細胞も、その役目を終えたら血液の中に戻っていきます。アポトーシスと呼ばれる細胞自体にプログラムされた死によって、吸収されて消えていくのです。これは、現代科学でも認められていることです。

そのときに、細胞が赤血球に戻っていくとともに、その中からおかしな形をしたフィリットやシンプラスト（病原性の高い体内共生微生物の結合が解けたものや血球の死骸、毒素などの塊）が出てきます。そして、こういったものが血流に乗って全身を巡ることになります。

血液の環境が整っていたら、これらのフィリットやシンプラストはソマチッド（以下、とくに区別する必要がない場合はプロティットについてもソマチッドとして説明していきます）やスパーミット（ソマチッドの活発な非病原性の形態）によって分解されて病原性の低いソマチッドなどの形態に戻っていきます。

しかし、血液の環境が整っていなかったら、血液中のフィリットやシンプラストを形成していた悪い要素を取りこんだ赤血球が別の臓器の毛細血管の先で細胞になってしまいます。

日本人の三大死因といわれるがん、脳血管疾患、心臓疾患などの生活習慣病はまさにこの循環の中で起きていると思われます。がんが再発したり転移したりするのは、悪い要素を取りこんだ赤血球がまた細胞になってしまうことも原因として考えられるのではないでしょうか。

ですから、血液の環境、すなわちpHや電荷、温度のバランスがとれていることが、とても大切なのです。

血液の環境が整っていれば、フィリットや質の悪いシンプラストが現れることはありません。また、血液の環境の乱れの中で悪い要素を取りこんで病気を発現させていた細胞がアポトーシスで血液に戻ってきても、白血球やリンパ球、そして体内共生微生物であるスパーミットやソマチッドによって病原性の低い形態に分解されると考えられます。

すなわち、さまざまな病気を外科的に切除したり薬で治療しても、血液の環境が整っていなければ再発する可能性があるし、環境が整っていさえすれば自然に治癒する可能性もあるということなのです。これについて、エンダーレイン博士は次のように述べています。

「疾患からの治癒は、体が失った調整因子を取り戻したときにのみ可能である。つまり、原始段階の非病原性発達段階であるコンドリット（著者注：体内共生微生物）が高度に発達した形態と交配して、体内の排出器官（腎臓・腸・肺・皮膚など）から、その後、排出されることである」

体内環境を正常に整えてソマチッドに仕事をさせないかぎり、さまざまな病気に克《か》てないということです。これはさらに、血液のバランスをしっかり保つことによって、さまざまな病気を予防できるということを意味しています。

それでは、〝免疫整体ここ一番〟をお訪ねいただき、ＡＷＧの施術を受けてくださった方々の血液の状態の変化を見ていただくことにしましょう。

実際のところ、症状が改善すると来院しなくなってしまう方もいます。施術によってどのように変化したのか、なかなか知ることができないことも多いのですが、ここでは結果も含めてその後をトレースできた方々の血液の画像を見ていただきます。

この血液の状態の変化を見ると、「血液は無菌である」という考え方が完全にくつがえされ、本当に驚かれると思います。何が起きているのか、にわかには信じがたい画像が続きます。

しかし、こういった画像の中で起きている変化について、エンダーレイン博士の理論でその多くが説明でき、さらに千島博士の理論についてもその一部が証明できるのは驚きではないでしょうか。

「論より証拠」ですので、まずは画像をご覧ください。

なお、画像では白血球やリンパ球などを矢印の方向で示しています。画像の部分によって白い矢印と黒い矢印を使い分けていますが、この色の違いは見えやすくするための使い分けです。色が違う矢印でも方向が同じであれば同じものを示しています。

肝炎　50代女性（体験編241ページ参照）

原因不明の肝炎の症状でお悩みになっていました。進行がとても早くて、会社での勤務もままならないという状態での来院でした。

「1―①肝炎・第1回施術前」では、ソマチッドがほとんど見えません。⬅の部分にしかソマチッドがありません。また、全体に赤血球が凝集しています。

「1―②肝炎・第1回施術後」では、AWGの施術を行ったことによりエネルギーが入ってpHや温度などの血液環境が変わったため、体内にとどまっていた老廃物が出てきています。➡が、そのシンプラストの大きな結晶物です。

また、赤血球から老廃物と一緒に出てきた気泡（ガス）⬅も見られます。

こういった変化は、AWGの効果が表れている証拠です。

シンプラストというのは、老廃物や血球の残存組織、さまざまな周期のソマチッドの断片な

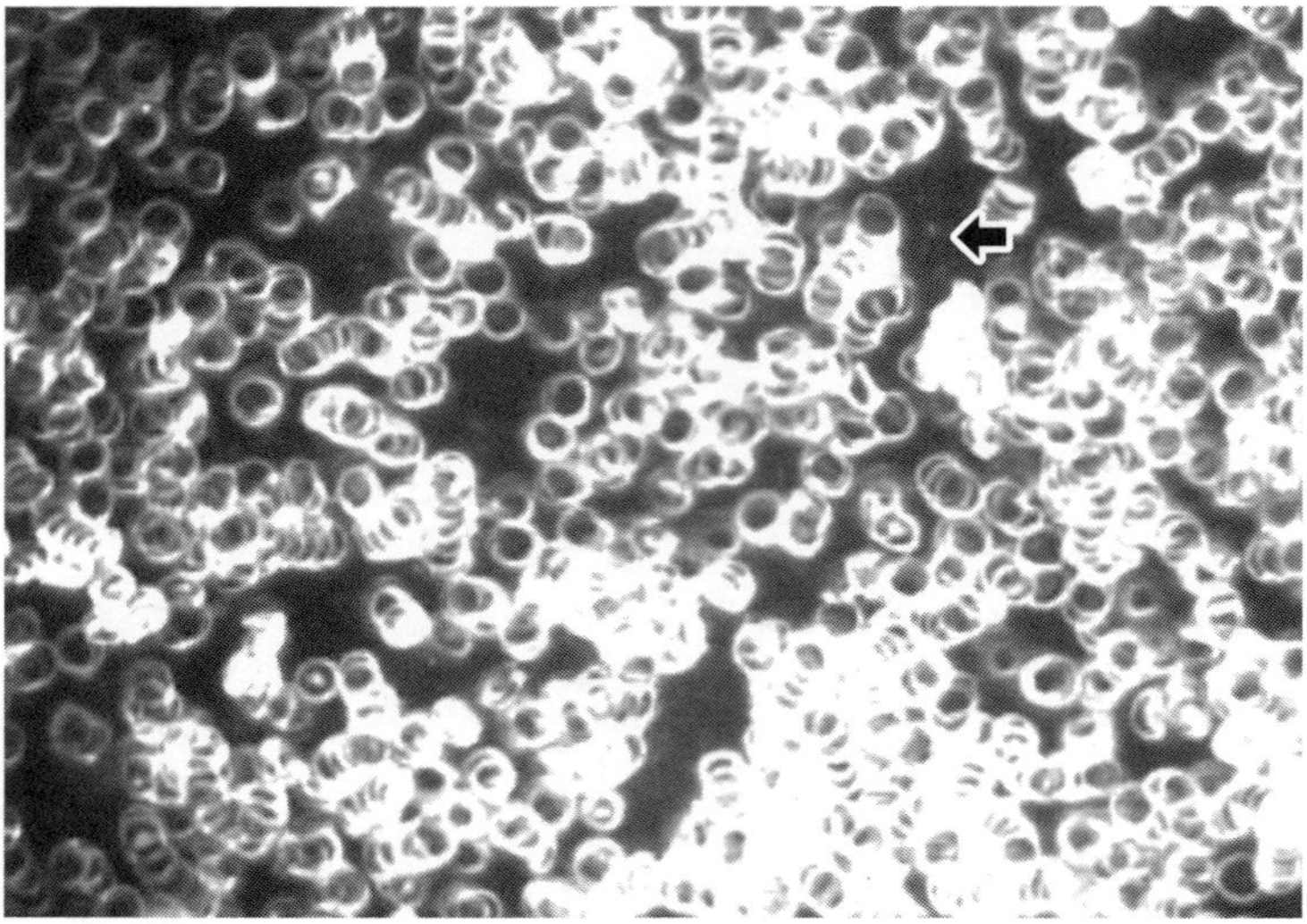

1—①肝炎・第1回施術前

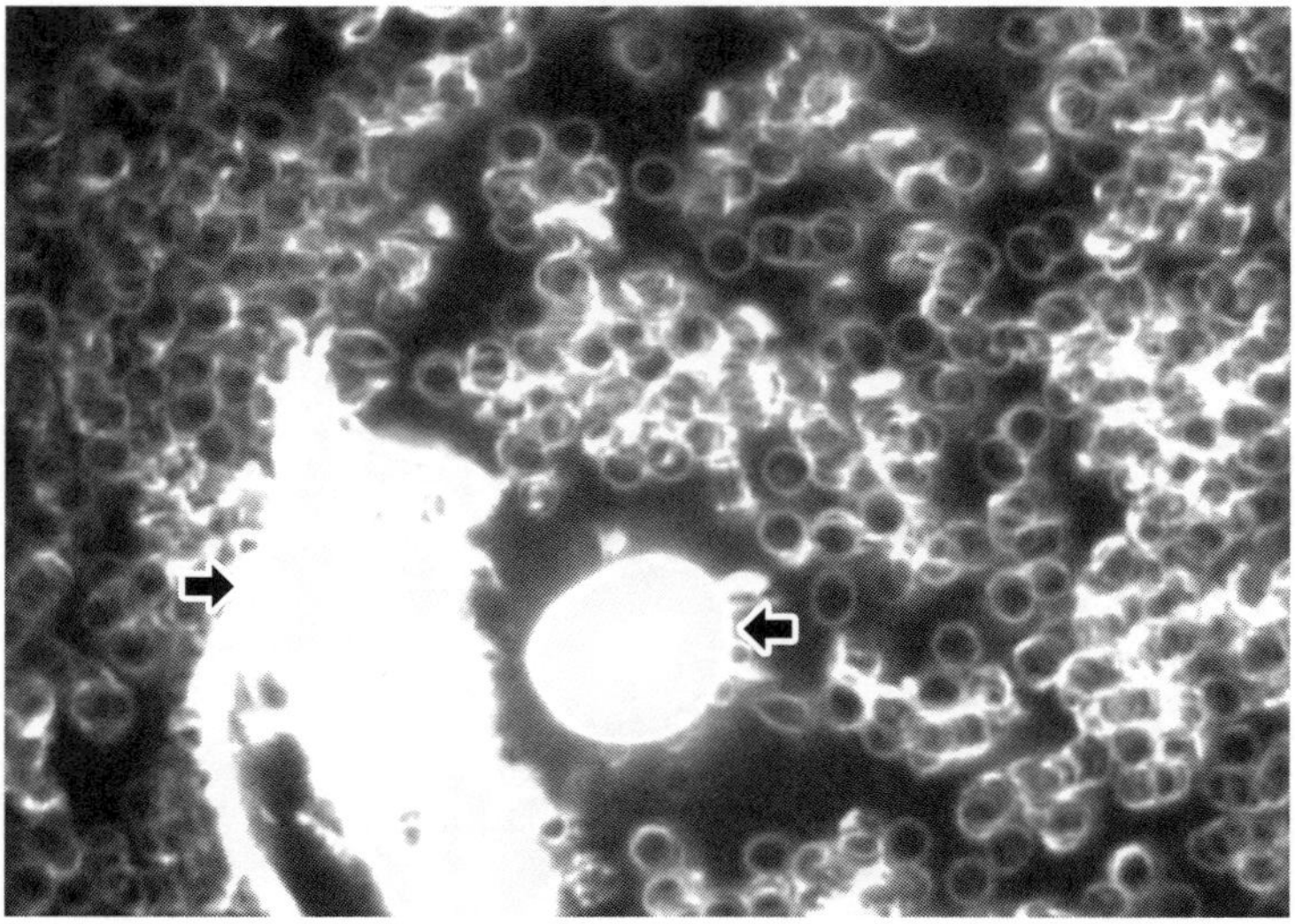

1—②肝炎・第1回施術後

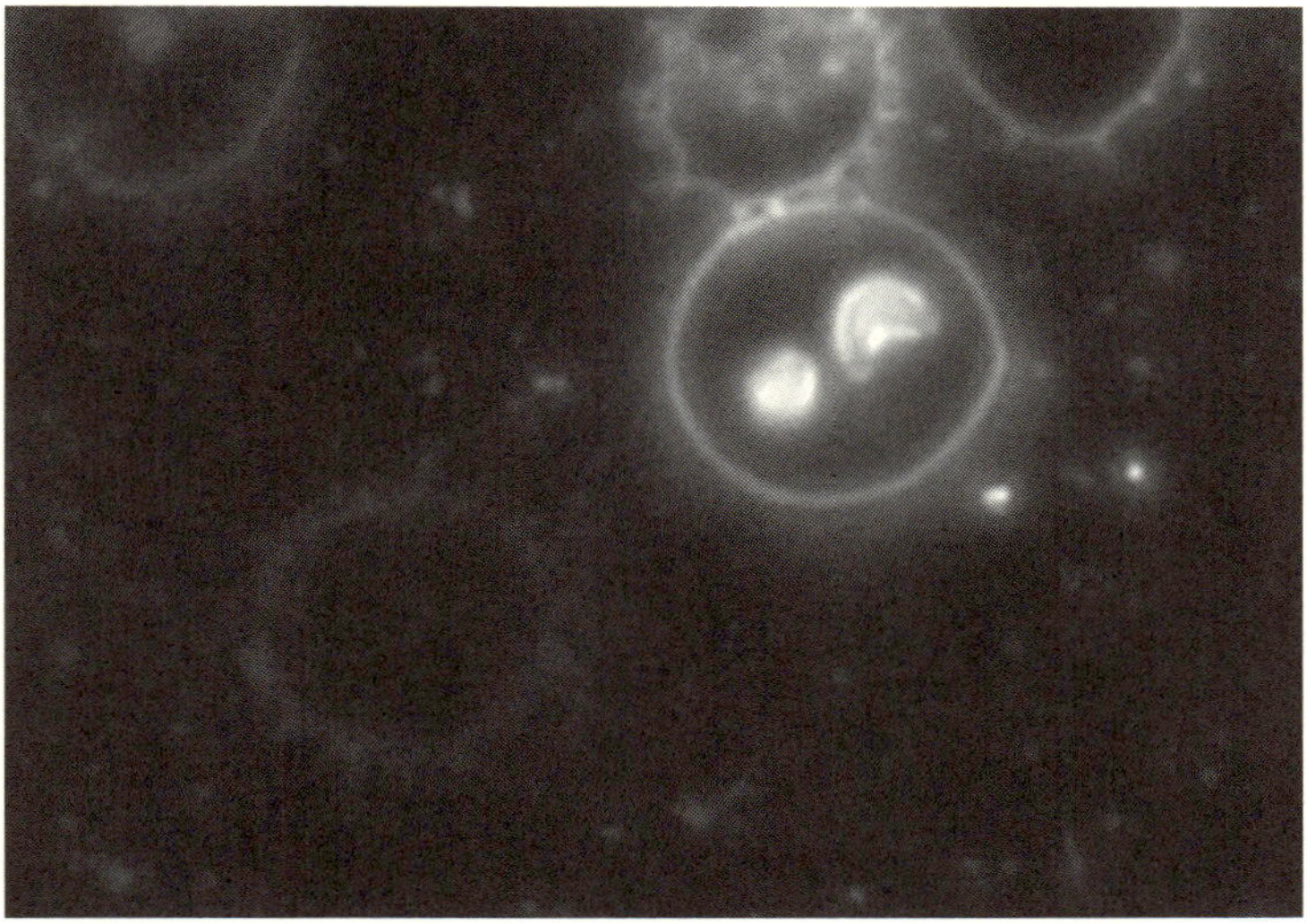

1―③肝炎・第3回施術後

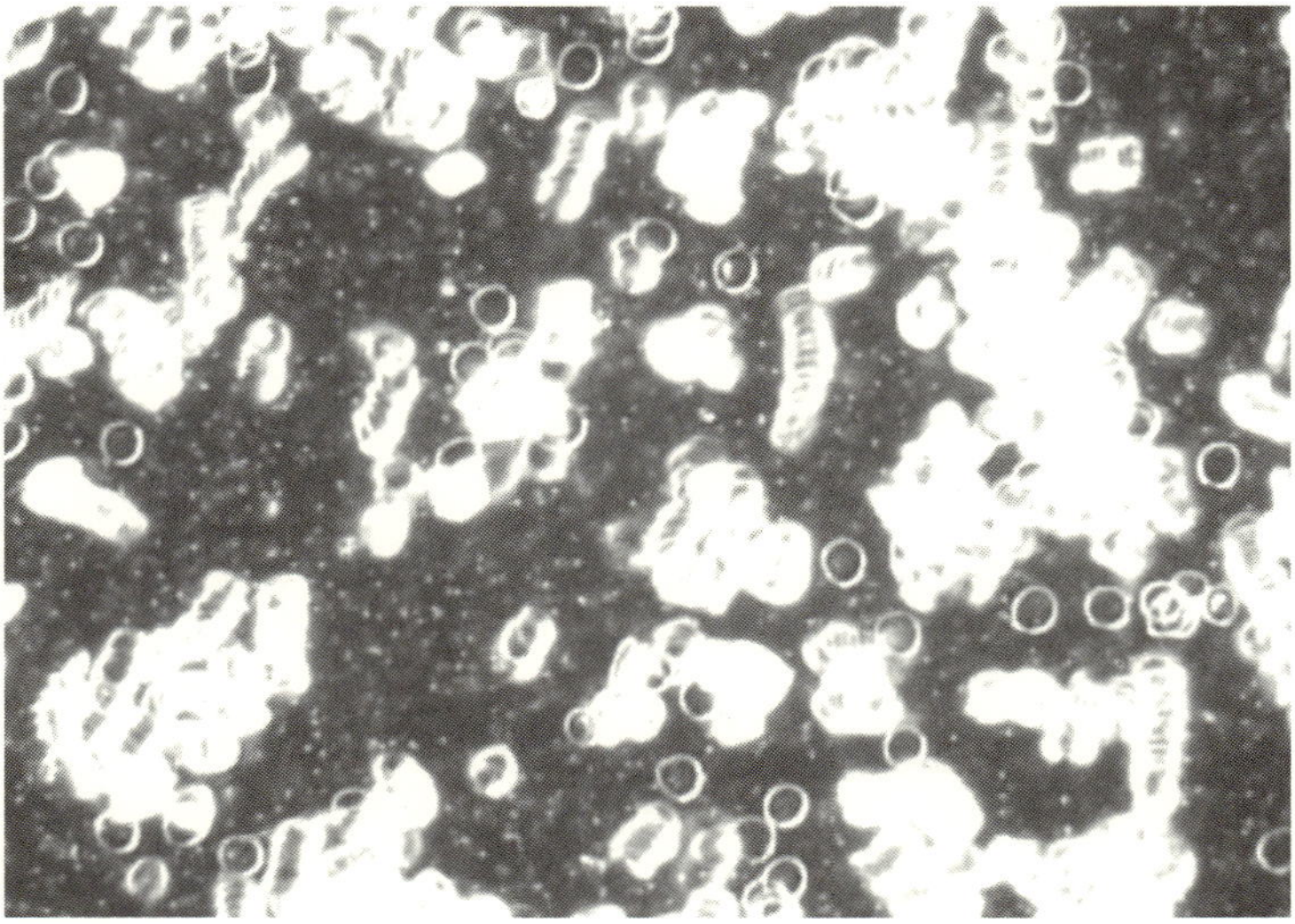

1―④肝炎・第34回施術後

どの集合体ですが、病原性形態、両方向性形態、非病原性形態の体内共生微生物などがすべて合体したものともいえます。

第1回の施術後にも、ソマチッドはまだあまり出てきていません。これは、かなり重症ということでしょう。

「1―③肝炎・第3回施術後」。一部を拡大した写真です。赤血球の中に球状のものが2つ見えます。こういう形状の赤血球は健康な方の血液では通常は見られません。この赤血球の中のものは、体内共生微生物が異常に変化したものだと思われます。

「1―④肝炎・第34回施術後」では、画面全体に小さなツブツブがたくさん見られますが、これがソマチッドです。

まだ完全に健康体といえる状態ではありませんが、体内環境が改善されるとともに健康な状態にかなり近くなったことがわかります。

パーキンソン病　50代女性

パーキンソン病だということで、歩行の困難な状態で来院されました。

「2─①パーキンソン病・第1回施術前」。一見するときれいな血液に見えます。しかし、白い円のように見える赤血球の細胞膜が薄く弱々しく、これは明らかに異状です。ソマチッドもほとんど見えなくて、血液としての強さがありません。

「2─②パーキンソン病・第1回施術直後」では、ソマチッドはわずかしか出てきていませんが、赤血球はかなり強くなってきていることがわかります。

「2─③パーキンソン病・第1回施術1時間後」では、異形の体内共生微生物の塊を内部に含む赤血球や、空洞がある赤血球が見えます。赤血球内部の体内共生微生物は、赤血球の中でなんらかの働きをしていると思われますが、それはまだ未解明です。

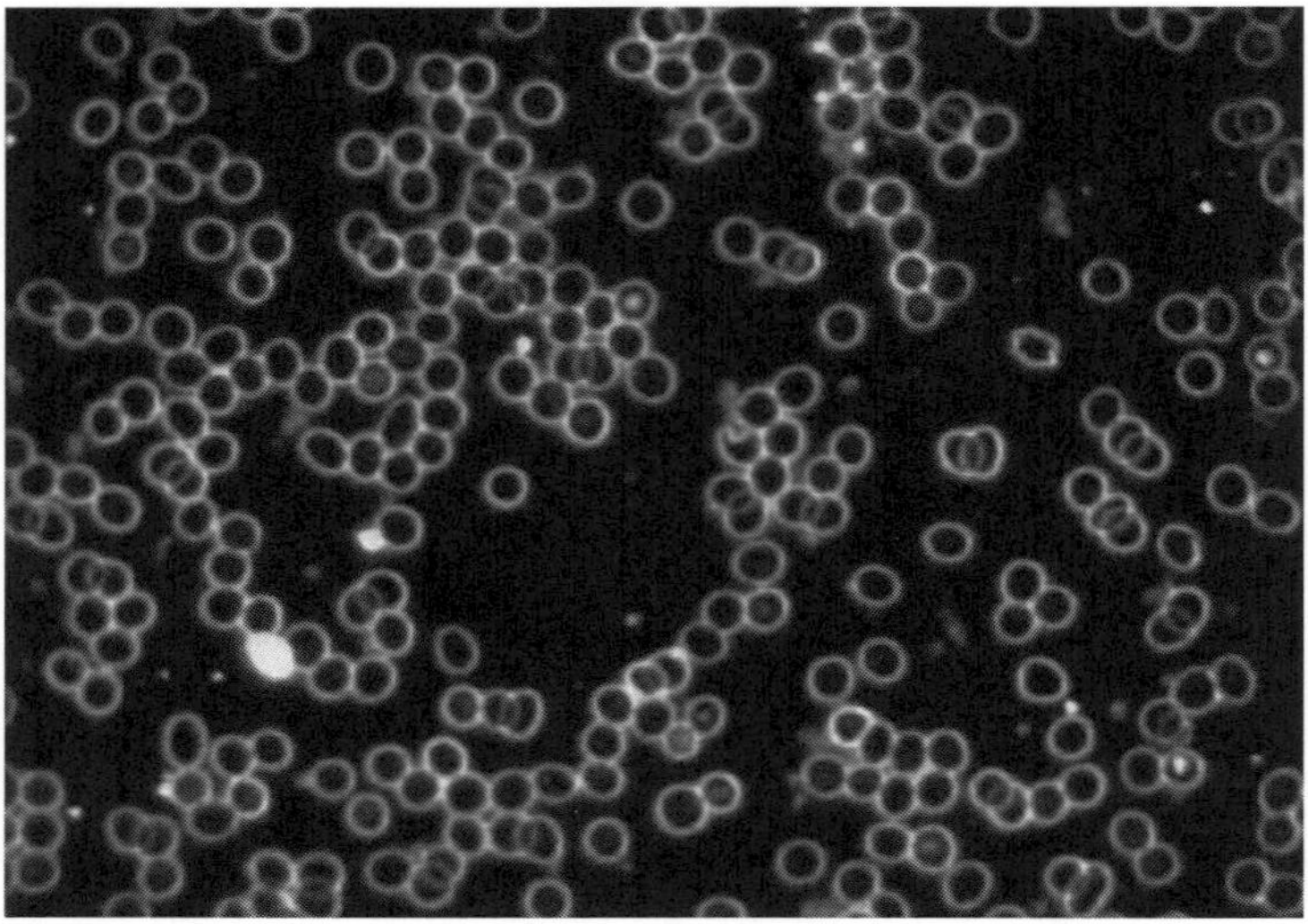

2―①パーキンソン病・第1回施術前

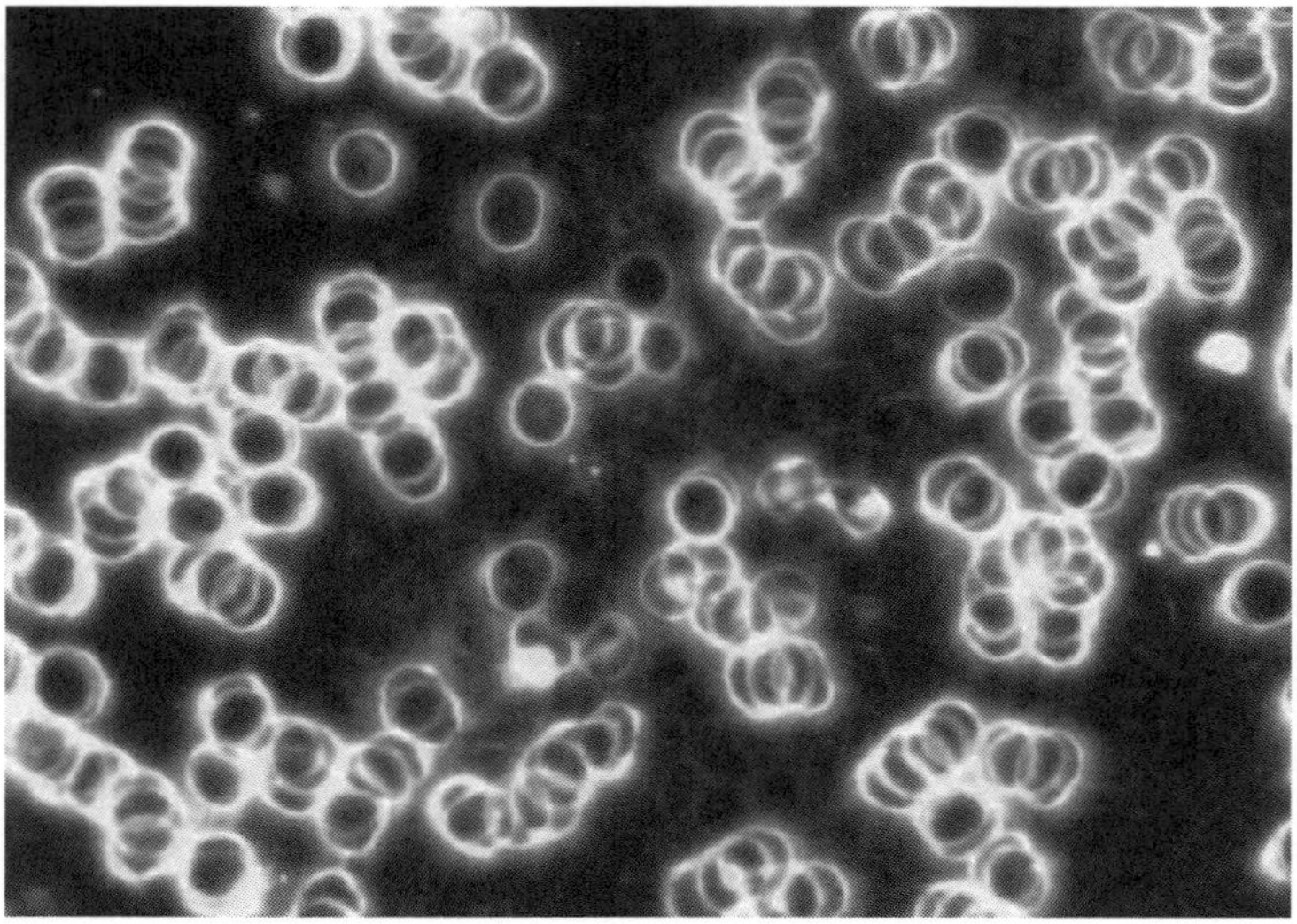

2―②パーキンソン病・第1回施術直後

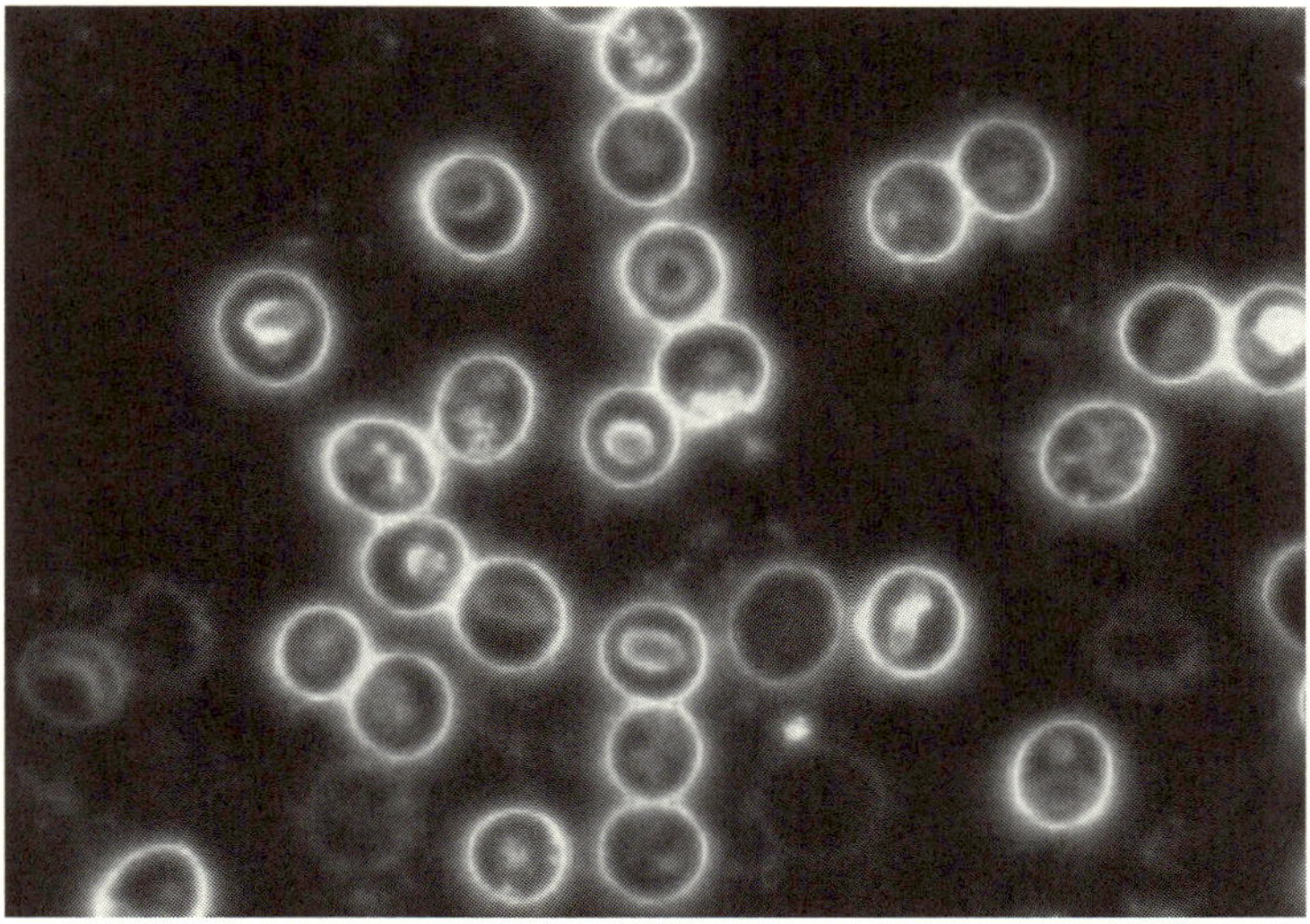

2—③パーキンソン病・第1回施術1時間後

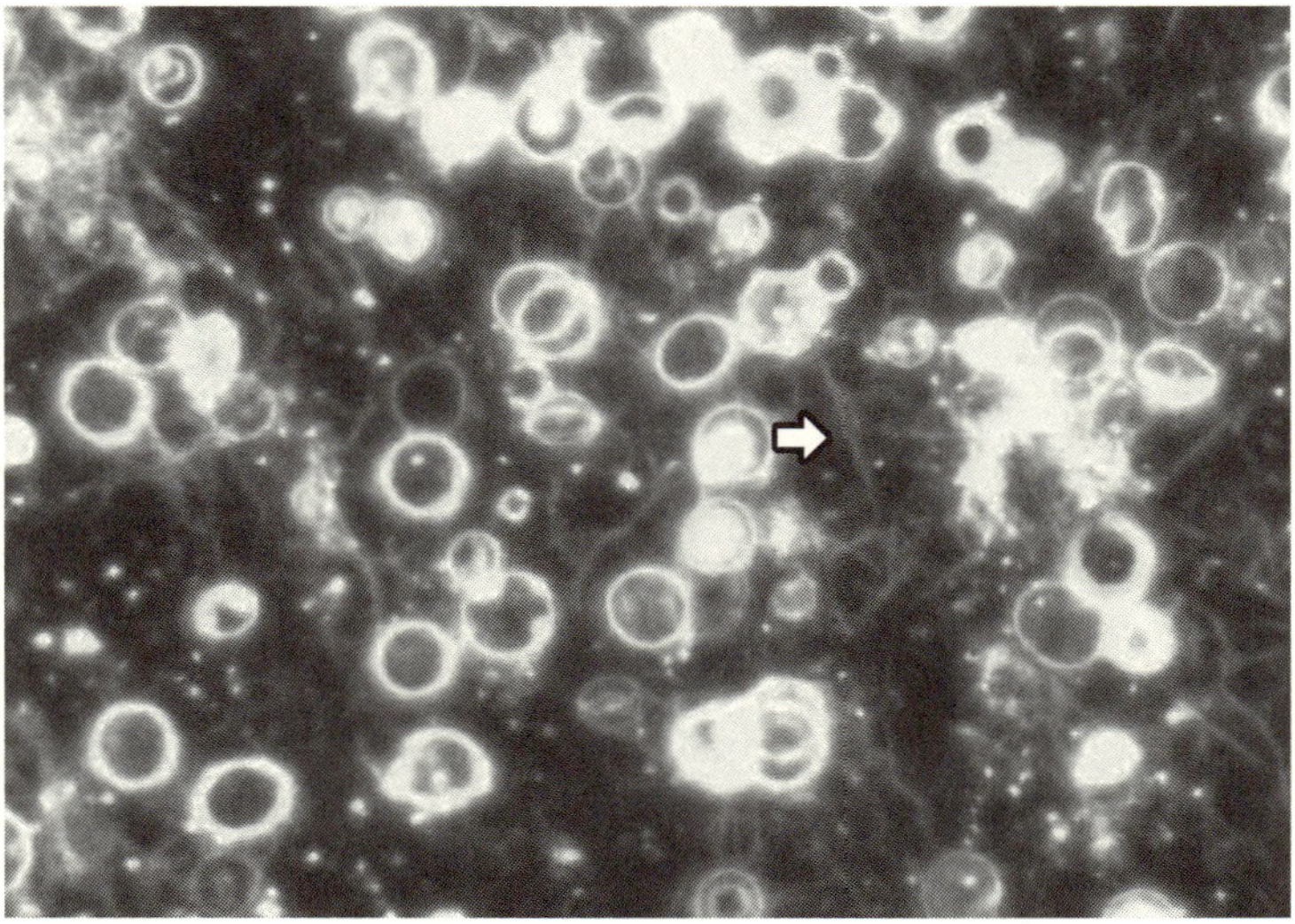

2—④パーキンソン病・第1回施術16時間後

「2―④パーキンソン病・第1回施術16時間後」になると、全体に繊維状のものや、ミミズのようにはいずり回るマクロコンドリット➡が見えてきます。マクロコンドリットは実際に動いているので、ここまでくるとソマチッドが生命であることに疑いはなくなります。

この繊維状のものやマクロコンドリットは、赤血球の中に入っていた毒素や体内共生微生物が出てきて変化したものと思われます。かなり進んだ〝病原性形態〟です。

「2―⑤パーキンソン病・第4回施術後」では、巨大なシンプラスト⬆が出てきています。4回目でこれだけ大きなシンプラストが出たということは、AWGがよく効いたことの証明です。

シンプラストの中には、重金属、治療に用いた薬品、白血球やウイルスの死骸などの毒素が入っていますが、AWGの施術を行ったことによって、これらが追い出されたものと思われます。

このシンプラストこそ病気の本体ともいえるストレスで、これがパーキンソン病のさまざまな症状の原因となっていると考えられます。

ここまできたら、シンプラストは時間とともにどんどん小さくなって、体内のシステムで処理されて排出されていきます。

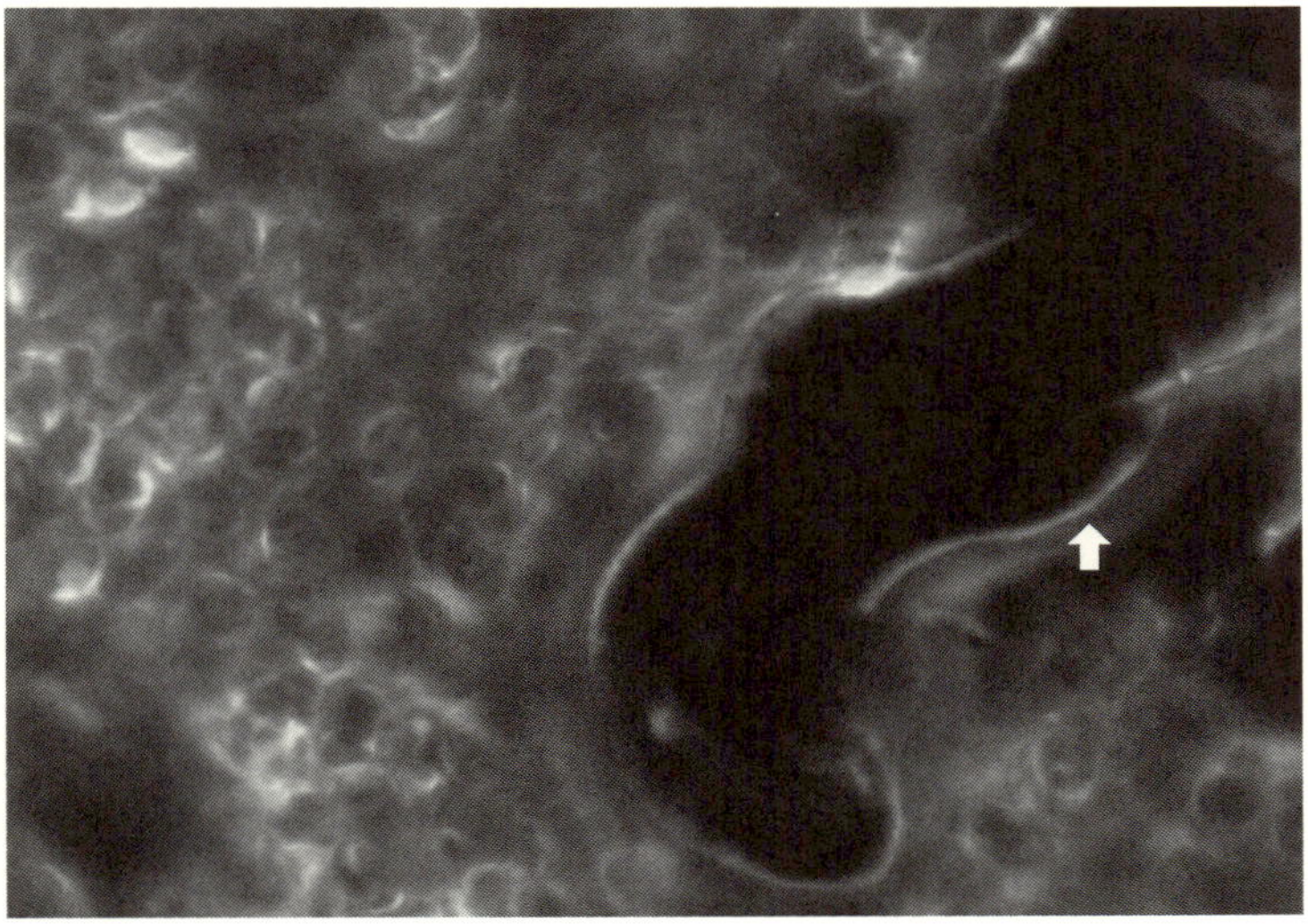

2―⑤パーキンソン病・第4回施術後

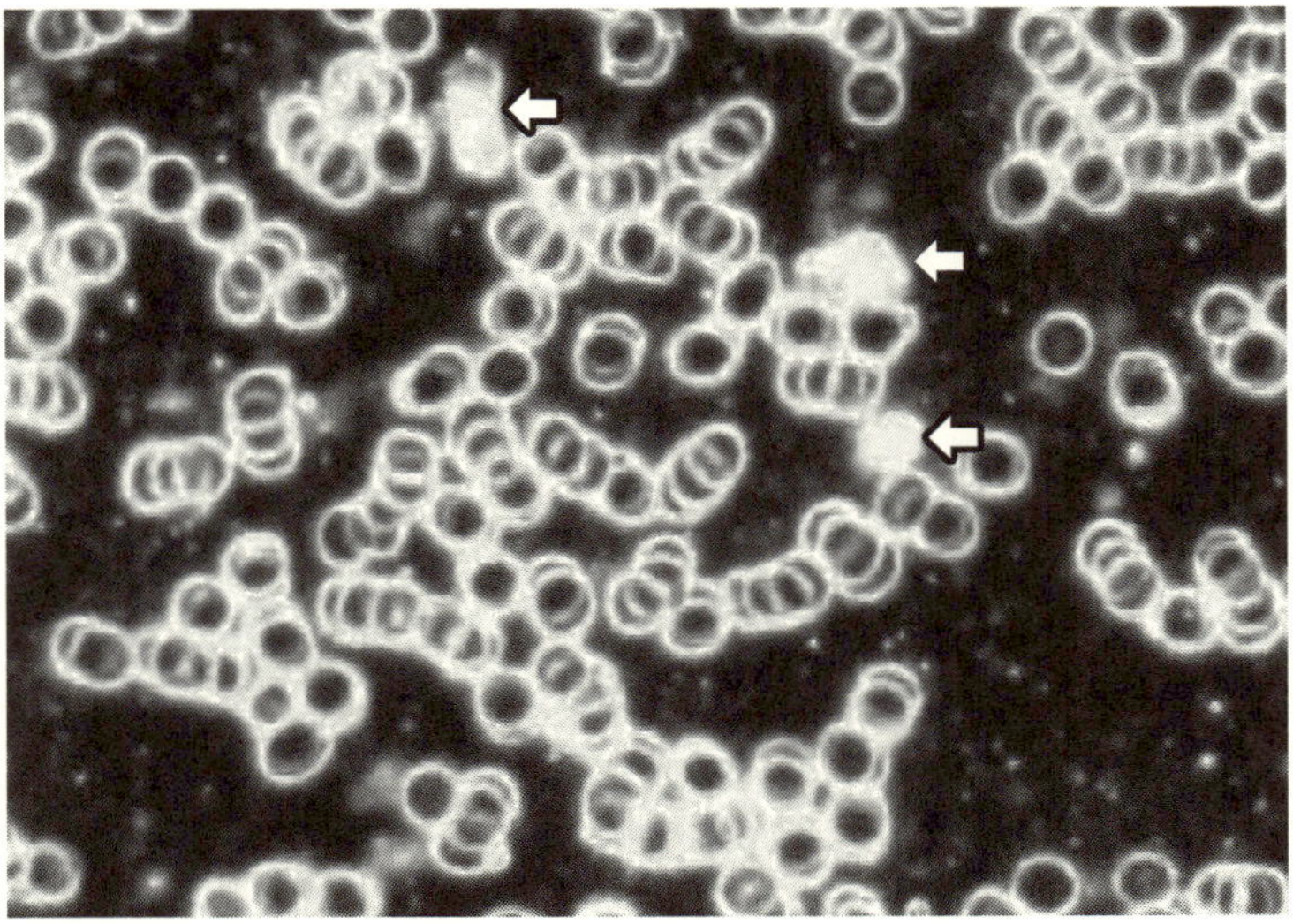

2―⑥パーキンソン病・第6回施術後

私は、色も病気を判断する基準にしています。この写真はモノクロなのでわかりませんが、全体が紫色を帯びています。これはホルモンの異常を示していて、パーキンソン病の人によく見られるパターンです。

「2―⑥パーキンソン病・第6回施術後」の白いもの⬅は白血球ですが、この画面では3つ出現して正常に働きだしています。

白血球は通常、この大きさの画面では3画面に1つくらいしか見られません。1画面に3つもあるということは、白血球が悪いものの処理を始めて免疫力が上がってきているということです。

これはいい方向に向かいはじめているということで、白く小さなポツポツに見えるソマチッドも出てきています。

この方は、このあと合計10回くらいまで施術しましたが、症状が軽減して車の運転もできるようになり、旅行にもいけるようになりました。

バセドウ病　60代女性（体験編254ページ参照）

バセドウ病で10年以上にわたって苦しまれていたそうです。薬をやめたくて代替療法を探してもなかなかみつからずにいたところ、友人からの情報でAWGのことを知り、さらに血液で術前術後の変化が見られるということで当院にお見えになりました。

「3―①バセドウ病・第1回施術前」では、赤血球が筋子のように重なり合っていて、血液はいわゆるドロドロの状態です。ソマチッドも見えません。

「3―②バセドウ病・第1回施術後」では、体内環境を整えるコードの施術を行っただけで、固まっていた赤血球がかなりほぐれてきています。同時に、老廃物がシンプラスト⬇になって出てきています。

ブツブツの小さい白い点はソマチッドではなくスポロイド・シンプロティットで、体内共生微生物がだんだん結合して球状になったものがさらに集まり、水分がなくなって乾燥したもの

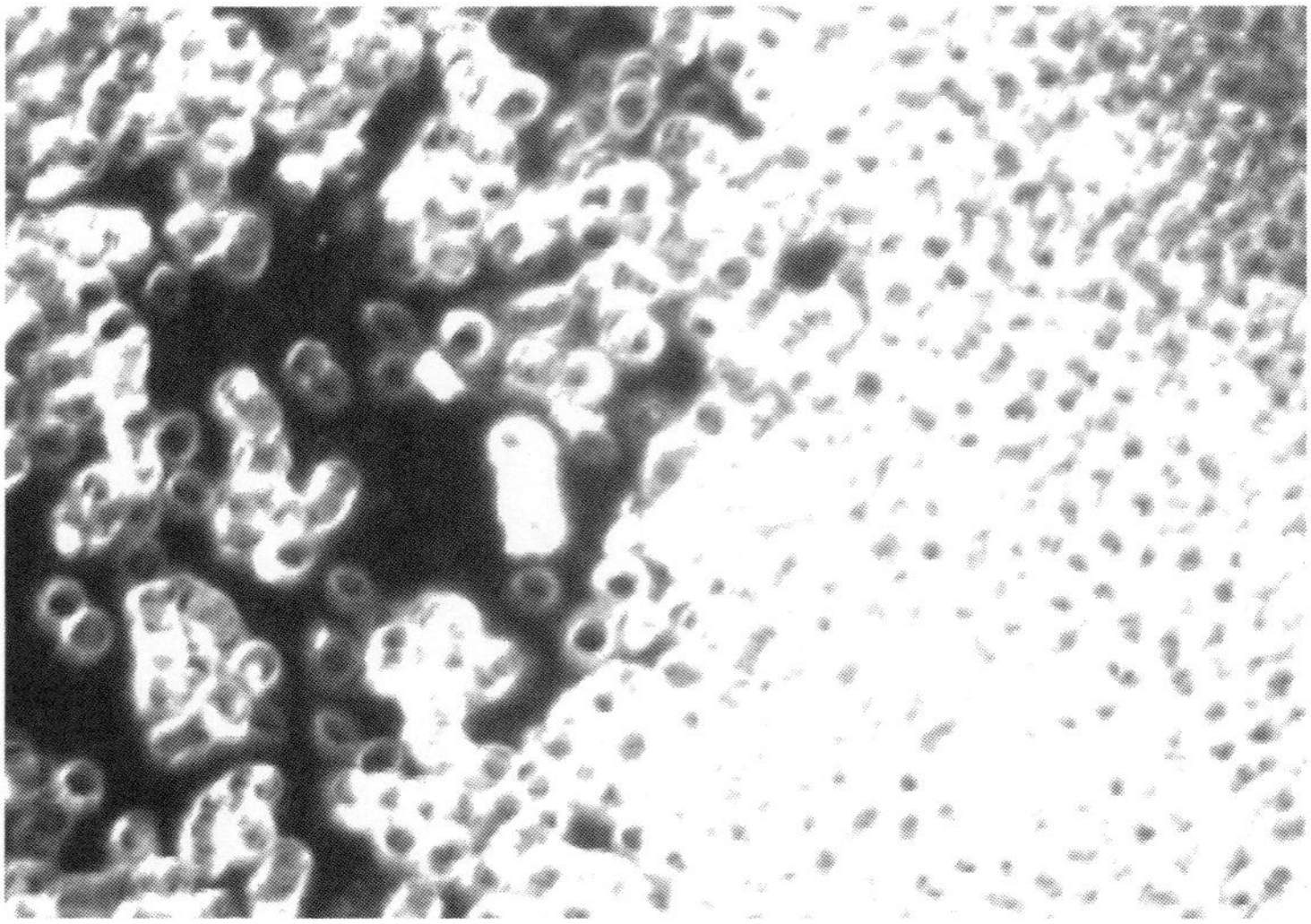

3—①バセドウ病・第1回施術前

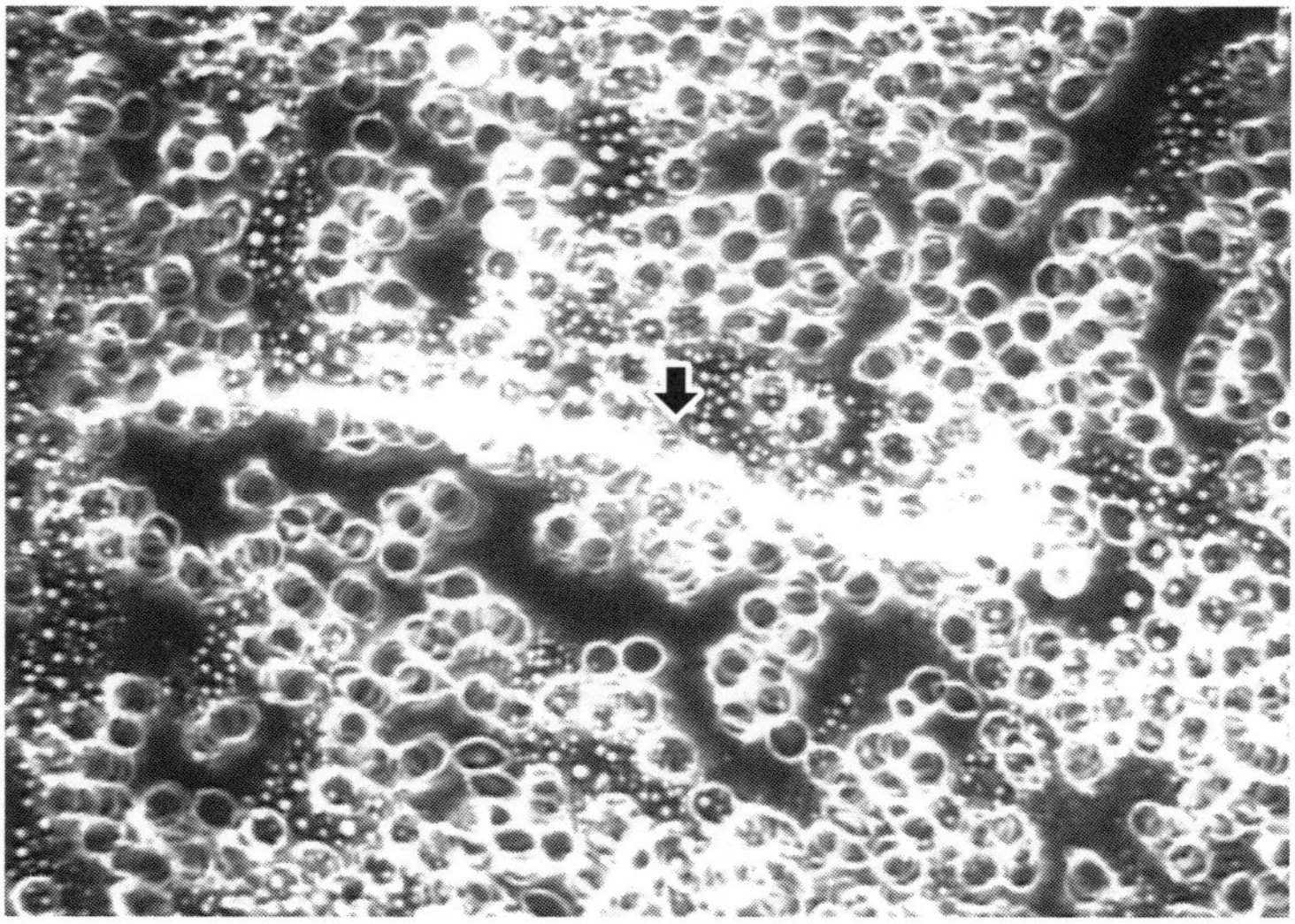

3—②バセドウ病・第1回施術後

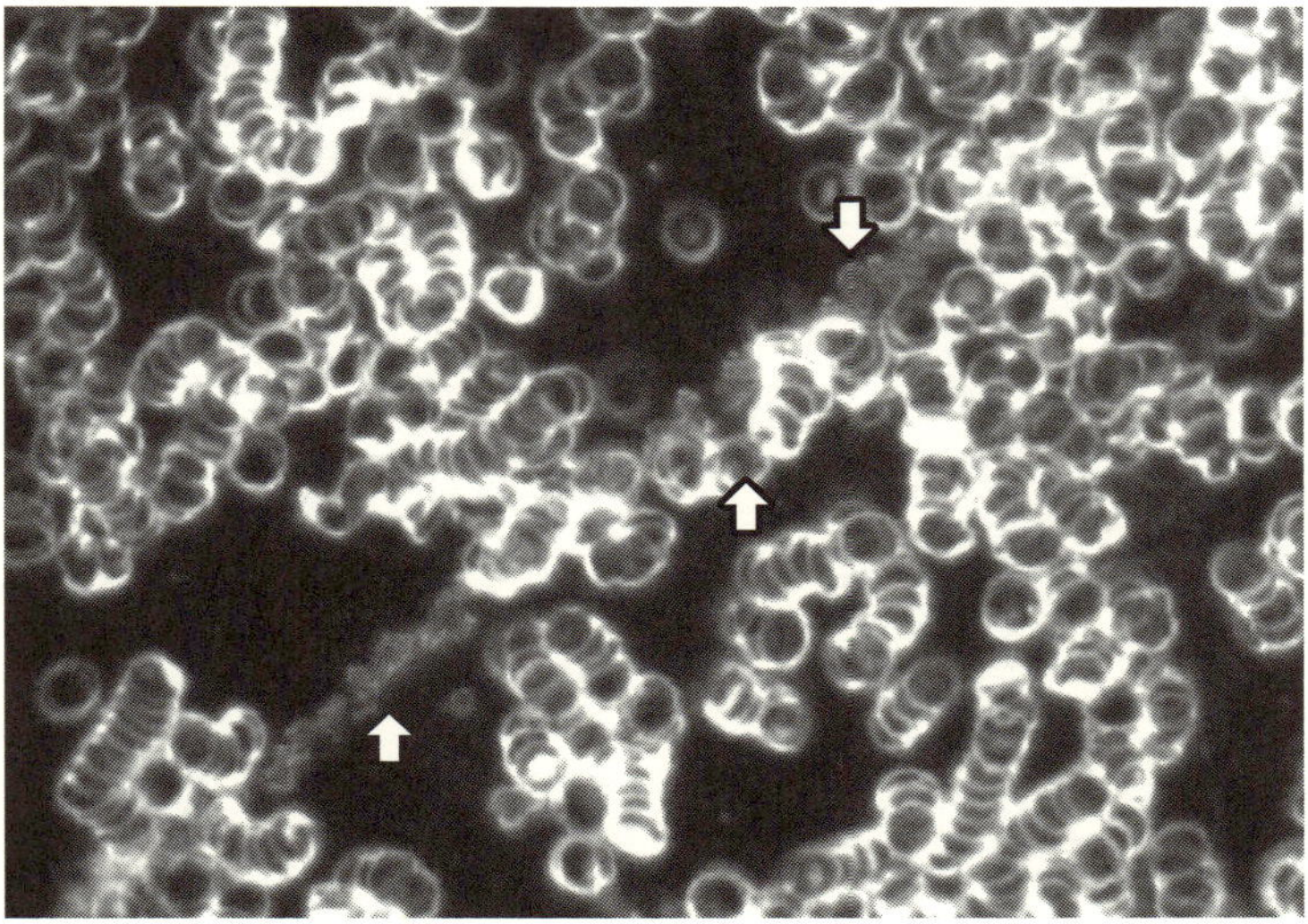

3—③バセドウ病・第4回施術後

です。

シンプラストもスポロイド・シンプロティットも、浮いてきた老廃物です。

ＡＷＧでマイナスの電気エネルギーを入れたことにより、プラスに傾いていたものが中和されてほぐれ、赤血球の中に入っていた異状なものが飛びだしてきたと思われます。ソマチッドは、まだ見えません。

「3—③バセドウ病・第4回施術後」では、脊椎の骨のような異常な結晶物（⬆と⬇）が姿を現しています。これは、アスペルギルス・ニガー系の周期のほうに異状があったことを示しています。この形態は、バセドウ病に特有のものと思われます。

これも、ＡＷＧのマイナスの電流によって

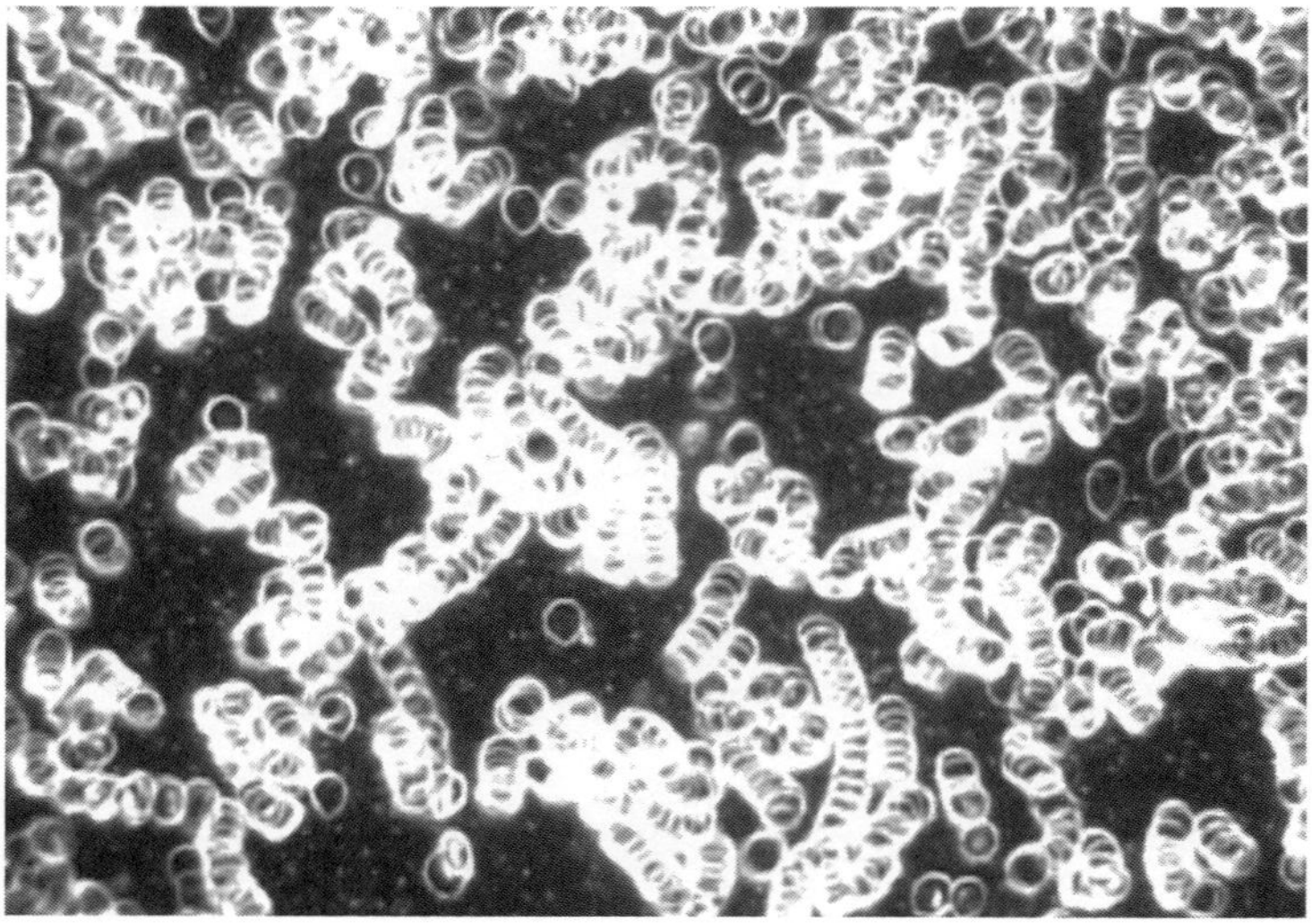

3―④バセドウ病・第15回施術後

出てきた結晶物ですが、こういったものはいずれ無害になって排出されていきます。こういう形態で老廃物や毒素が出てきたら、ソマチッドや白血球によって処理されて消えていきます。

「3―④バセドウ病・第15回施術後」では、ソマチッドも見えて、血液がとてもいい状態になっています。

エンダーレイン博士もネサン博士も、血液の状態の一番の目安はソマチッドだとしています。

たんぱく質のコロイドは分子並みのサイズなので、暗視野顕微鏡では見えません。ここで見えているソマチッドは、たんぱく質のコロイドがいくつか結合したものです。

これらソマチッドの中には勢いよく電子を運ぶスパーミットに変化しはじめているものもあります。写真ではわかりにくいのですが、病原性の強い状態になっている体内共生微生物はスパーミットに触れて病原性の弱い状態に変化していきます。

エンダーレイン博士は、スパーミットはオス的な細胞で、ふつうのオスとメスとはまた別の電子的な生殖作用を行っていると述べています。

パニック症候群　50代男性

この方は、雑誌の取材で南米にいったときにシャーマンの儀式に参加して、何か飲まされてからおかしくなってしまったとのことでした。

興奮状態が続いてまったく眠れなくてどうしようもない状態で、日本に帰ってきてからあちこちの病院にいったそうですが、まったく改善しないということで来院されました。

「4—①パニック症候群・第1回施術前」では、静止画像でわかりにくいのですが、血漿《けっしょう》部分が白く見えるほどソマチッドだらけで体内共生微生物が乱舞していました。異状なので一所懸命改善しようとしているのでしょうが、このままでは根本的に治すことは難しいでしょう。

発達障害や多動障害などの方の血液でもソマチッドがかなり多くなっていますが、こんなに過剰に増えることはありません。

おそらく、電子が飛びすぎて神経過敏になっているのだろうと思われます。

これは、シャーマンに何かを飲まされたことによるものか、あるいは本来だったら働き終わ

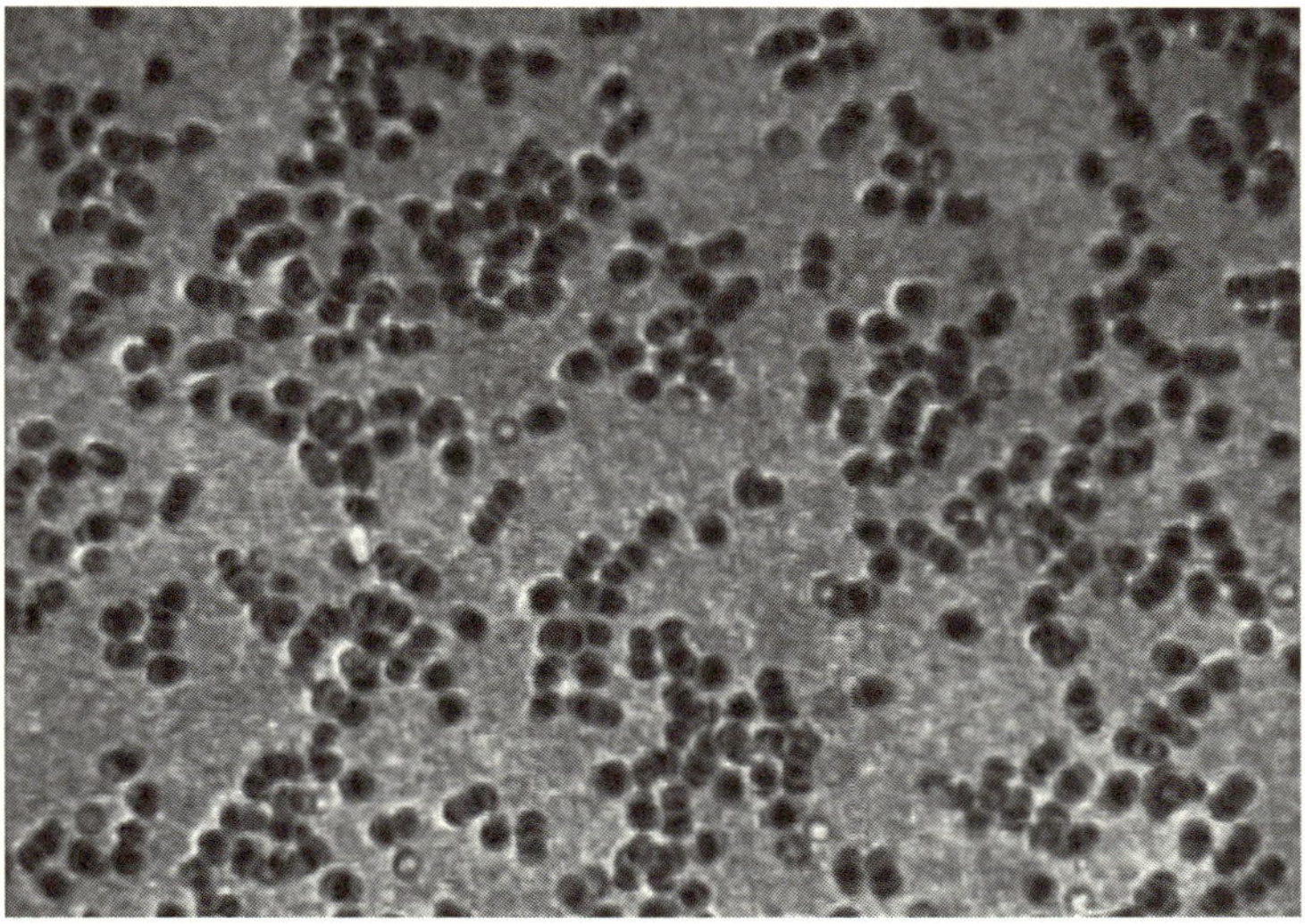

4—①パニック症候群・第1回施術前

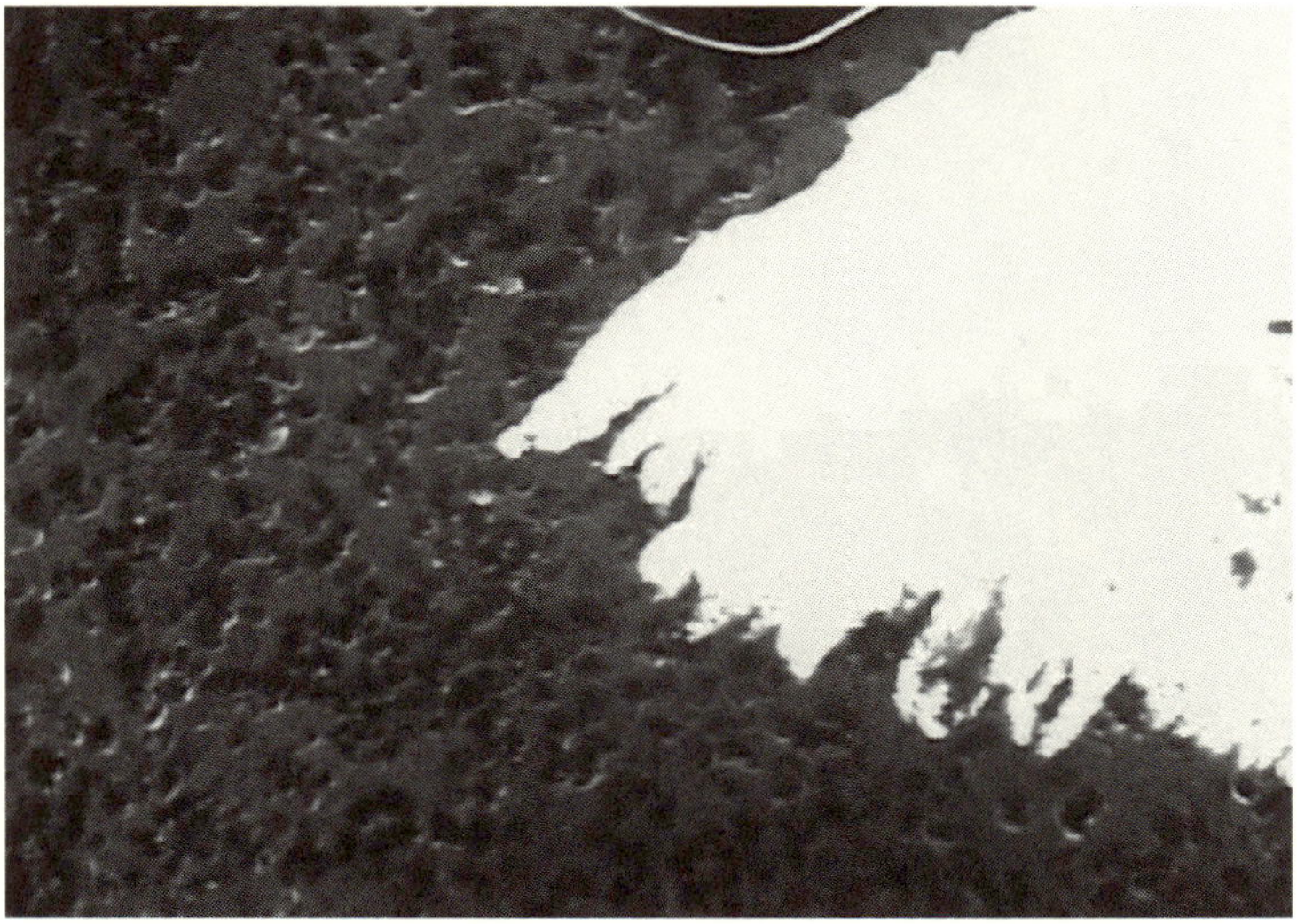

4—②パニック症候群・第1回施術後

ったものは代謝して体外に排出されるはずなのに、何かしらの要因でその機構がロックされて排出できなくなっているのか、どちらかでしょう。

細胞は常に入れ替わっているのに、そういうシステム異常が起きているからかもしれません。いずれにしても、ソマチッドが異常に過剰です。

「4—②パニック症候群・第1回施術後」では、明らかに大きな変化が認められます。白く見えるのは、AWGの施術によって出てきたムコール・ラセモサス系のスポロイド・シンプロテイットの塊です。これも、シンプラストの一種です。

「4—③パニック症候群・第2回施術後①」「4—④パニック症候群・第2回施術後②」では、シンプラストの色が真っ白ではなくネズミ色がかって、本来の形に近くなっています。

健康な人と同じような形態のシンプラストが出てきているのは、体内環境がかなりよくなってきたことを示しています。

ソマチッドも、かなり少なくなってきて、健康な状態に戻りつつあることが見てとれます。

「4—⑤パニック症候群・第4回施術後」では、おかしな形態のシンプラストがすべて排出さ

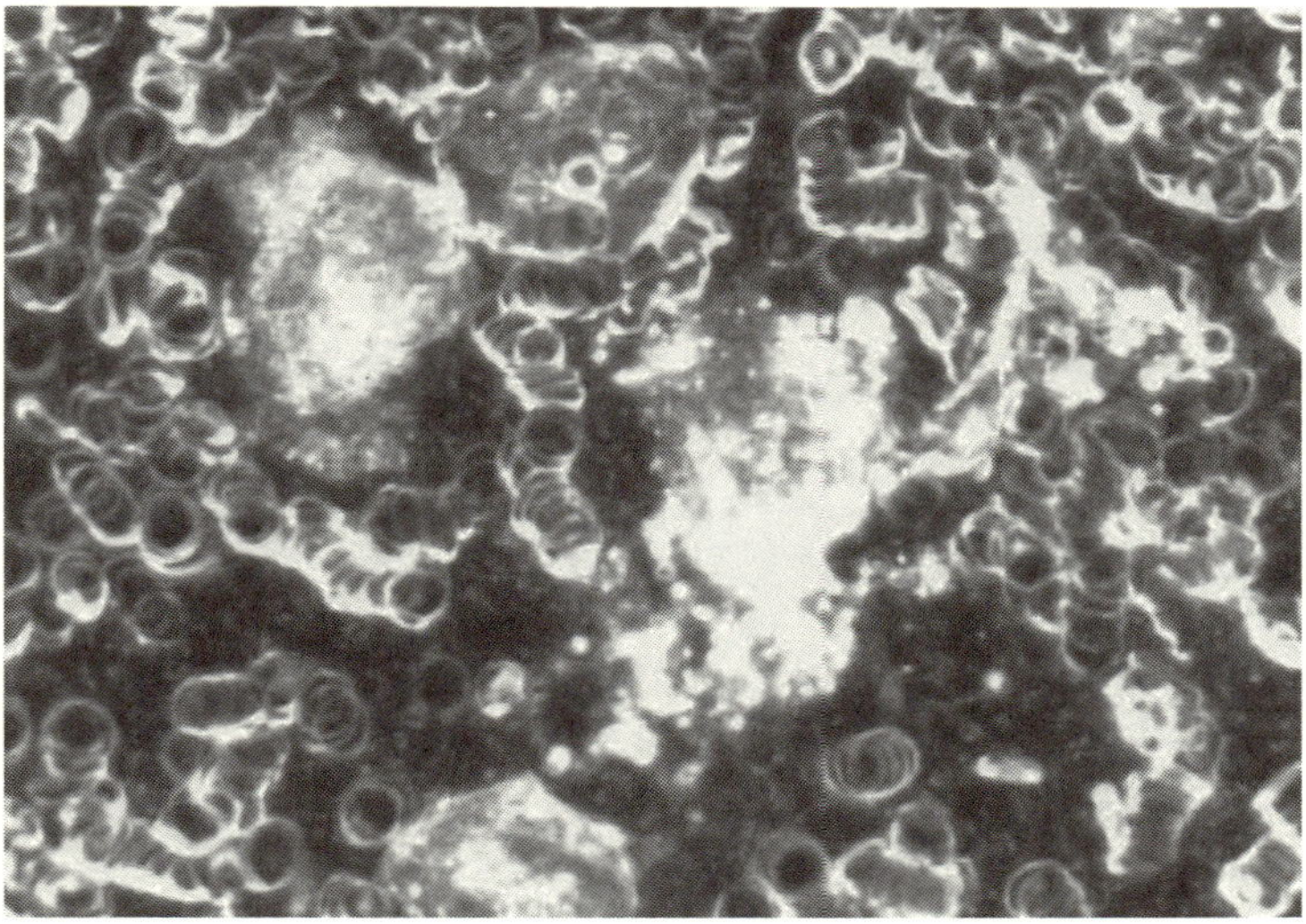

4—③パニック症候群・第2回施術後①

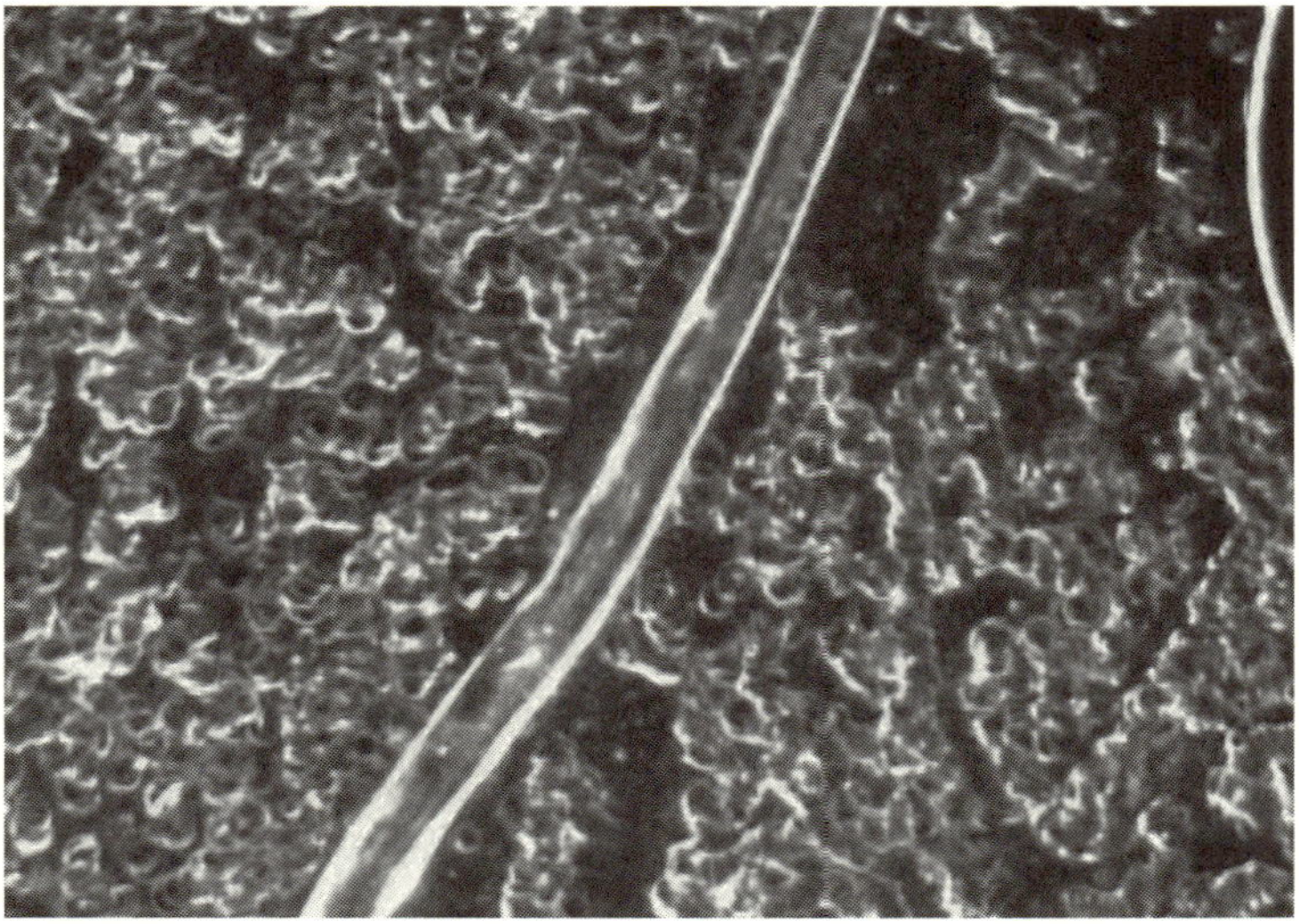

4—④パニック症候群・第2回施術後②

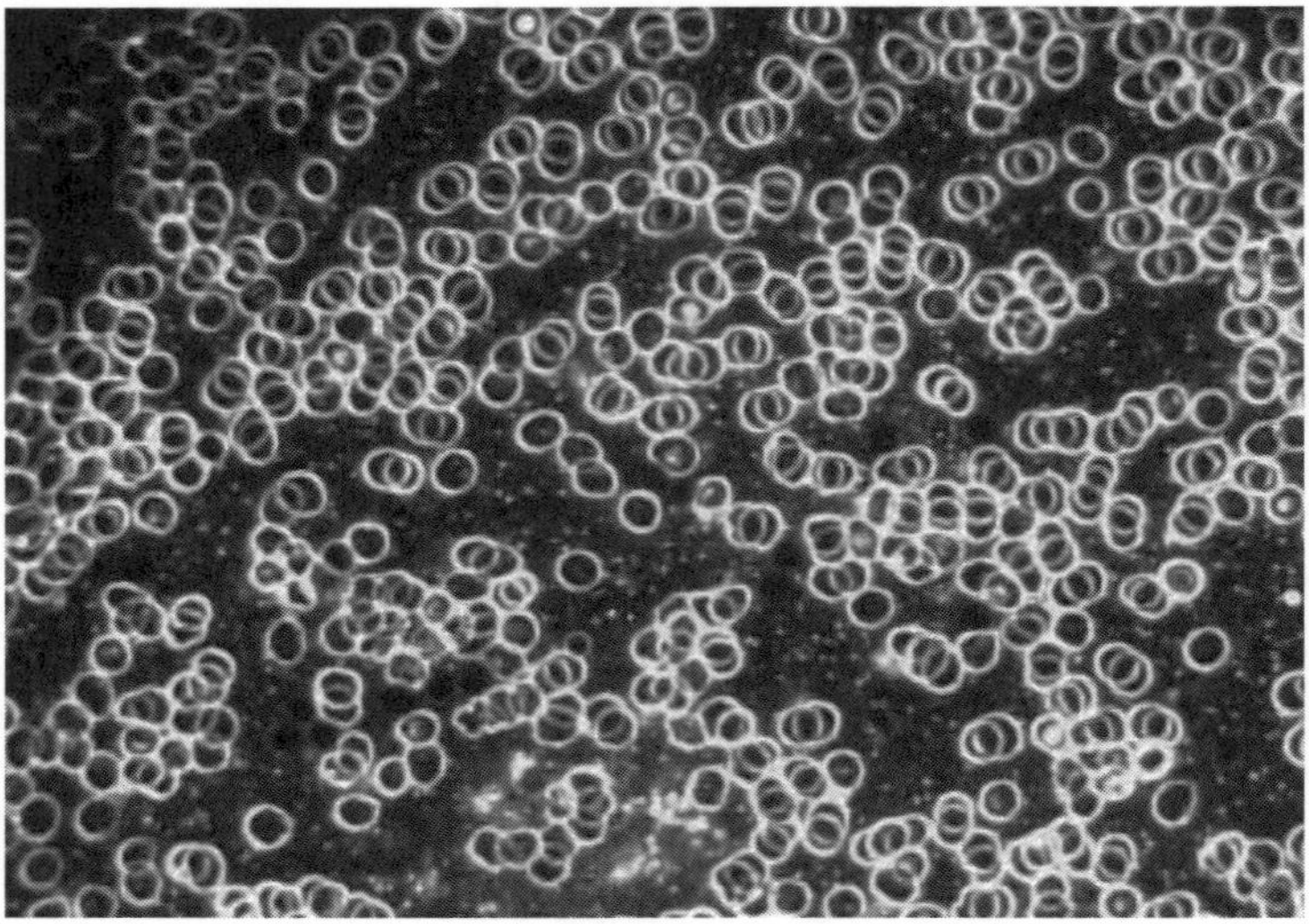

4—⑤パニック症候群・第4回施術後

れて、赤血球とソマチッドのバランスもよくなり、きれいな血液といっていい状態になりました。

ここまで血液環境が整ってくれれば、症状はいずれ落ち着いてくるものと思われます。

ライム病　50代女性

2008年にライム病になり、2011年に関節リウマチになって膝にセラミックを入れているとのことです。膠原病《こうげんびょう》とも診断されていました。

アメリカ人と結婚していて、アメリカに住んでいたこともあるそうです。五大湖の近くでダニに刺されてライム病を発症したと聞きました。このダニに刺されると、3分の1くらいの方が亡くなり、3分の1のくらいの方は骨などに障害が残って治らないといわれています。

アメリカや日本の病院で、抗菌剤や抗ウイルス剤などを処方されたとのことでした。従来の医学的な治療法で病原菌やウイルスの駆除を目指したようですが、改善しなかったので来院されました。

「5―①ライム病・第1回施術前①」の写真では、紐状のシンプラストの中にいろいろなものが入っているのが見えます。あまり見ることのない悪質な形状で、たぶんライム病独特のウイルスのようなものが入っていると思われます。ソマチッドは、ほとんど見えません。

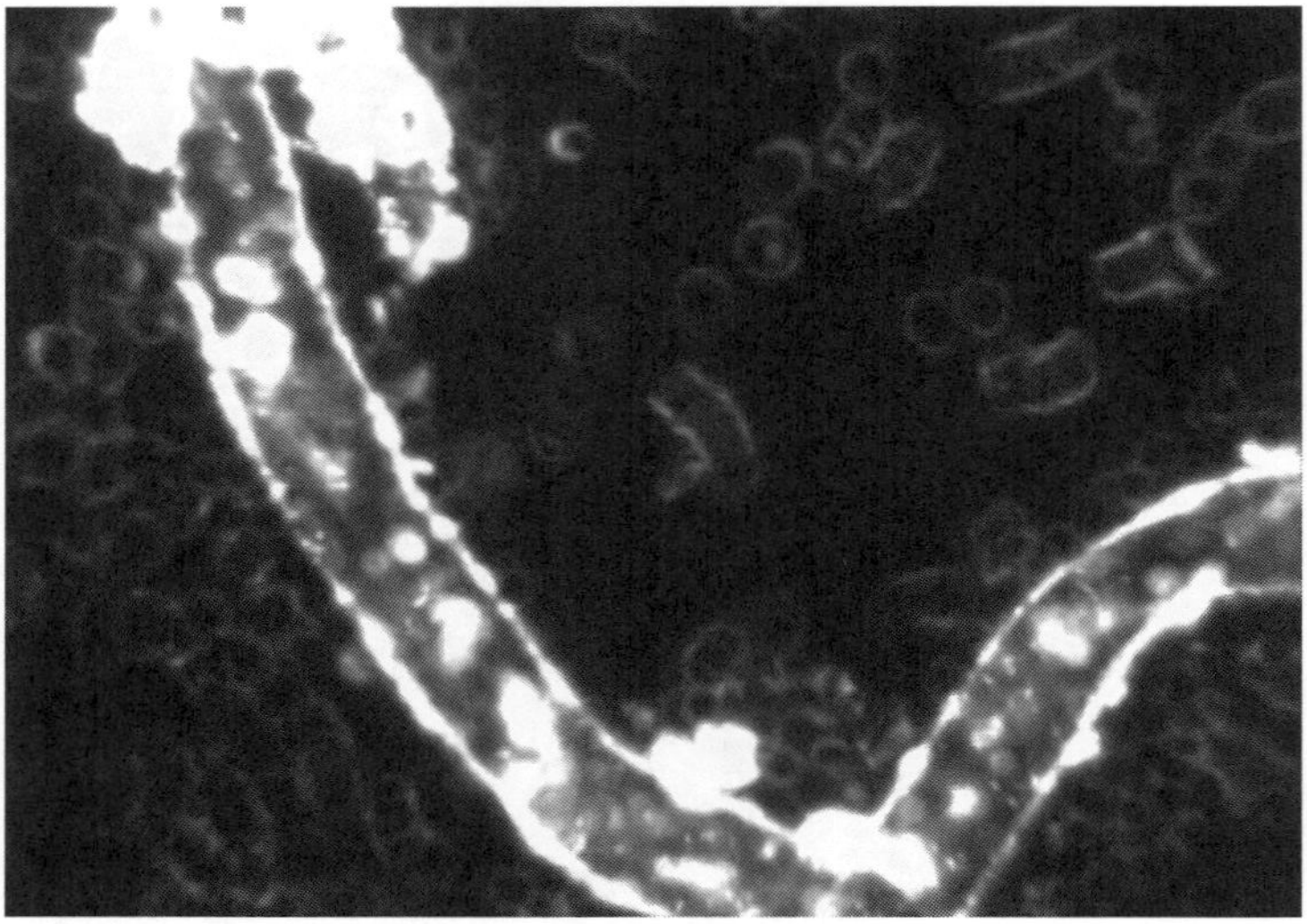

5―①ライム病・第1回施術前①

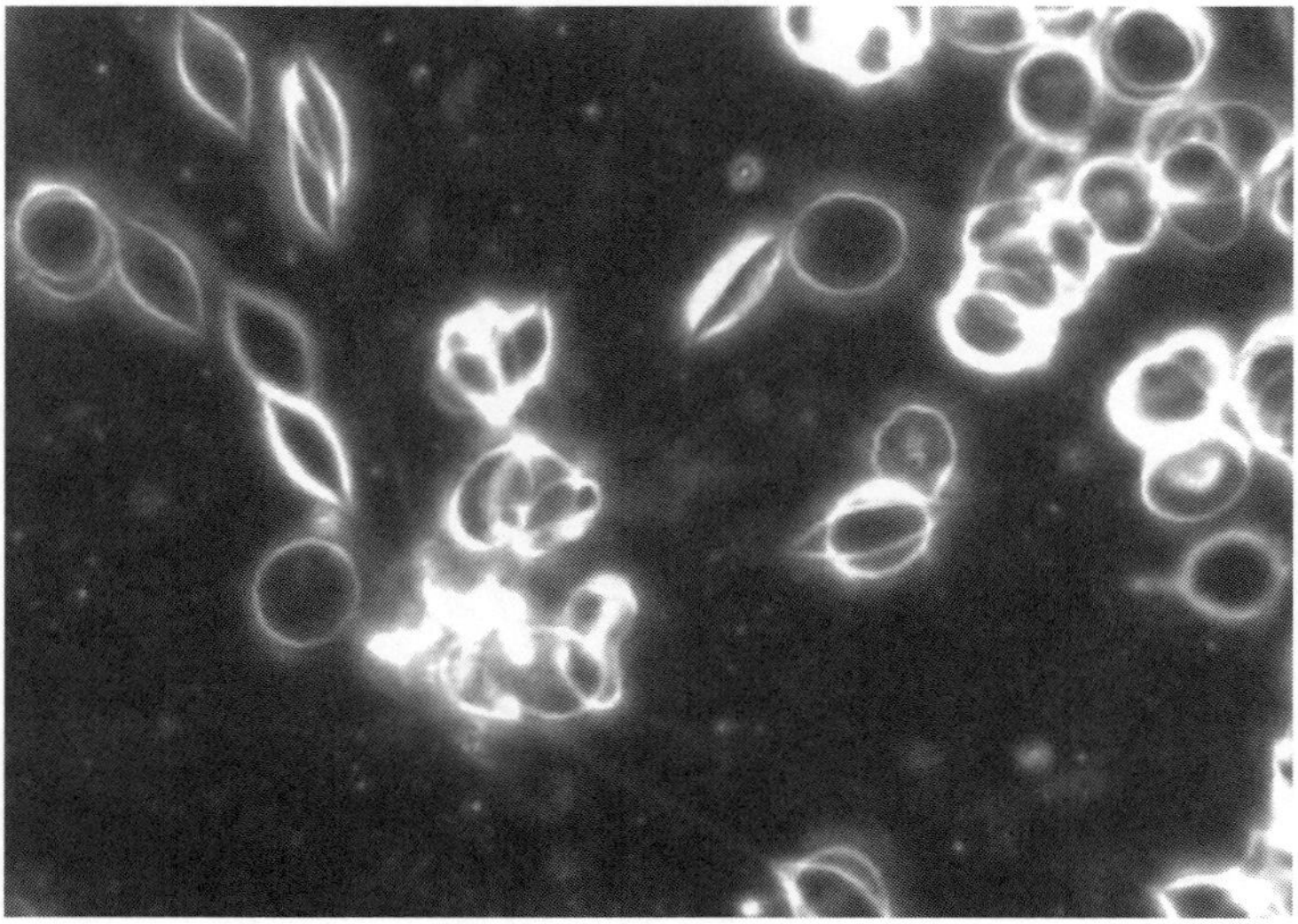

5―②ライム病・第1回施術前②

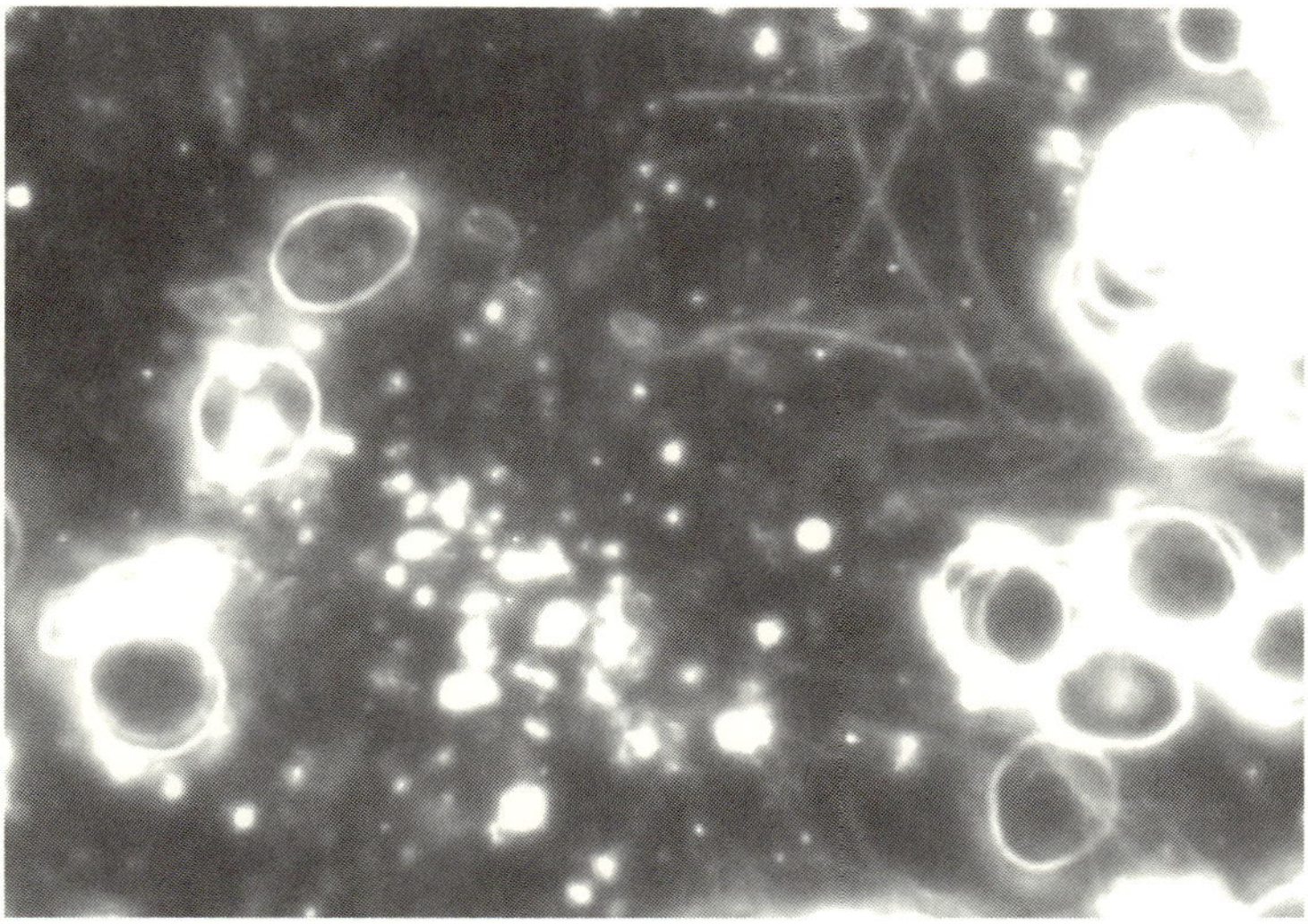

5―③ライム病・第1回施術前③

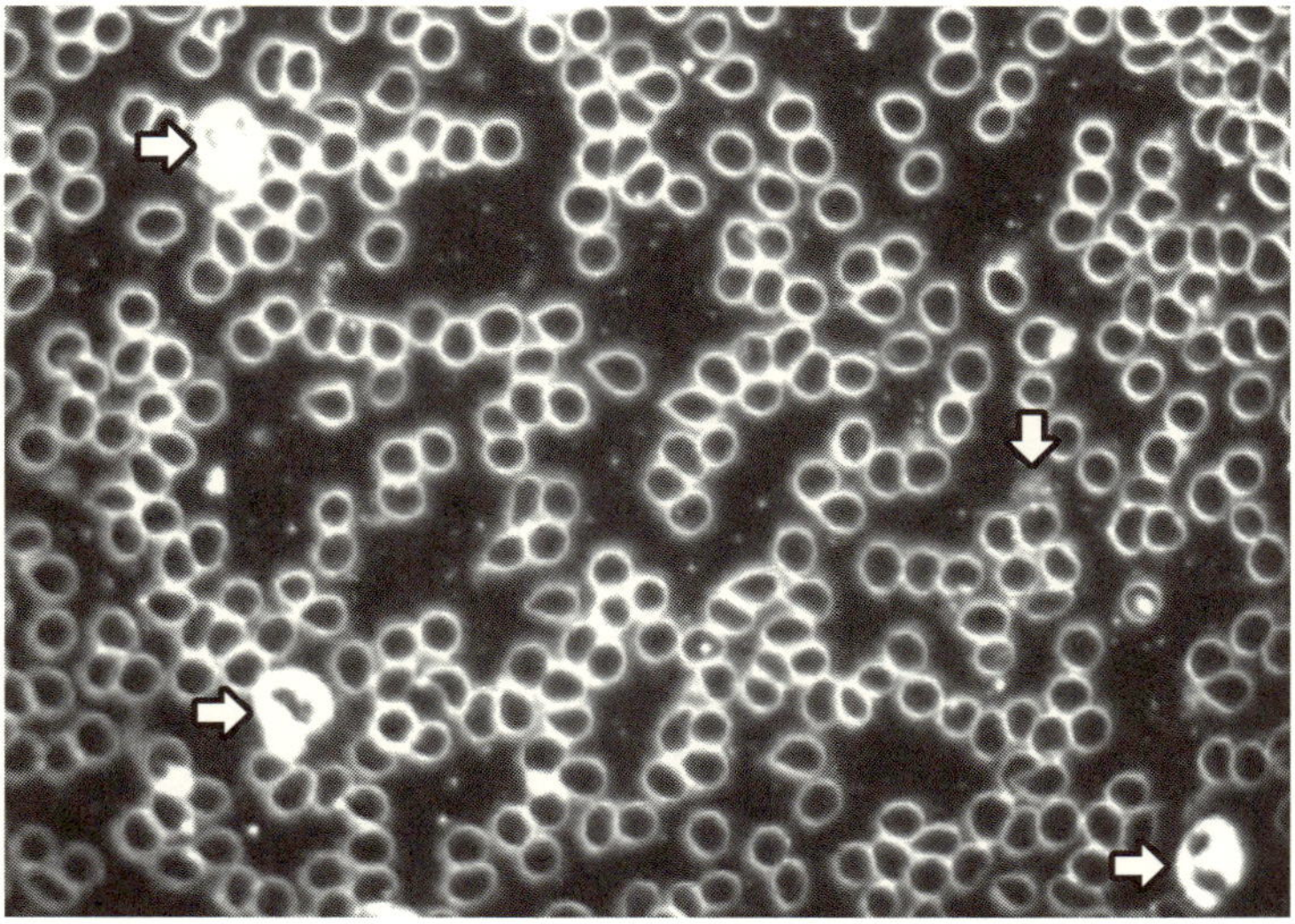

5―④ライム病・第1回施術後

赤血球もみんな小さくなっていて、血液が固まって詰まっていることがわかります。

「5―②ライム病・第1回施術前②」。施術前の血液（30分放置後）を見たら、硬い芯のようなシンプラストに赤血球が引っぱられて細くなりました。完全に異常な状態です。

明らかにおかしなものに血液が支配されていることがわかりますが、それが何かはわかりません。

「5―③ライム病・第1回施術前③」。さらに放置しておいたところ、1時間後にシンプラストの中から、バクテリアとまではいえないかもしれませんが、それに近いスポロイド・シンプロティティットや固化した老廃物など、いろいろな毒素が出てきました。

小さな米粒状の植物の根のようなものが出てきているので、本来はないはずの植物由来のおかしなものが体内に入りこんで、いたずらしていると考えられます。

「5―④ライム病・第1回施術後」は、たった1回のAWGの施術が非常に効果があったようで、健康な血液に近い状態になりました。

白血球が見えますが、穴が1つか2つなので、これは好酸球➡です。酸性のものがたくさん出たことを示しています。また、ここではリンパ球⬇も出ているのでウイルスの存在も考えられます。

血液がかなり酸性に傾いていたのが、AWGの施術で好酸球が出てきて処理してくれたことにより、かなり中和されたのでしょう。ソマチッドも出てきています。

第1回目の施術後の血液の様子を見て、この方は改善するかもしれないと思いました。

その後、私のメソッドに基づいて福島でAWGの施術を行っているところに数回、通われました。まだ完全ではありませんが、本人はもうダメだと思ってあきらめていたのが、世界が変わって戸惑《とまど》うくらいよくなっているそうです。

日本でもマダニに刺されて発症する人がいて、かなりの方が亡くなります。

マダニはイノシシや鹿に寄生するので昔は山奥にいかなければ刺されませんでしたが、いまは野生動物が人間が住んでいる近くまで下りてくるようになったので、近所の公園でもマダニに刺される危険があります。マダニの被害は、これからどんどん多くなるといわれています。

過敏性腸症候群　50代男性

胃腸が弱くて下痢ばかりしていて、自律神経がおかしくなっているとのことでした。過敏性腸症候群（ＩＢＳ）の薬を飲んでも、いっこうに改善しないということで来院されました。

「6―①過敏性腸症候群・第1回施術前」では、赤血球が重なり合って、血液がドロドロです。赤血球の中に何かが入ってロックされていて、どうしようもない状態です。さらに、外側の膜が薄く細長い遊離赤血球がたくさん見えます。健康な方の血液は、このような状態になることはありません。

現代医学では、この遊離しているものについて、リンパ球になる前の段階のものだとしています。

しかし、これがリンパ球になっていくところを私は確認したことがありません。

ですから私は、血液がつくられるところになんらかの異常があってできたものではないかと考えています。ふつうだったらどんどん赤血球がつくられるはずなのに、全然違う形態のもの

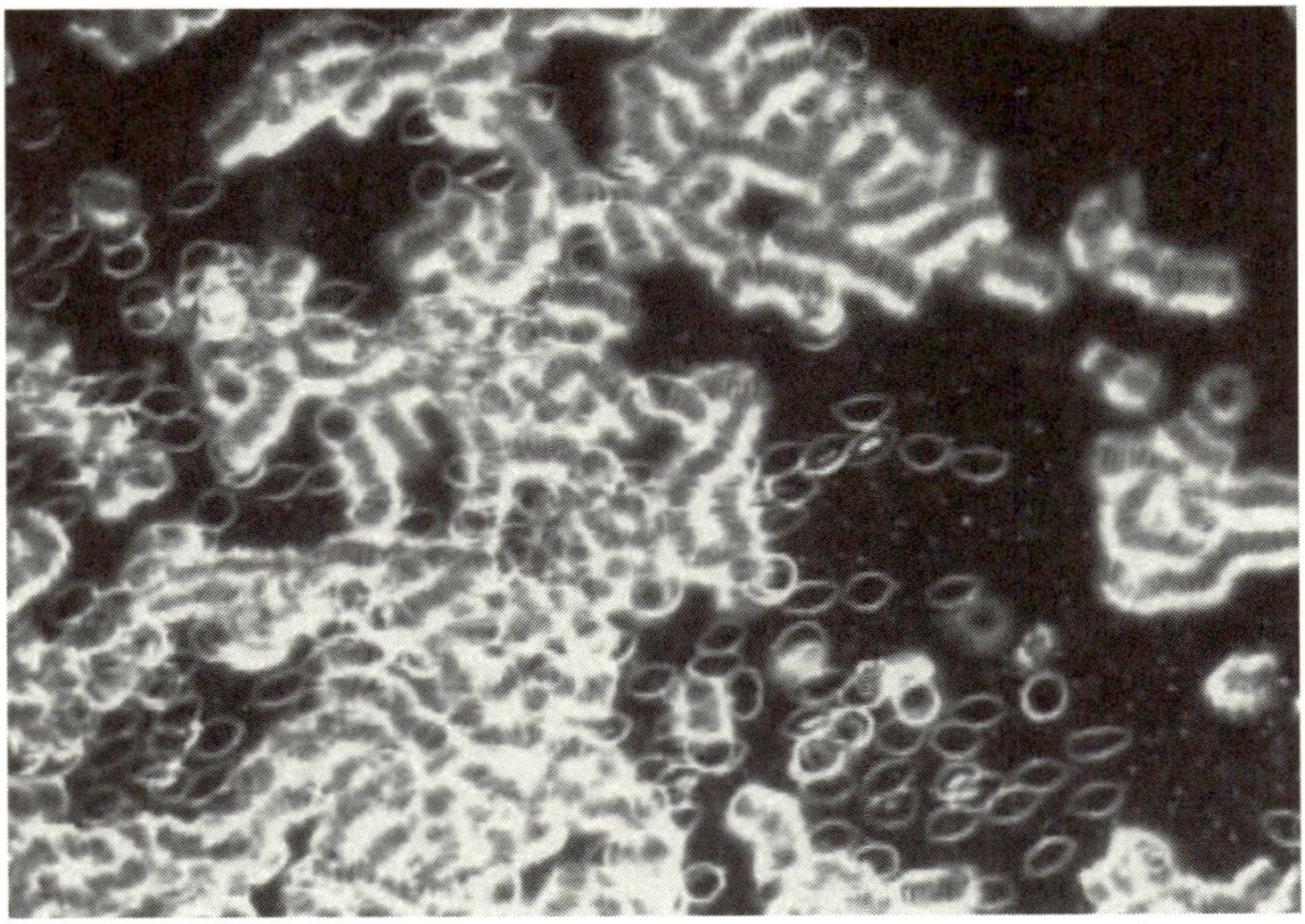

6—①過敏性腸症候群・第1回施術前

ができているからです。

腸造血説の千島学説の視点から考えると腸の不調から腸壁での赤血球の造血がうまくいっていないということ、またエンダーレイン博士の理論からみれば体内環境が不十分で赤血球の中の体内共生微生物が不完全な状態ということになります。

これらを考えあわせると、腸に炎症などがあり不調の原因となっているのではないかと思われます。

画像ではわかりにくいのですが、ソマチッドがかなり見えています。これについては、2つの解釈ができます。

通常、重症の方の血液では、ソマチッドがまったく見えません。しかし、過敏性腸症候群の方たちはまだ体力があるので、なんとか元に戻そうとしてソマチッドがたくさん出てきているのかもしれません。

もう1つ別の解釈もあります。

たとえば、ADHD（注意欠陥多動性障害）などでは、頭の中にリンの化合物などがたまって酸欠状態になり、それをなんとかしようとしてソマチッドが増えることがあるようです。過敏性腸症候群でも、なんらかの理由で酸欠状態になってソマチッドが出てきたのかもしれません。

「6―②過敏性腸症候群・第1回施術後」では、固まっていた赤血球はほぐれましたが、赤血球が小さくて、周りがギザギザしています。

AWGは、pH調整をして体内環境を一気に改善に向かわせます。また、マイナスの電荷を与えてプラスマイナス・ゼロにして中和するので、プラスに荷電してくっついていたものがほぐれて、赤血球の中に入っていた細菌や老廃物や気泡が出てきます。

画面では、赤血球の中から飛びだして固形になった老廃物、シンプラスト➡が見えます。このシンプラストについて、エンダーレイン博士は、生物学的、量子学的に一瞬で結合してできると述べています。

1回の施術でシンプラストが出てきたということは、AWGの施術による効果があったとい

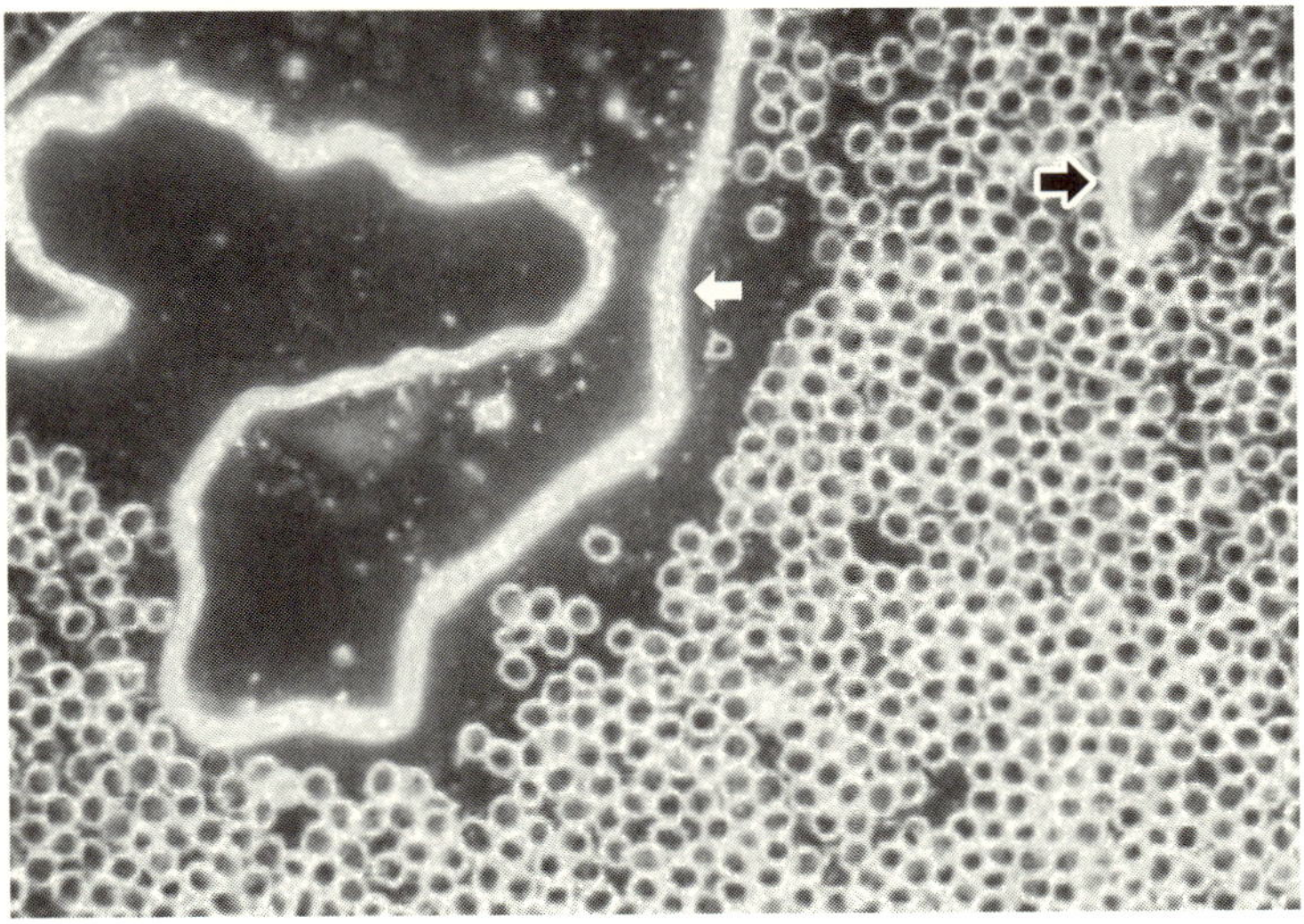

6—②過敏性腸症候群・第1回施術後

うことです。

また、出てきた気泡⬅は、呼気として体外に出ていきます。

AWGの施術をしているとき咳きこむ方がよくいるのは、このためです。気泡は皮膚からも排出されるので、そばにいると臭気を感じることがあります。

「6—③過敏性腸症候群・第5回施術後」には、白い岩のように見えるシンプラストがゴロゴロ出てきました。

1回目は体内環境を整えただけだったので、いくぶん小さなシンプラストでした。しかし、4回目までにウイルスにかかわるコードや胃腸を整えるコードの施術を行いました。これによって、悪いものの本体がかなり大きなシ

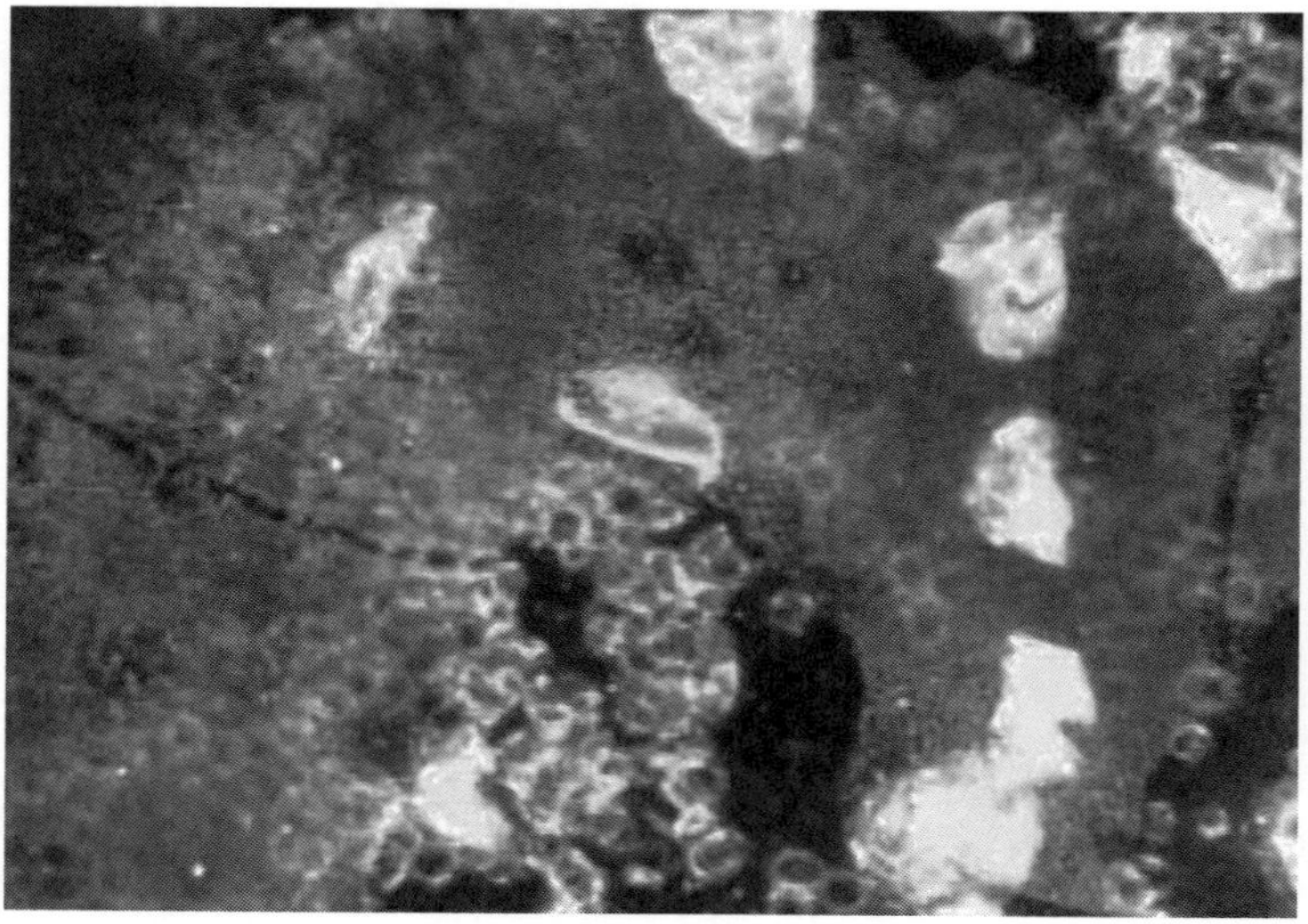

6—③過敏性腸症候群・第5回施術後

ンプラストとなって出てきたのでしょう。

このシンプラストの中には、白血球の死骸、有害金属、毒素、体内共生微生物が変化したものなどが入っています。

一番の注目点はカビ状のものが一面に広がっていることで、明らかに多量の毒素が出てきたことがわかります。

この毒素が血液の中にあって、炎症を起こしたり、さまざまな悪さをしていたと思われます。

これらの老廃物や毒素は、肝臓、腎臓、脾臓などで処理されて、尿や便や汗として体外に排出されます。

最初からこういったものが一気に出ていたら、とても処理しきれなかったでしょう。

重症の方の場合、最初から疾病本体の毒素

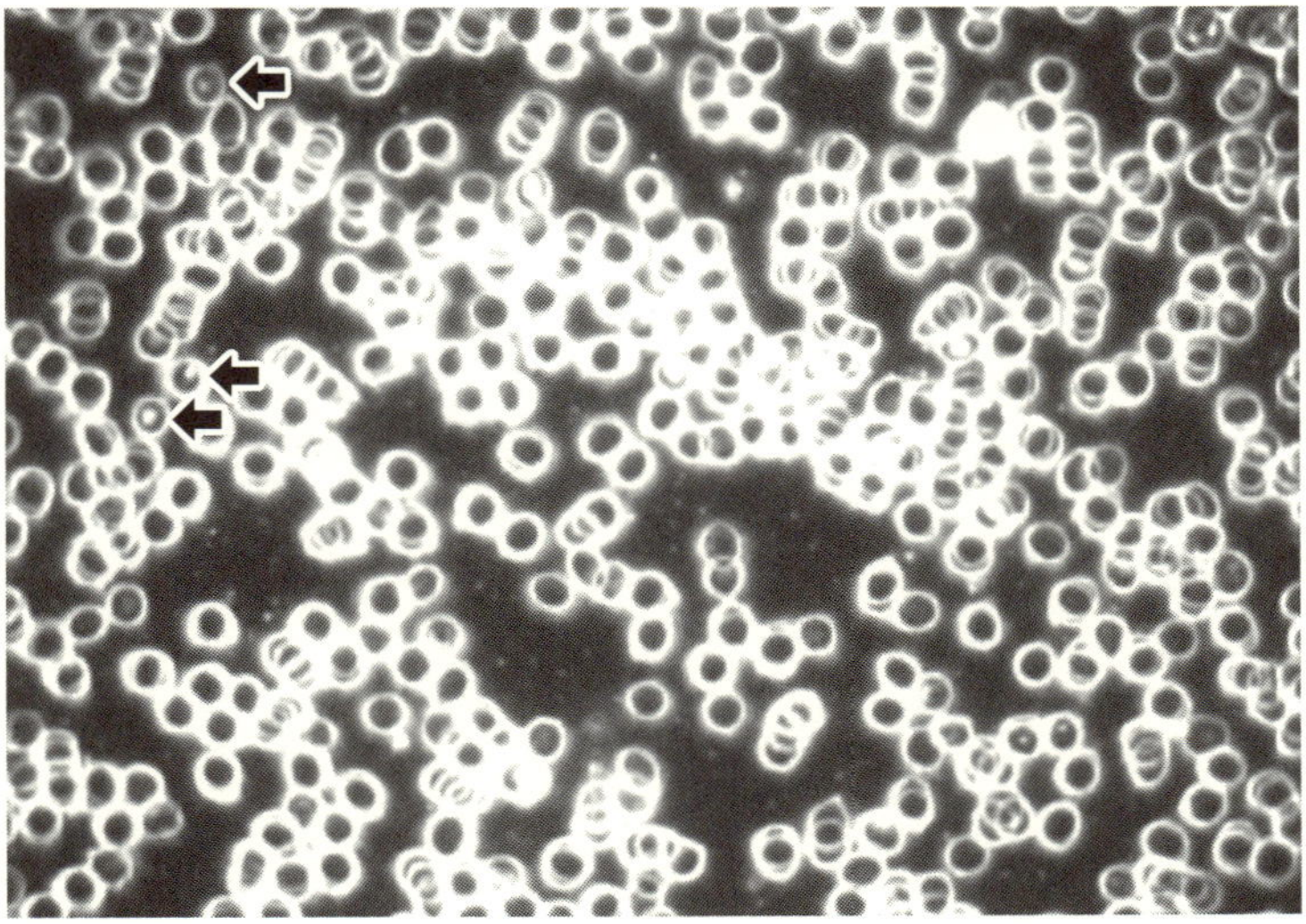

6—④過敏性腸症候群・第17回施術後

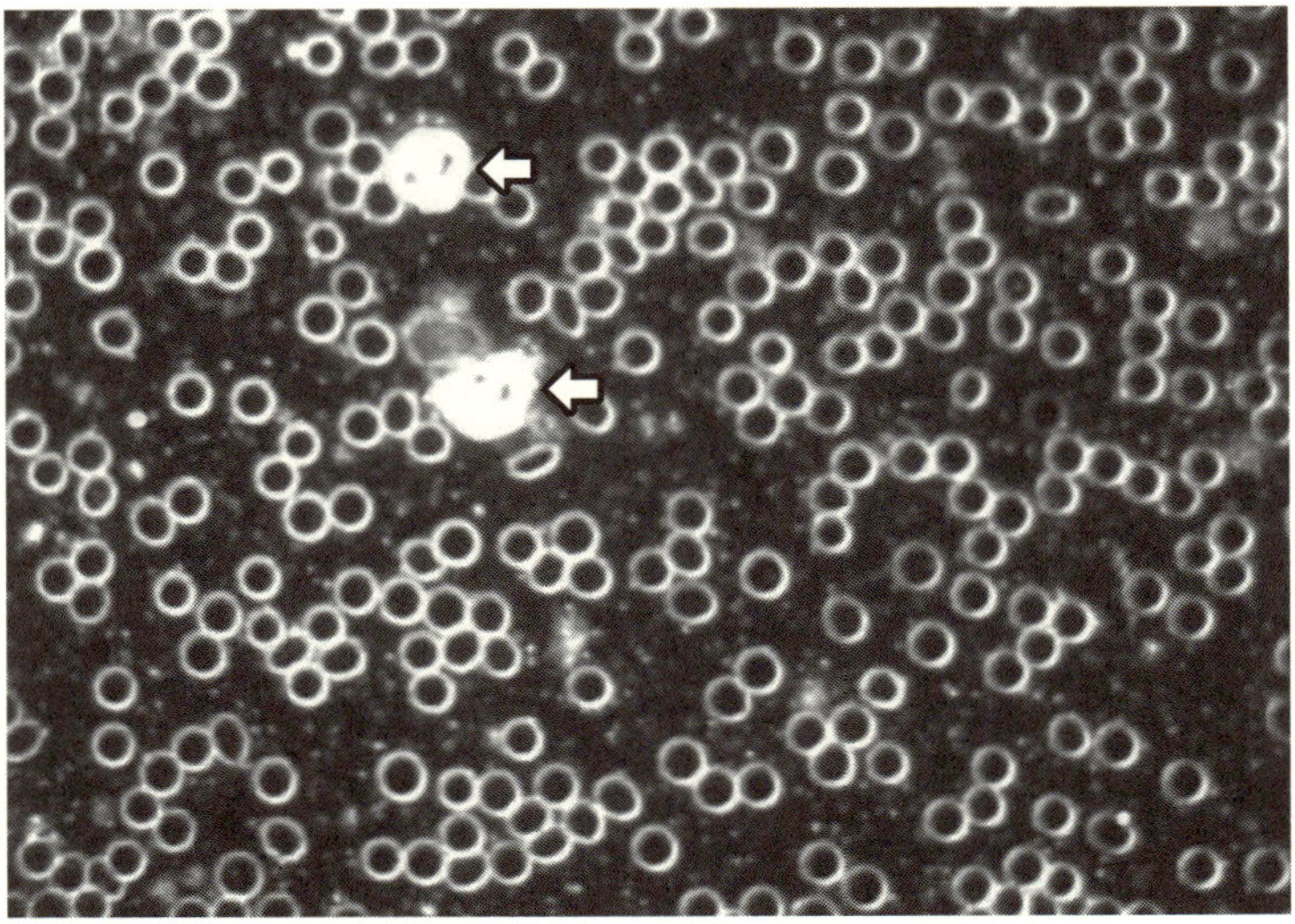

6—⑤過敏性腸症候群・第20回施術後

を出してしまったら処理が追いつかなくなってしまいます。また、高齢の方は、心臓に大きな負担がかかってしまう場合もあります。

「急がば回れ」で、体内環境を整えて老廃物や毒素を排出できるようになってから疾病本体に効果のあるコードの施術を行うことの意味は、ここにあります。

「6―④過敏性腸症候群・第17回施術後」では、ソマチッドがバランスよく出て、赤血球もばらけてきました。貧血球⬅が少し見えていますが、この程度だったら心配しなくていいでしょう。

「6―⑤過敏性腸症候群・第20回施術後」では、赤血球が、さらにほぐれています。

白血球⬅が2つ見えますが、穴が2つあります。これは酸性の環境で活発に動く好酸球です。これは腸の中が酸性になっていることを表していますが、好酸球が出てきているようであれば心配はいりません。

本当は好中球が出てくれれば一番いいのですが、好酸球や好塩基球があるあいだは血液が酸性もしくはアルカリ性に傾いているということを表しています。

まだ完全な状態ではありませんが、ここまで血液の環境が整えばあとは自然治癒力に任せて大丈夫でしょう。

この方は、最終的に26回施術を行って、過敏性腸症候群の症状は落ち着きました。

肝外門脈閉鎖症　10代男児

肝外門脈閉鎖症と診断されて来院されました。黄疸《おうだん》も出ていました。

門脈が詰まっていると、腸からの栄養が肝臓にいかなくなります。松浦博士の話では、門脈は栄養の濃度が一番濃いところなので、寄生虫のギョウ虫がたまることがあるとのことです。おそらく腸も弱かったと思われるので、腸からギョウ虫が入って門脈を閉鎖してしまったのかもしれません。

「7―①肝外門脈閉鎖症・第1回施術前」では、ソマチッドも見えませんし、赤血球に力がなくて、とても10代の少年の血液とは思えないほどでした。本来だったら、赤血球にくぼみがあって、もっと張りがなければなりません。

写真の下のほうに見える白い点々は、血液の中から出てきた気泡です。

点線状になっているのは、赤血球から排出された、乾燥して固形になった病的な形態のスポロイド・シンプロティット⬅です。

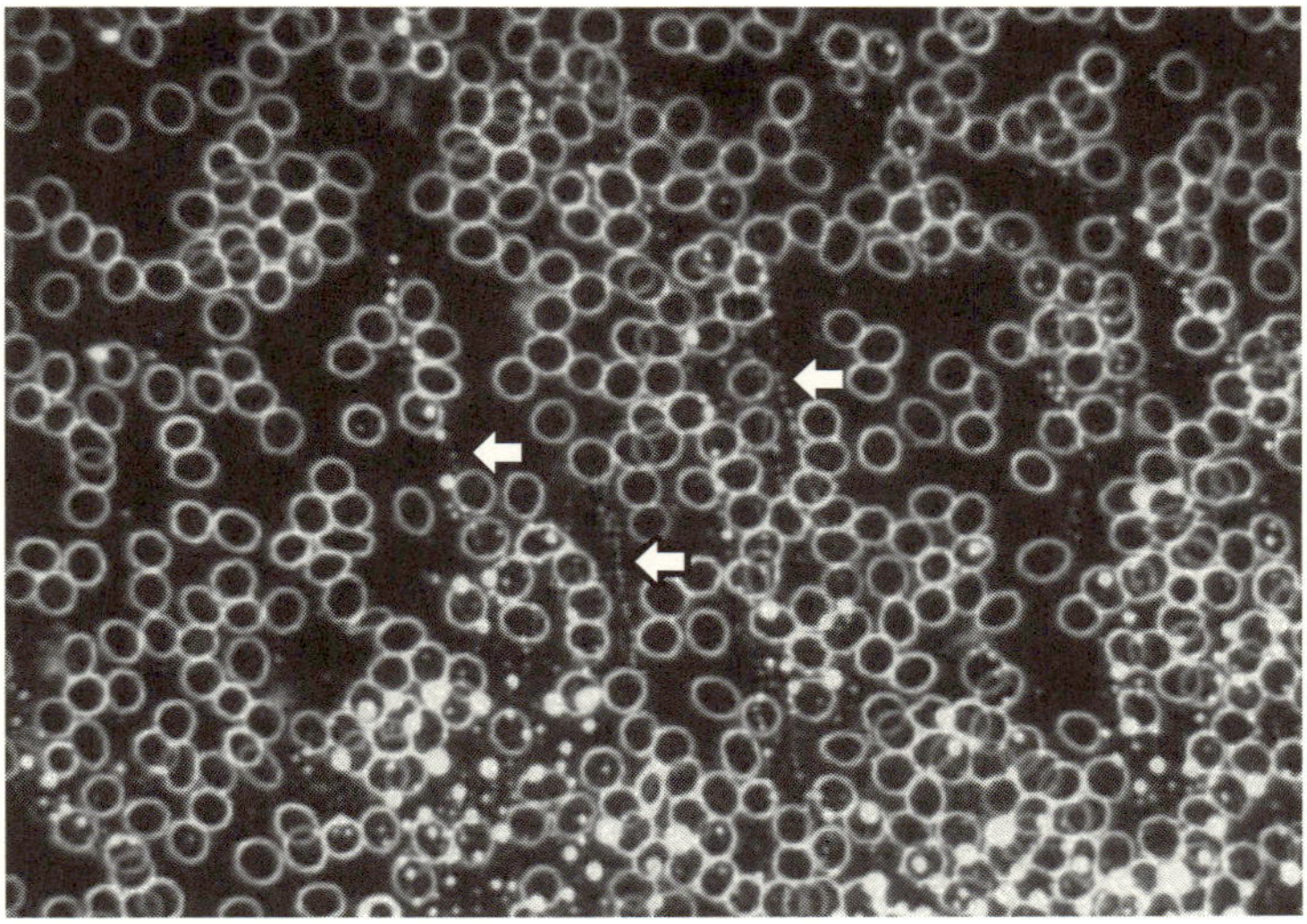

7―①肝外門脈閉鎖症・第1回施術前

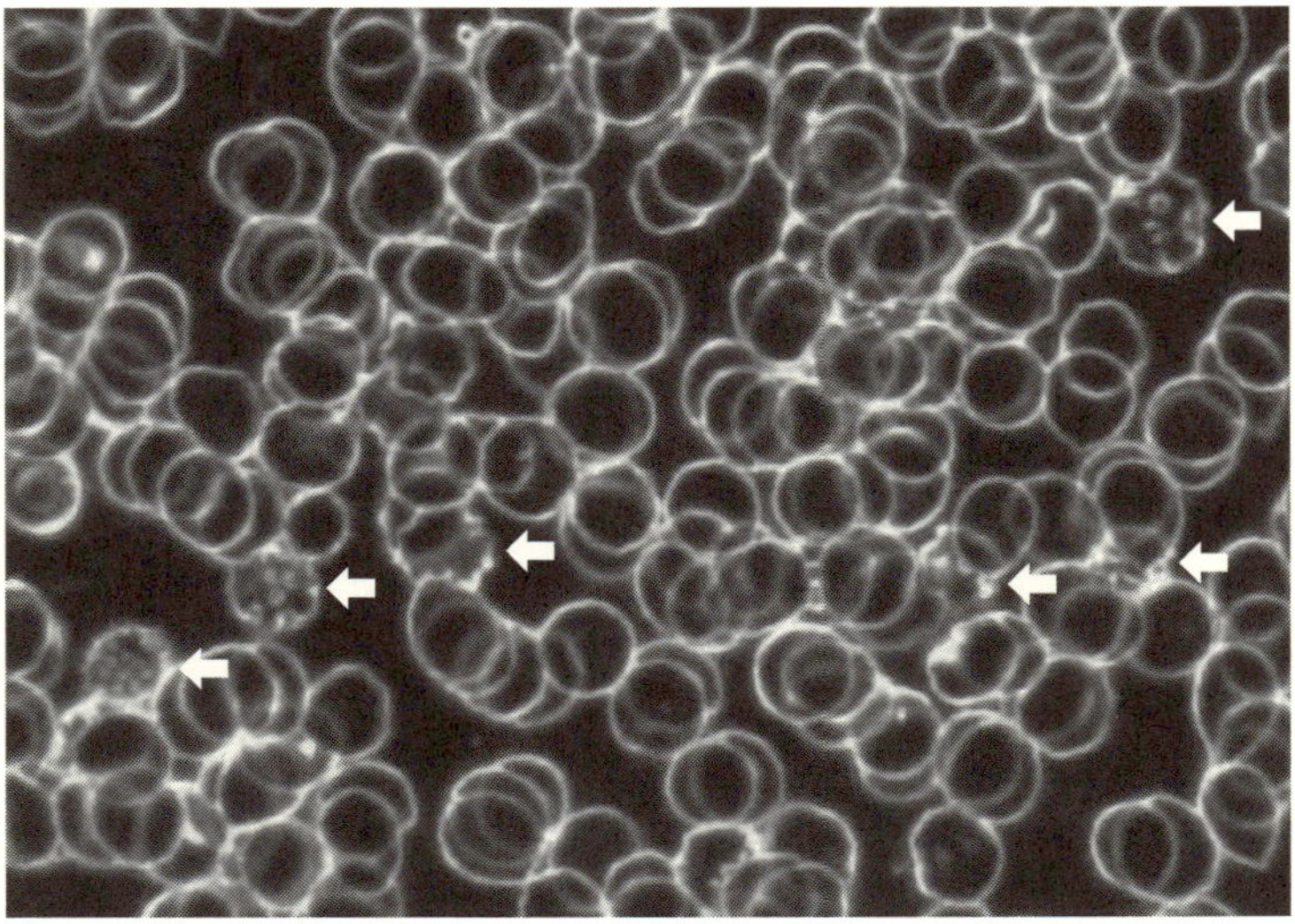

7―②肝外門脈閉鎖症・第1回施術後

「7―②肝外門脈閉鎖症・第1回施術後」。赤血球はだいぶ丸くなって張りが出てきているようですが、ところどころで変形した赤血球が出てきています⬅。10代の血液だったら、通常はこんなことはありません。

この写真の注目すべき一番の特徴は、ソマチッドがまったく見えないことです。1回の施術で、ほとんどの人は血液の状態がある程度改善しますが、この少年の血液の変化は小さなもので、かなり重症といっていいと思われます。門脈閉鎖症になったのですから、門脈に何か異常があって炎症が起きていると思われます。

「7―③肝外門脈閉鎖症・第6回施術後」。これまでに、自律神経やホルモンバランスを整え、内臓機能を活性化するコードなどの施術を行っています。

気泡⬅も出てきていますし、ムコール・ラセモサス系とアスペルギルス・ニガー系の両方の体内共生微生物、老廃物、毒素、細菌の死んだものなどが入っているシンプラスト⬇が一気に出てきました。

しかし、6回目の施術なのですから、本当はもっと改善していていいはずです。

ソマチッドは、まだ見えません。

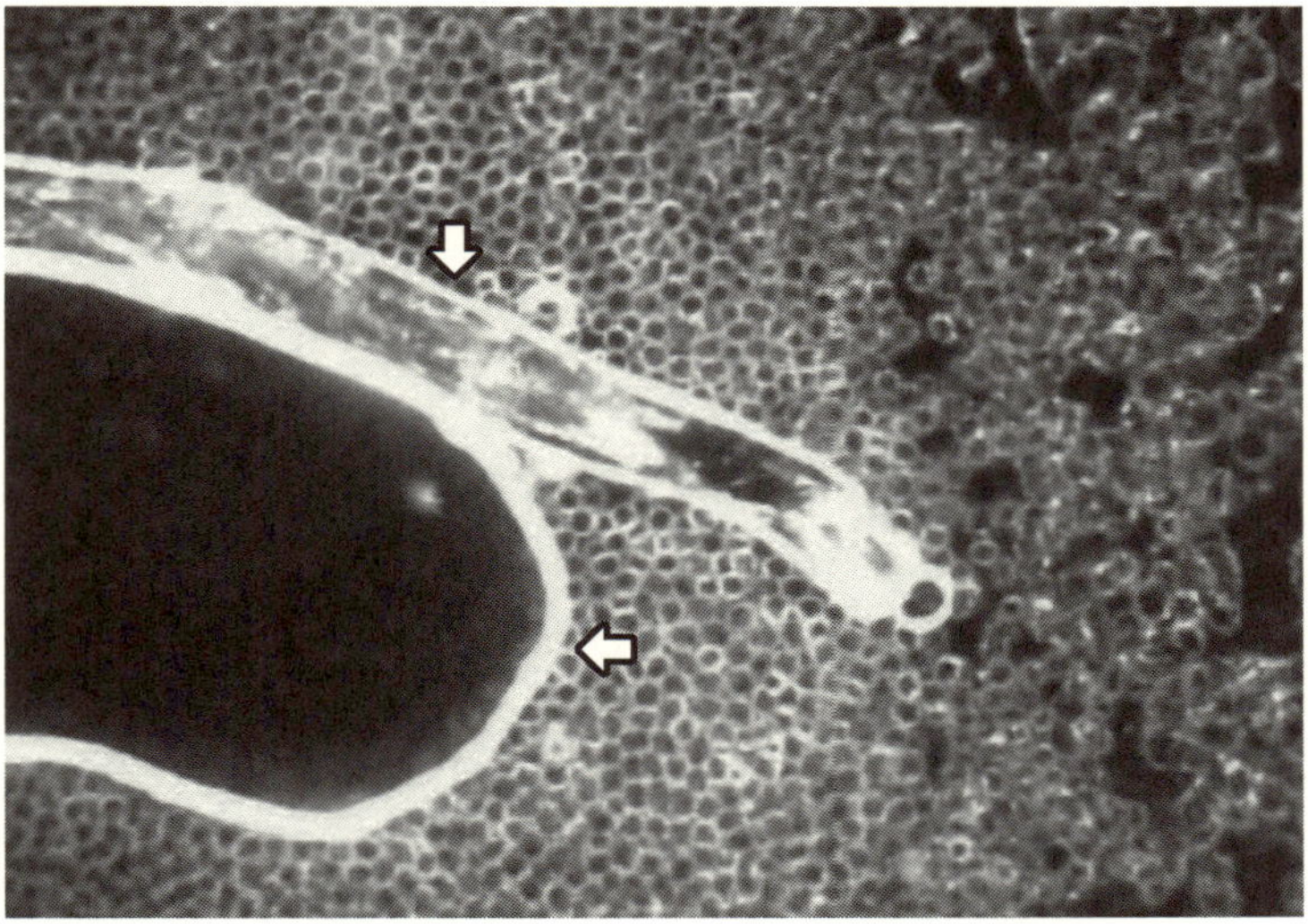

7—③肝外門脈閉鎖症・第6回施術後

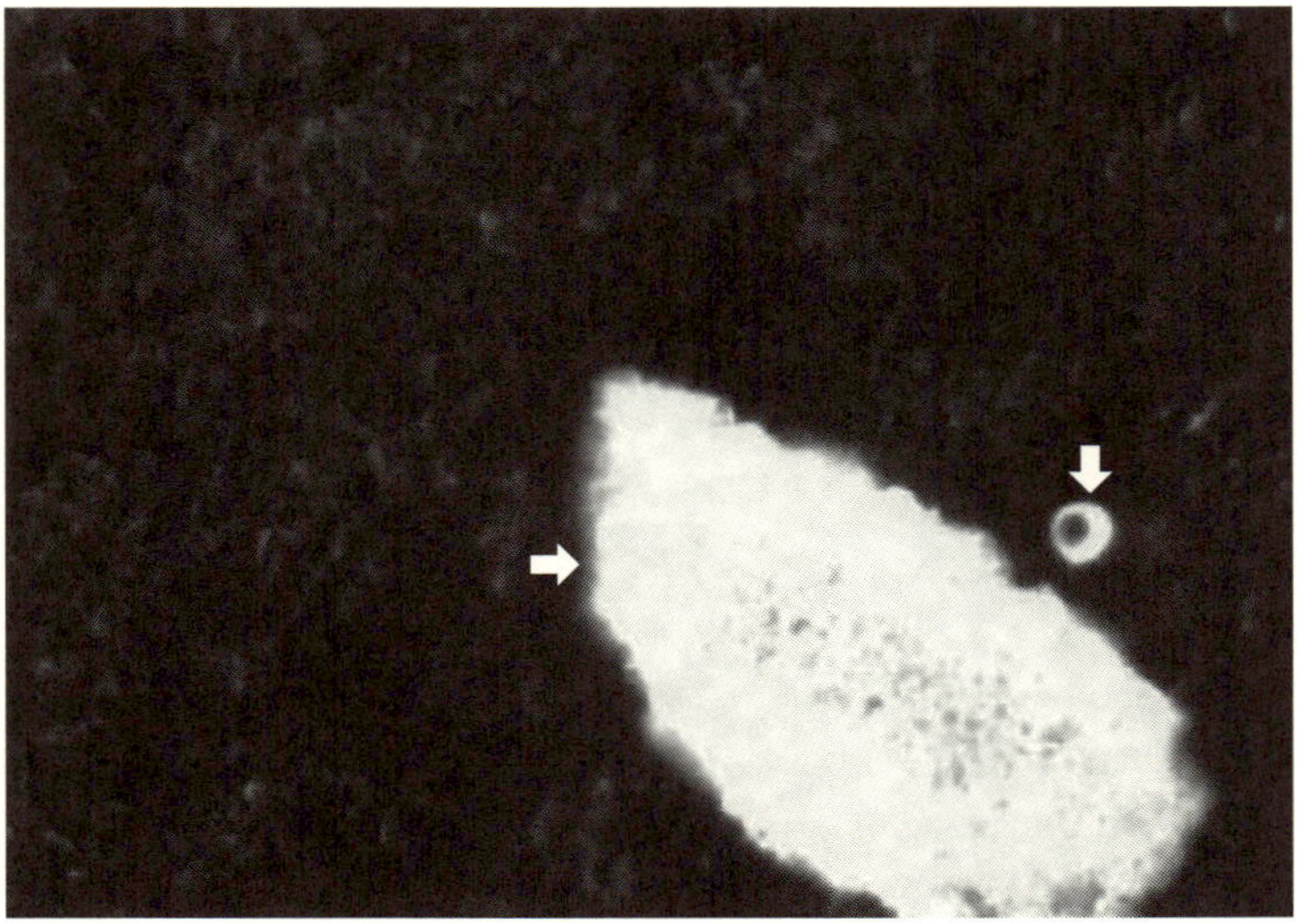

7—④肝外門脈閉鎖症・第7回施術後

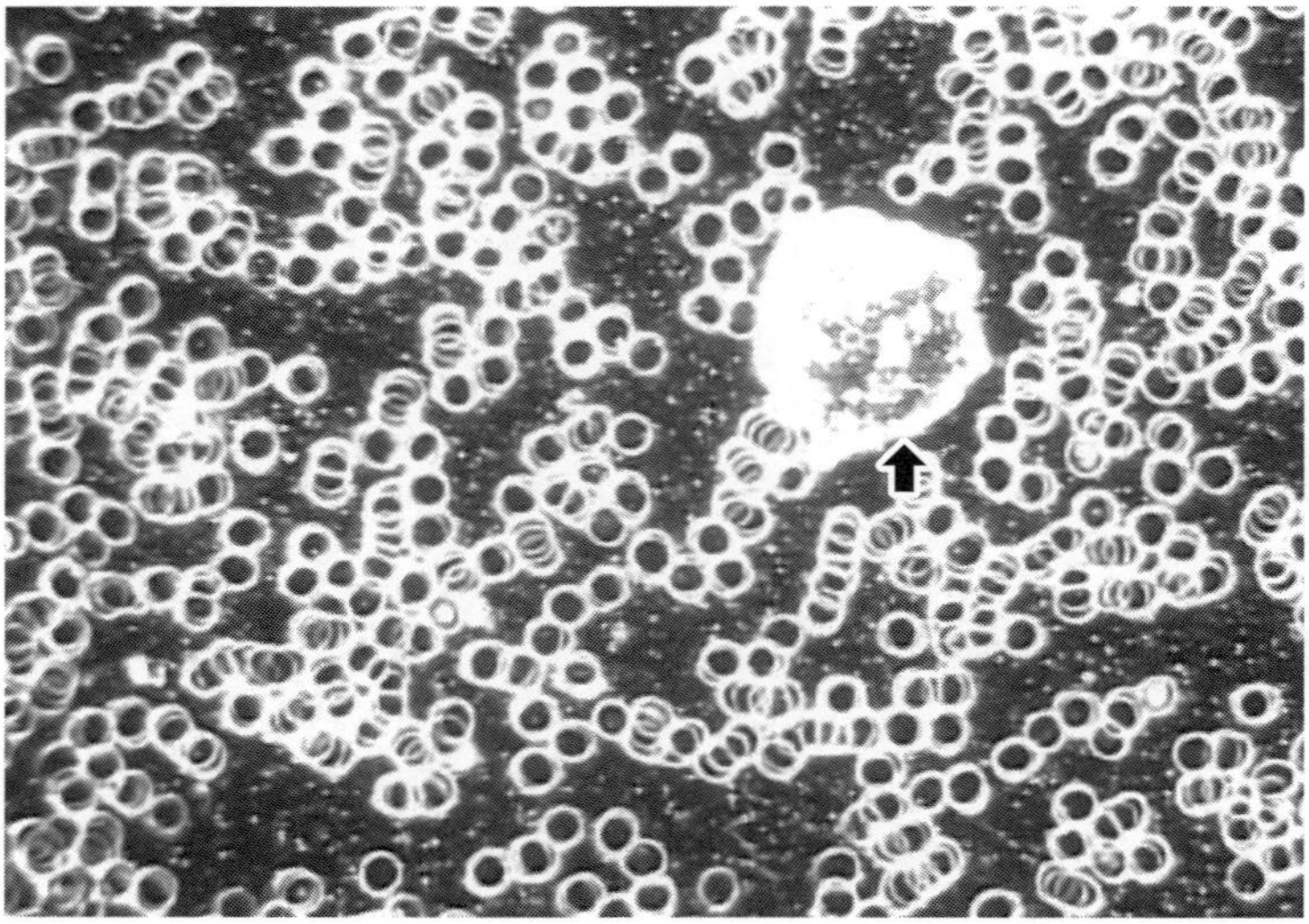

7—⑤肝外門脈閉鎖症・第19回施術後

「7—④肝外門脈閉鎖症・第7回施術後」。このときの施術では、肝臓の部位にＡＷＧを直射しました。

大きな塊のシンプラスト➡が出てきました。これは、ムコール・ラセモサス系のシンプラストです。

残念なことにこの写真ではわかりませんが、この塊は黄色みを帯びています。

エンダーレイン博士は、肝臓を含む消化器系にストレスがあるときにシンプラストは黄褐色になると言っています。それで黄色に見えているのでしょう。大きなシンプラストから遊離したもの⬇も黄色く見えています。

このように黄色く見えるのは、やはり門脈系に異状があるためと思われます。

「7—⑤肝外門脈閉鎖症・第19回施術後」では、シンプラスト⬆が出ていますが、ソマチッドもたくさん出てきてバランスのいい理想的な血液になりました。

いまでは2、3カ月に1度の来院ですが、黄疸の症状はほとんどなくなり、背も伸びて元気に学生生活を送っています。お母さんも非常に喜んでおられました。

顔面マヒ　80代女性

顔面マヒだけでなく、皮膚炎、帯状疱疹《たいじょうほうしん》、メニエール病、白内障などいろいろお悩みで、深く帽子をかぶってマスクをして来院されました。

マスクをとっていただいたら、片目が2センチメートルほど吊り上がっていて、口も曲がっていました。顔の形がゆがんでいるだけでなく、皮膚もただれていて、どこにいってもよくならなかったとのことでした。

「8―①顔面マヒ・第1回施術前」では、写真の真ん中あたりが黒く空いているように見えますが、ここには死んで形がいびつになった赤血球が多数あります。この中は、ウイルスや毒素が占領しています。千島学説によると、こういったものの中から血液や細胞ができていくというのですから、そうなると大変なことになります。

この画面では、白血球⬅が3個見えています。健康な方の血液ではリンパ球も含めて3つの画面に1個くらいあればいいので、この方には9倍もあることになります。これは私の経験か

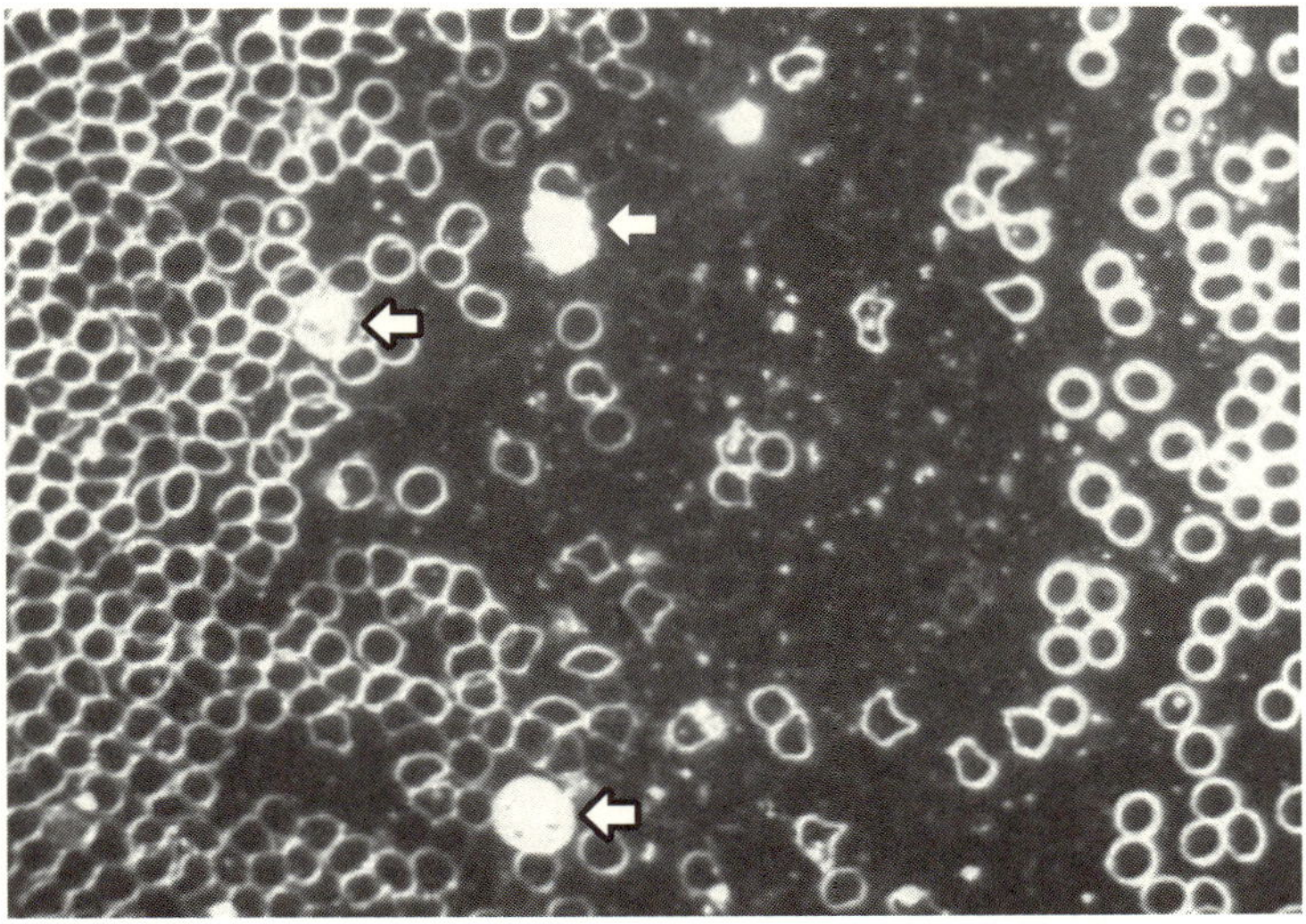

8—①顔面マヒ・第1回施術前

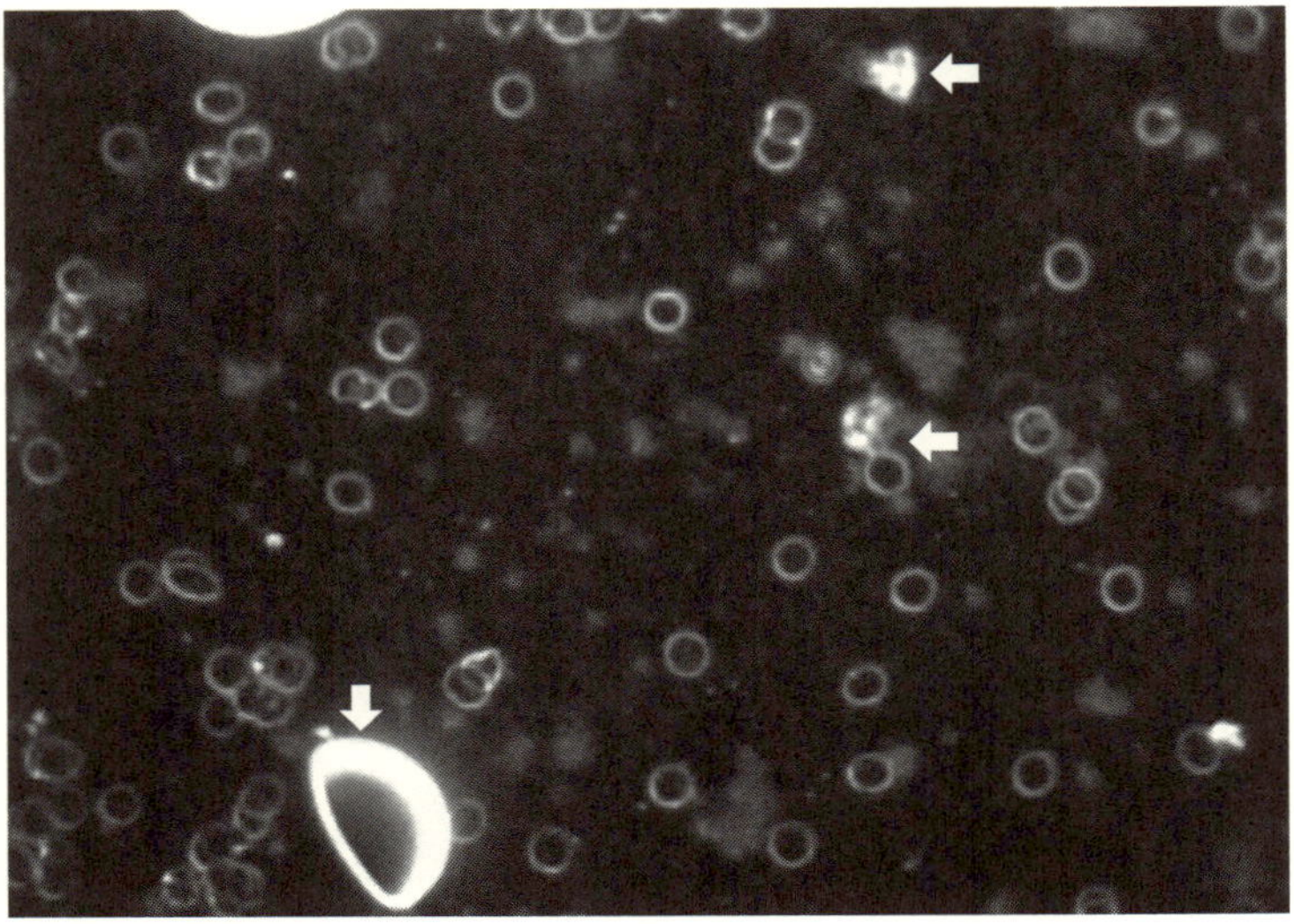

8—②顔面マヒ・第1回施術後

ら、免疫細胞が一所懸命闘っていてもうまく働いていない状態です。

「8―②顔面マヒ・第1回施術後」では、固まっていた赤血球がほぐれましたが、形が見えなくなっています。これは〝ブロー〟といって、細胞膜がパンクして赤血球がはじけて、中に入っていたものが吐き出される現象が起きたためです。一緒に吐きだされた気泡⬇も見えます。

ソマチッドは、まだ見えません。

白血球⬅は2つ見えています。

「8―③顔面マヒ・第4回施術後」。4回目になりましたが、まだ環境が悪い状態です。それでも、白血球➡は5個、リンパ球⬆も3個くらい見えているので、免疫力は上がってきています。変わろうという様子がうかがえます。

「8―④顔面マヒ・第9回施術後」では、赤血球がバラバラになって、ソマチッドも出てきました。リンパ球の一種であるB細胞⬇も見えます。

ただ、ボタンの花のような形をした白い塊⬅が見えています。これは、あまりよくないシンプラストです。

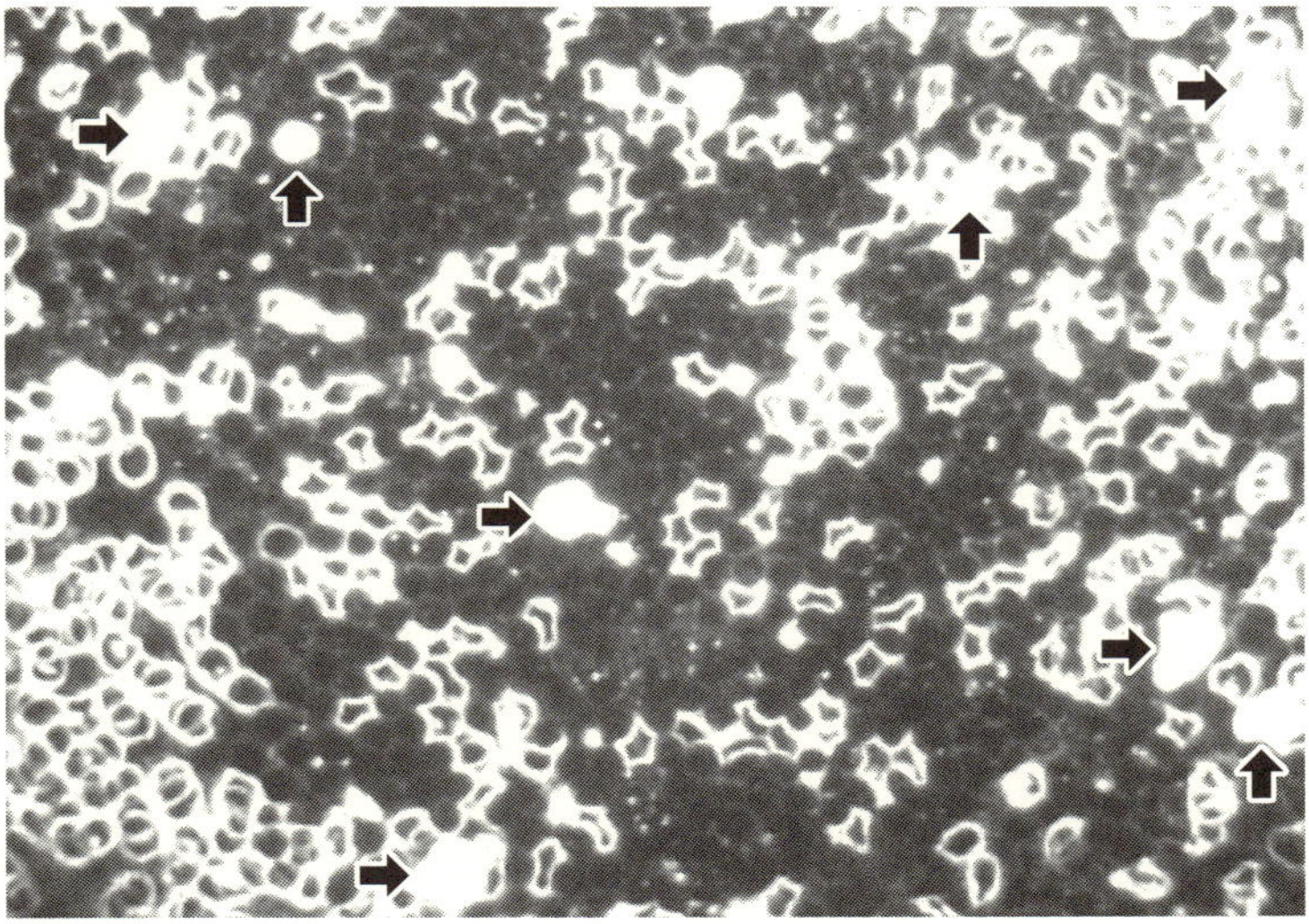

8—③顔面マヒ・第4回施術後

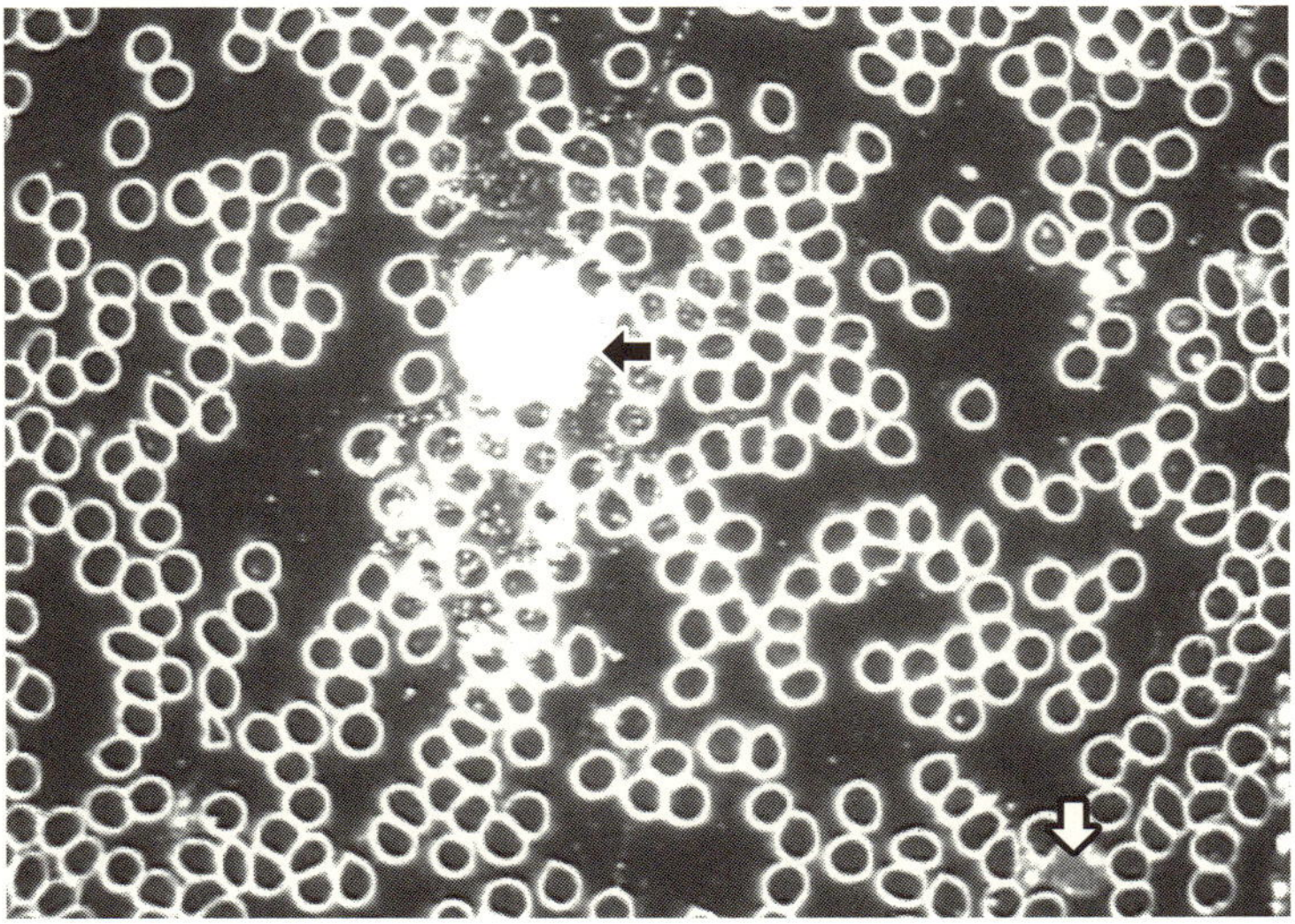

8—④顔面マヒ・第9回施術後

私は「顔が悪い」と表現したりしますが、こういうシンプラストが悪さをして生活習慣病や慢性疾患の原因になると思われます。おそらく、尿酸結晶も槍のようにとがっていて、一緒になって組織にどんどん突き刺さっていくのでしょう。

シンプラストの周りに白っぽく広がっているものが見えますが、これもシンプラストの一部です。ソマチッドや毒素など、いろいろなものが結合したものです。病気によって、シンプラストの出方は変わってきます。

2015年1月8日にはじめて来院されたのですが、2月の終わりには顔面マヒの症状がなくなり、顔のゆがみもほぼ正常に戻りました。

その後、AWGをレンタルされてご自分の別荘で2カ月施術されました。その次に来院なさったときにはもともとの美しいお顔を取り戻されていて、スタッフ一同びっくりしました。

高血圧・肩頸部痛　70代女性

長いあいだ肩凝《こ》りに悩まされてきたということで、カメのように首が肩にめり込んでいました。高血圧もあり、30年前に子宮筋腫も経験しているとのお話でした。

「9—①高血圧・第1回施術前」では、赤血球が団子状態になっていました。血液の粘度が高くて、まさにドロドロです。赤血球の中に老廃物も入っているようです。

白いのは白血球⬇で、6個見えています。

リンパ球をはじめとする白血球も固まっていて、こういう状態だと血液がスムーズに流れません。心臓の負担も大きく、高血圧の原因にもなります。

白血球が完全に赤血球に縛られているようになっていて、ソマチッドも見えません。

高齢で、体内環境の悪い状態が長期間続いているような場合は、症状がなくなるまでに時間がかかります。

若い人は細胞が元気なので、すぐにきれいな血液環境に戻ります。しかし、年をとると血液をきれいにしても、組織や細胞なども老化しているので、それが逆戻りして血液に還ってきてしまいます。そういうものまできれいにするには時間がかかるのです。

「9―②高血圧・第1回施術後」。施術前の血液とあまり変化がないように見えるかもしれません。赤血球には粘り気があるので簡単にはバラバラになりませんが、固かったロックが解けはじめています。

赤血球から遊離した白血球らしきもの⬇が出てきました。千島学説の視点からみたら、これは赤血球から白血球に変化していく途中の現象なのかもしれません。

「9―③高血圧・第11回施術後」では、赤血球がさらにバラバラになって、ソマチッドも出てきています。固形の老廃物⬇が吐き出されていて、ここまできたら、尿や便として排出されていきます。

白く見えるのは、白血球の一種である好中球⬅です。

「9―④高血圧・第14回施術後」では、ロックが解けて、白い大きな結晶物が出てきました。これは、乳酸を出して血液循環を支配しているムコール・ラセモサス系の体内共生微生物の乾

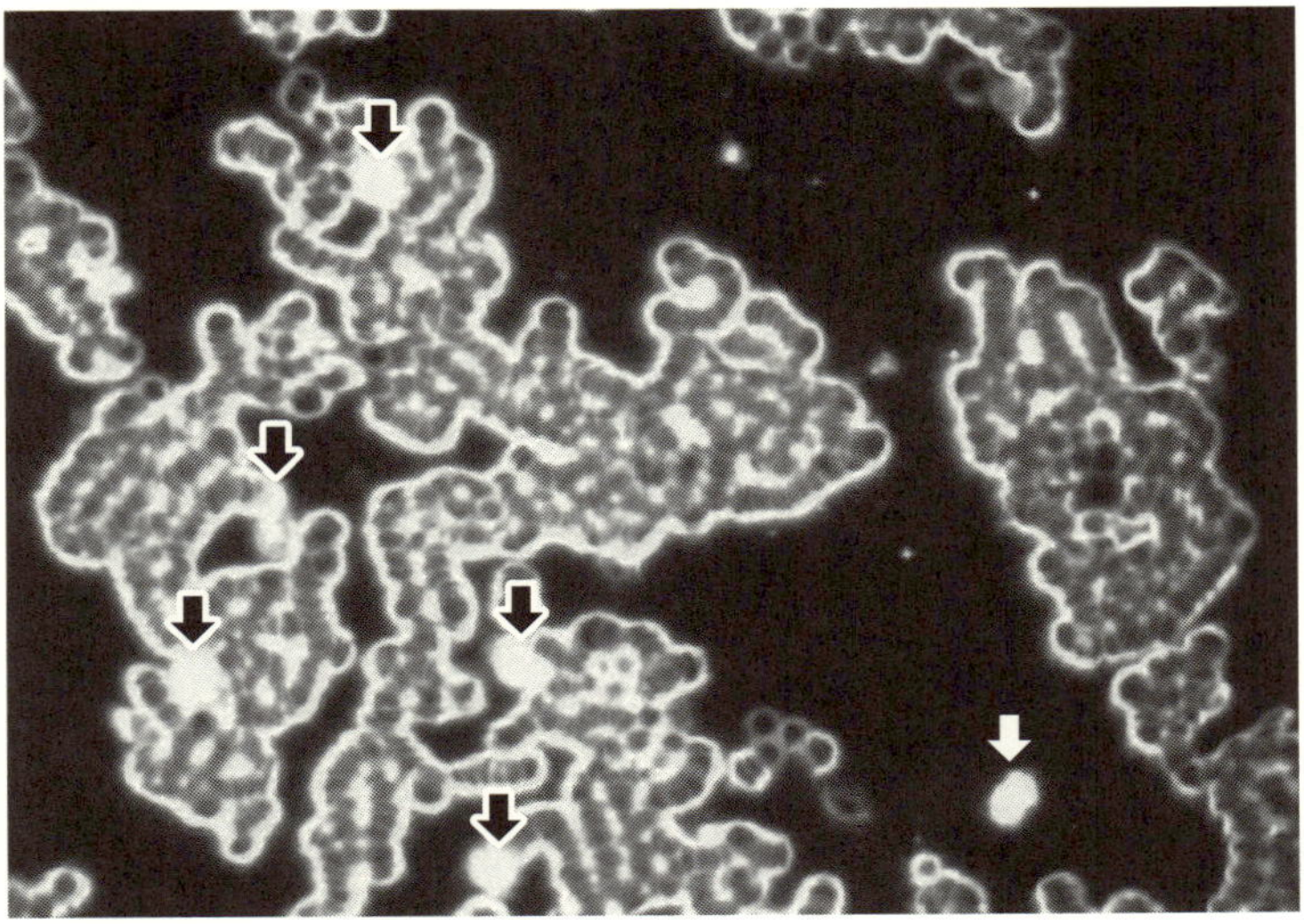

9—①高血圧・第1回施術前

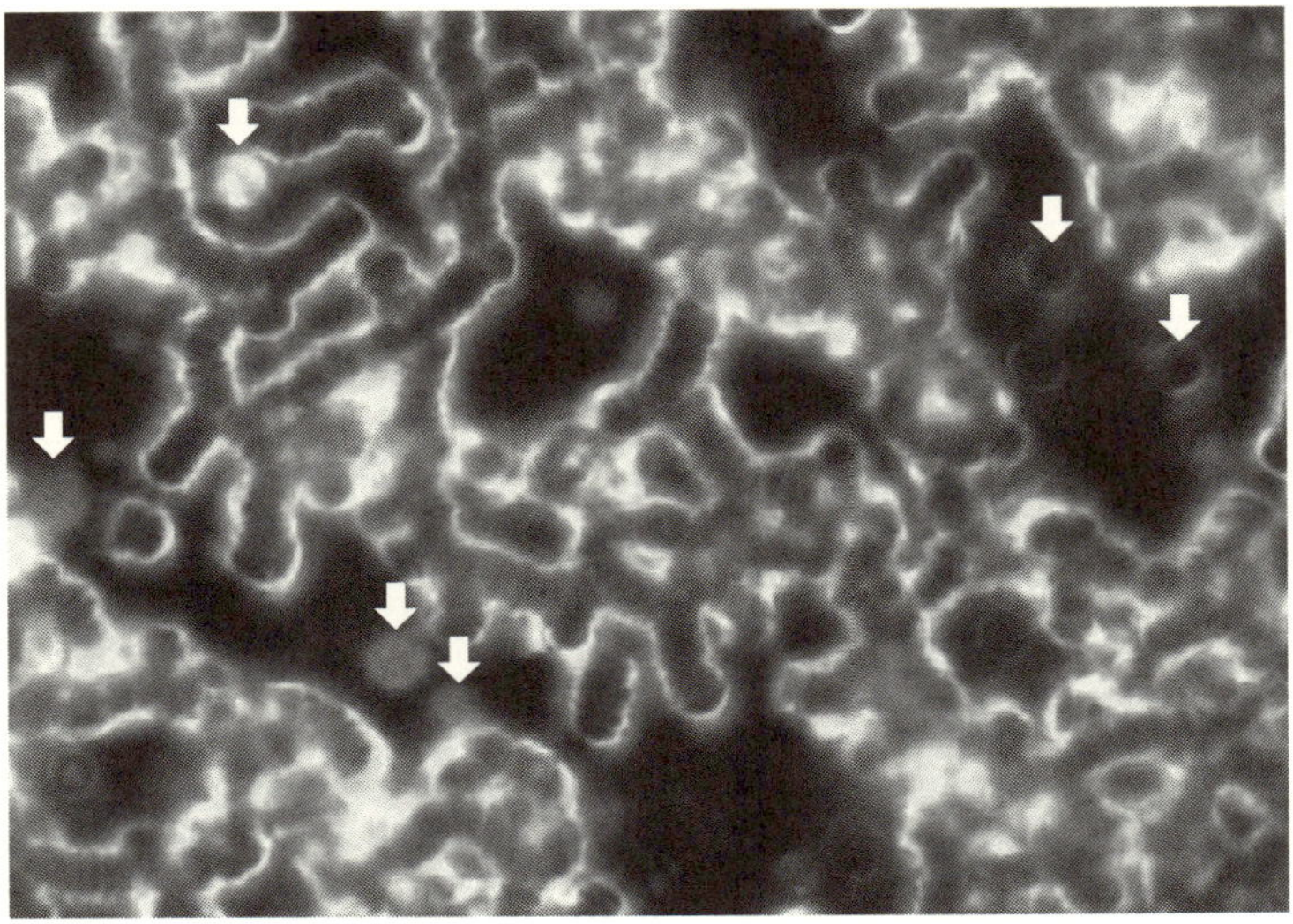

9—②高血圧・第1回施術後

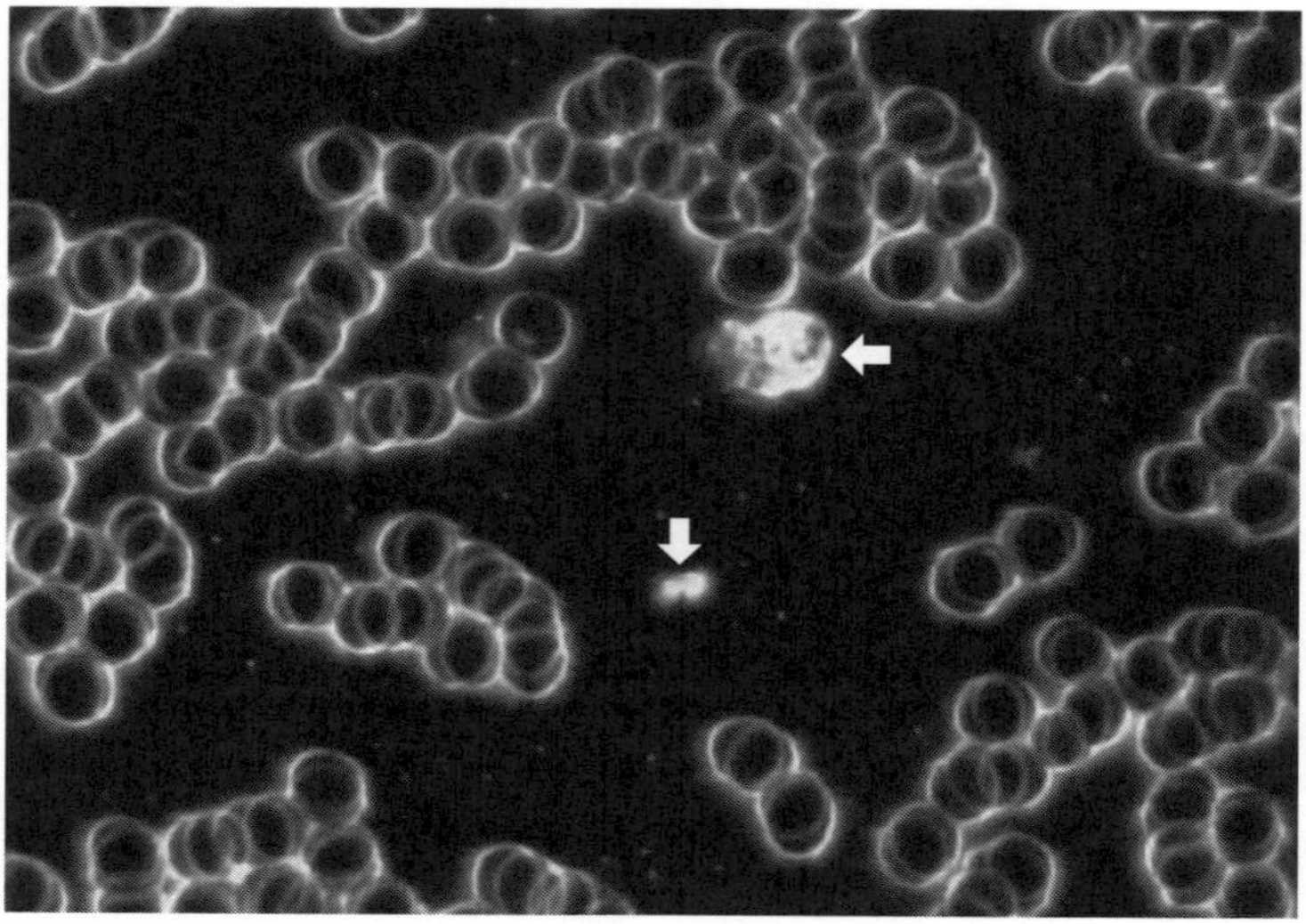

9―③高血圧・第11回施術後

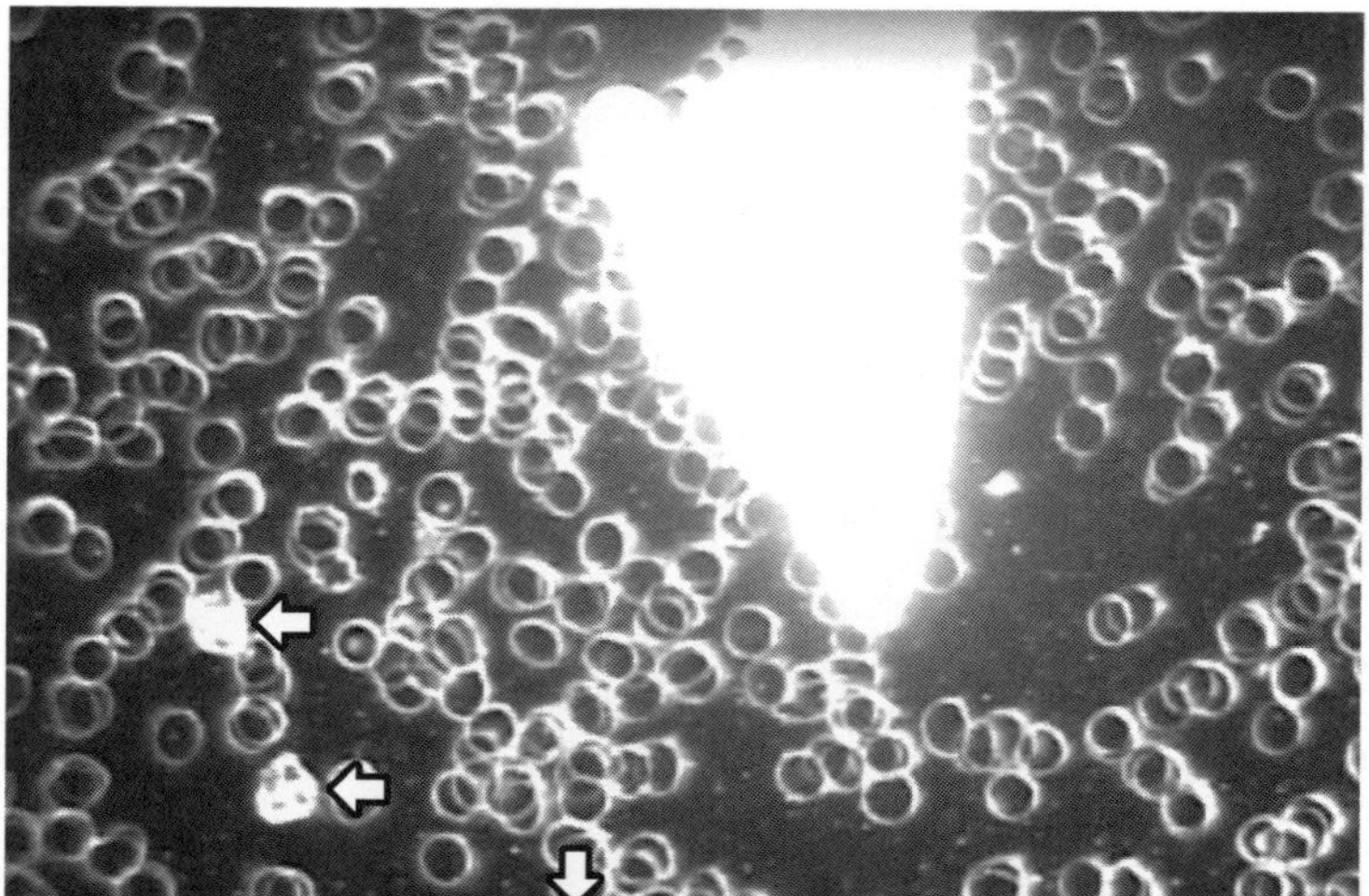

9―④高血圧・第14回施術後

燥形態であるスポロイド・シンプロティットがたくさん集合したものです。

ＡＷＧの施術により、体内の毒素や老廃物が結合して固形物として現れているのでしょう。ムコール・ラセモサス系のシンプラストは、このように白く輝くのが特徴です。アスペルギルス・ニガー系のシンプラストは、灰色に見えます。これらはいずれも生活習慣病や慢性疾患などの原因になると思われます。

白血球⬅が２つ見られますし、リンパ球⬇もあります。ソマチッドも出てきました。

高齢で来院当初は歩行も困難でしたが、自分の足で散歩できるようになり、階段を上がる際にも息切れしなくなったそうです。病院での血液検査の数値も改善していたとのことです。とても喜んでいらっしゃいました。

不妊症　30代女性（体験編227ページ参照）

不妊症専門のクリニックで人工授精を3回、体外受精を1回試みたそうですが受胎しないということで、来院されました。

「10—①不妊症・第1回施術前」では、真ん中の左下から右上方向に黒い部分がありますが、これは明らかに弱々しい血液です。また、白血球をはじめとする免疫にかかわる細胞もまったく見えません。

プップツ小さく見えているのは、ソマチッドではなく気泡です。赤血球もまん丸ではなくゆがんだ形のものが多いので、体内共生微生物の環境はかなり悪くなっていると考えられます。

「10—②不妊症・第1回施術後」に、乾燥した形態のスポロイド・シンプロティットが出てきました。これが、血液の環境を乱していたものと思われます。

このモノクロの画像ではわかりませんが、スポロイド・シンプロティットにはよく見ると色

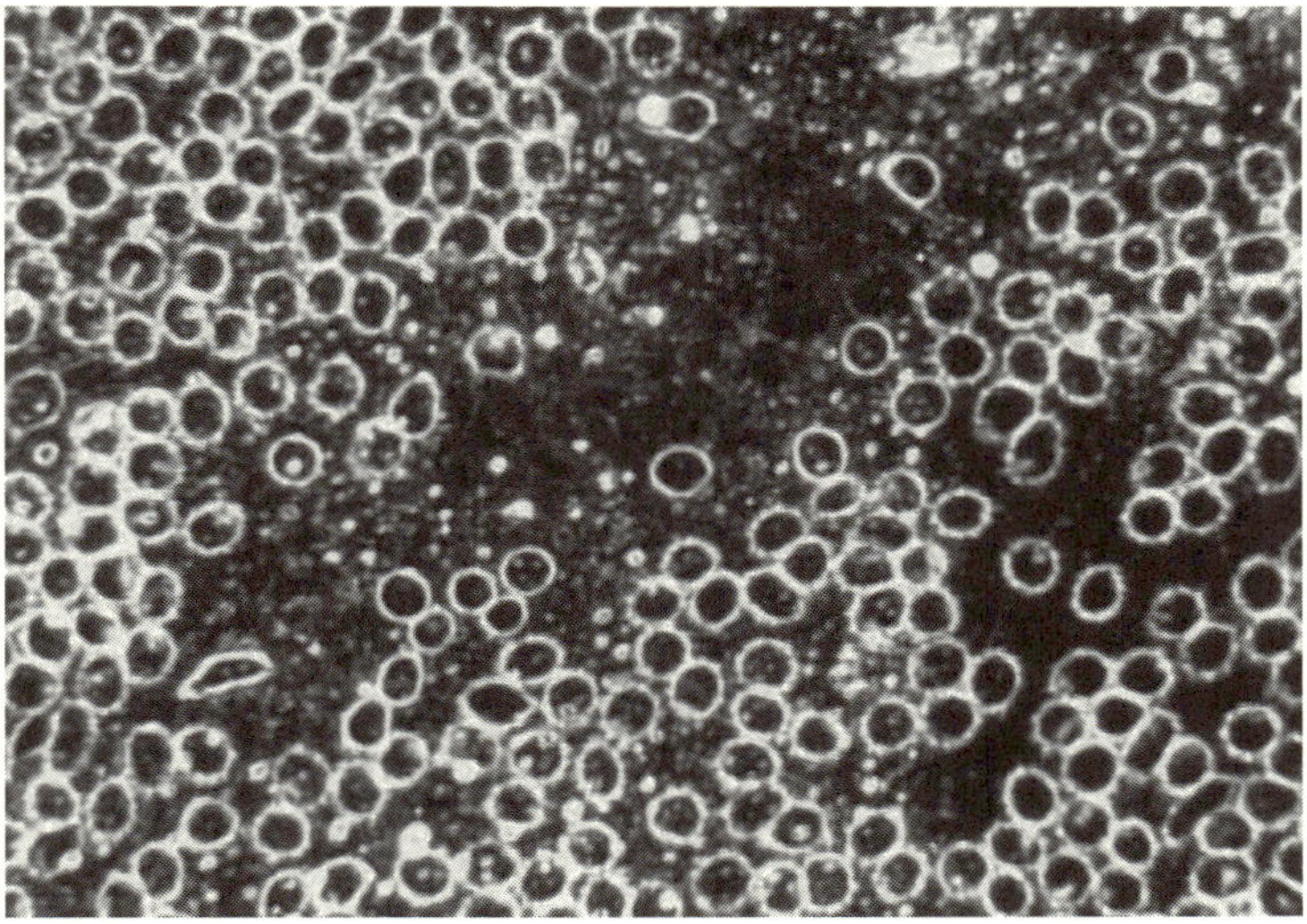

10—①不妊症・第1回施術前

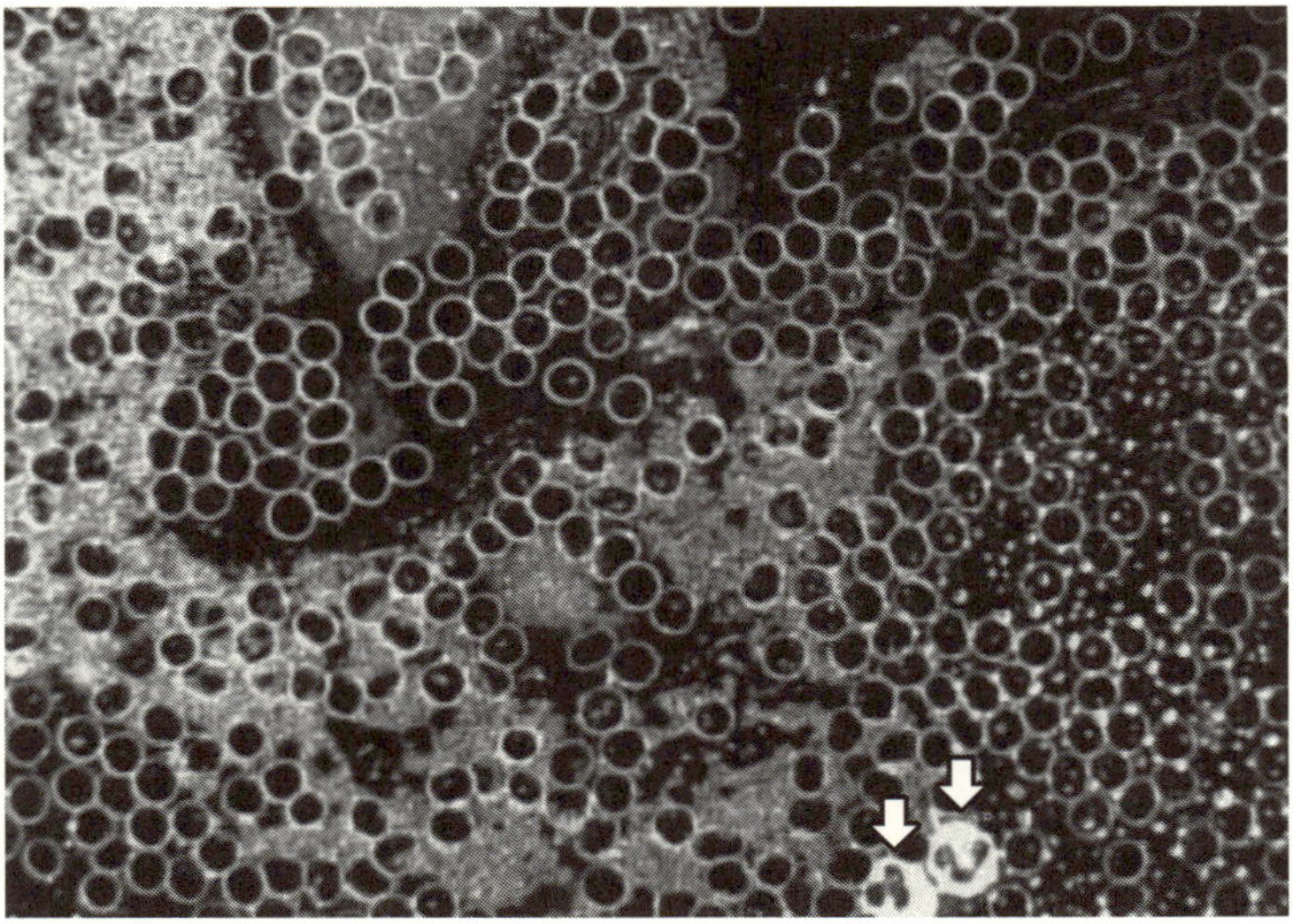

10—②不妊症・第1回施術後

がついていて、青系統、黄色系統、白系統が見てとれます。青白く見えているのは紫系統ですからホルモン関係のストレスがあるのでしょう。黄色系統は胃腸関係です。こういったところがよくないことを示唆《しさ》しています。

白血球⬇が、下の右のほうに2つ出ています。施術前にはあまり見られなかったので、AWGの施術によって免疫が働きだしたのでしょう。

この画像でも小さなプツプツは気泡で、まだソマチッドは見られません。

「10―③不妊症・第3回施術後」。第2回からウイルスのコードの施術をしていたのですが、その結果として魚の骨のような形をしたとても特徴的なアスペルギリス・ニガー系の乾燥した固形物が出てきました。このような形態のものが出てくるときは、関節や骨、リンパに関係する体内共生微生物になんらかの障害が起きている可能性があります。

下の真ん中から左にかけて白血球⬇が4つ出てきているので、免疫の態勢がだいぶ整ってきていることがわかります。これらの白血球は好酸球です。

ただし、全体的にまだまだソマチッドは少ない状態です。

「10―④不妊症・第4回施術後」。第4回の施術を受けにお見えになったとき、生理痛や長い

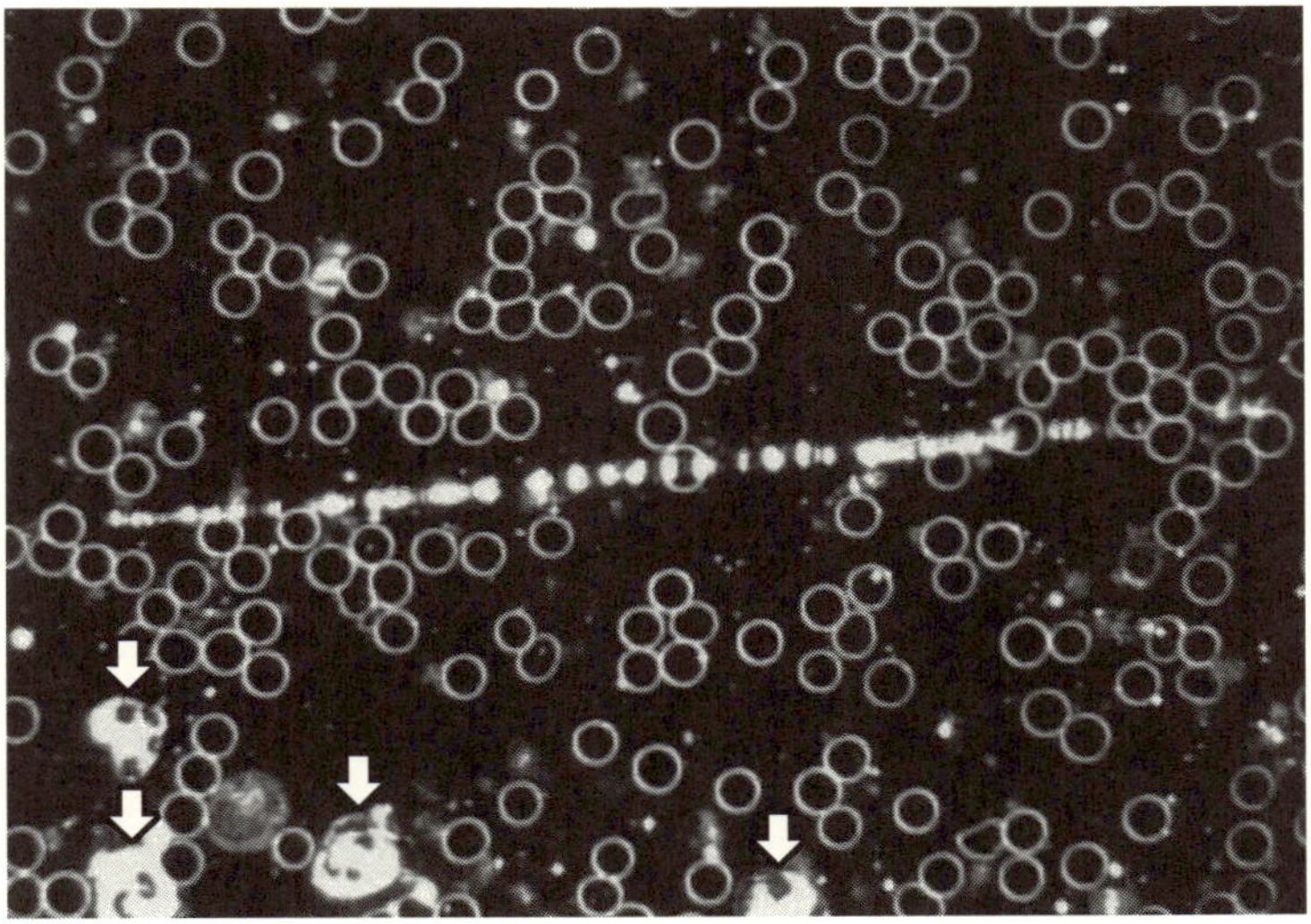

10—③不妊症・第3回施術後

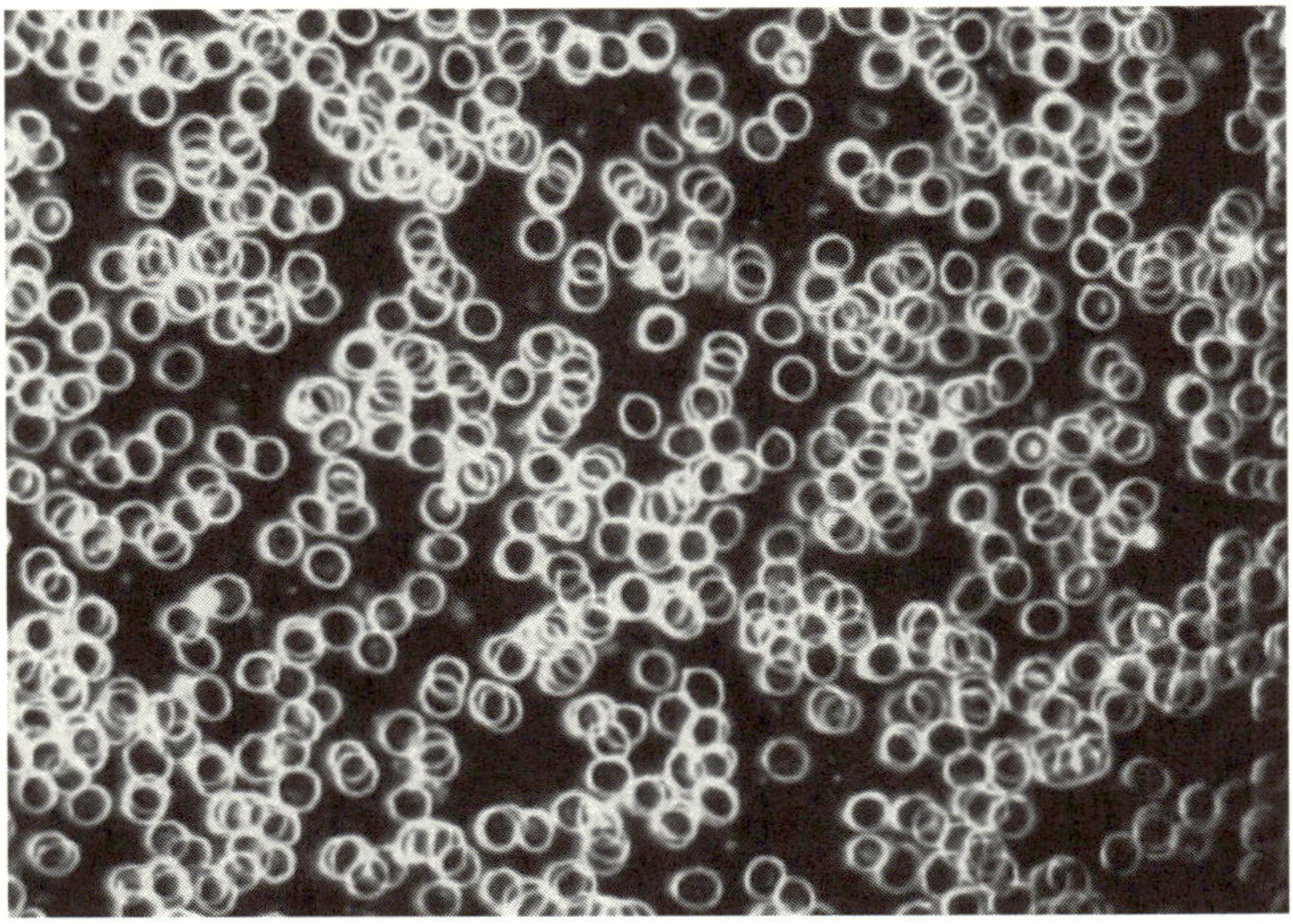

10—④不妊症・第4回施術後

あいだあった頭痛がなくなったと話していらっしゃいました。それまでの3回の施術で体内環境のストレスがかなりなくなってきていたのでしょう。

第4回施術後の画像では、赤血球が増えただけでなく、バラつき具合もかなりよくなっていることがわかります。ソマチッドも出てきています。

真ん中に点のある貧血球が散見されますが、この程度の量は問題ありません。血液の状態がかなりよくなってきたということです。

このあと来院されなくなって心配していたのですが、4回の施術後すぐに妊娠して元気な男の子を授かったという、うれしいお手紙をいただきました。

子宮頸がん（前がん状態）　30代女性（体験編227ページ参照）

前の項目で紹介した、不妊症で来院して4回の施術後に妊娠・出産なさった方が、その後、子宮頸がんの前がん状態であるクラスⅢbと診断されたとのことで再来院されました。

「11―①子宮頸がん（前がん状態）・第1回施術前」では、左上のほうにやや大きめのシンプラストが出ています。周りが白く輝いて、中がネズミ色なので、ムコール・ラセモサス系とアスペルギルス・ニガー系の両方の体内共生微生物が入っているものと思われます。これは、がんに特徴的なシンプラストと考えられます。

血液は赤血球がくっついてドロドロで、ソマチッドはほとんど見えません。

「11―②子宮頸がん（前がん状態）・第1回施術後①」。不妊症で来院されたときにAWGの施術を4回経験しているので、通常よりペースをやや早めて腹部に直射電極を当てて施術を行いました。

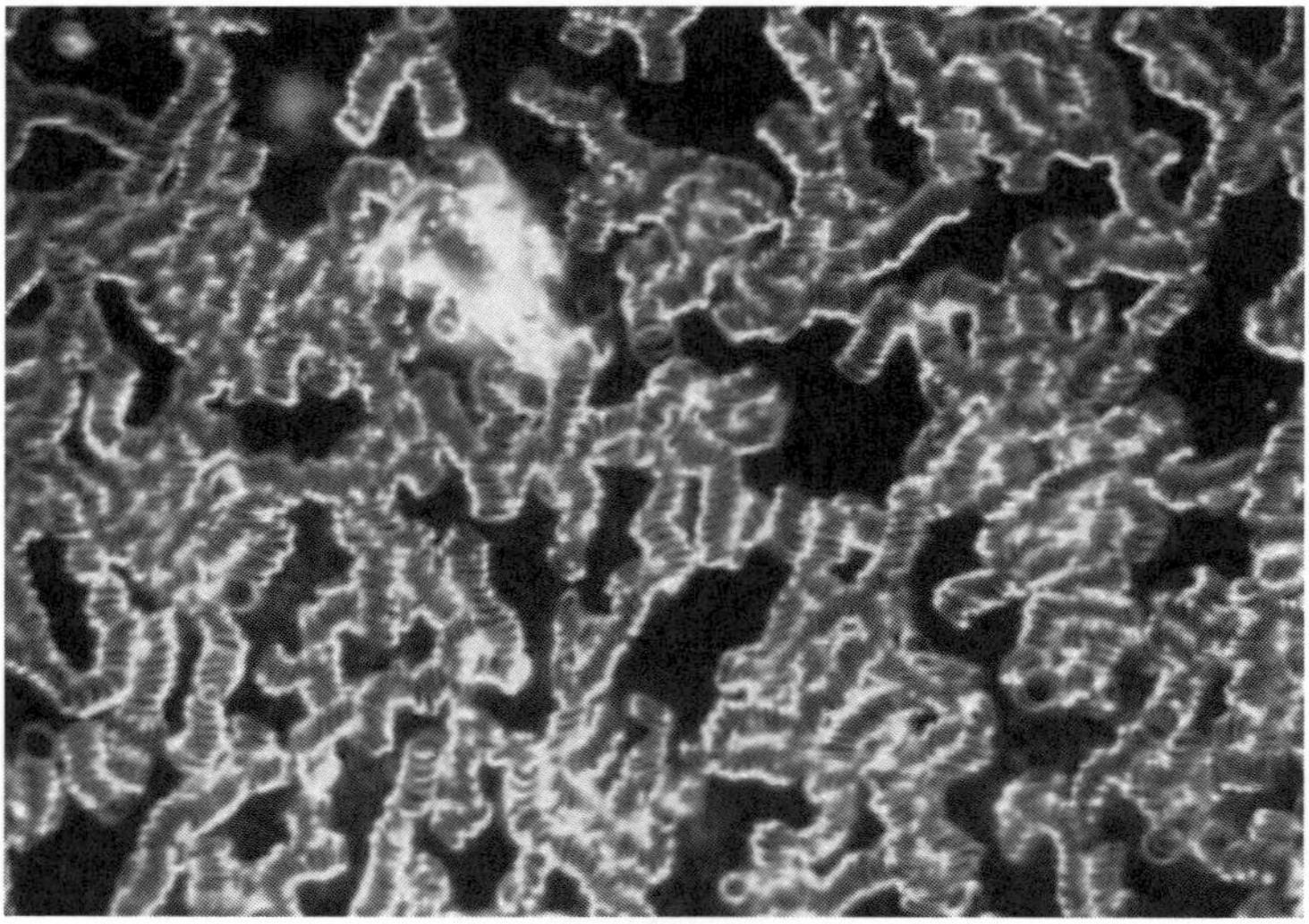

11—①子宮頸がん（前がん状態）・第1回施術前

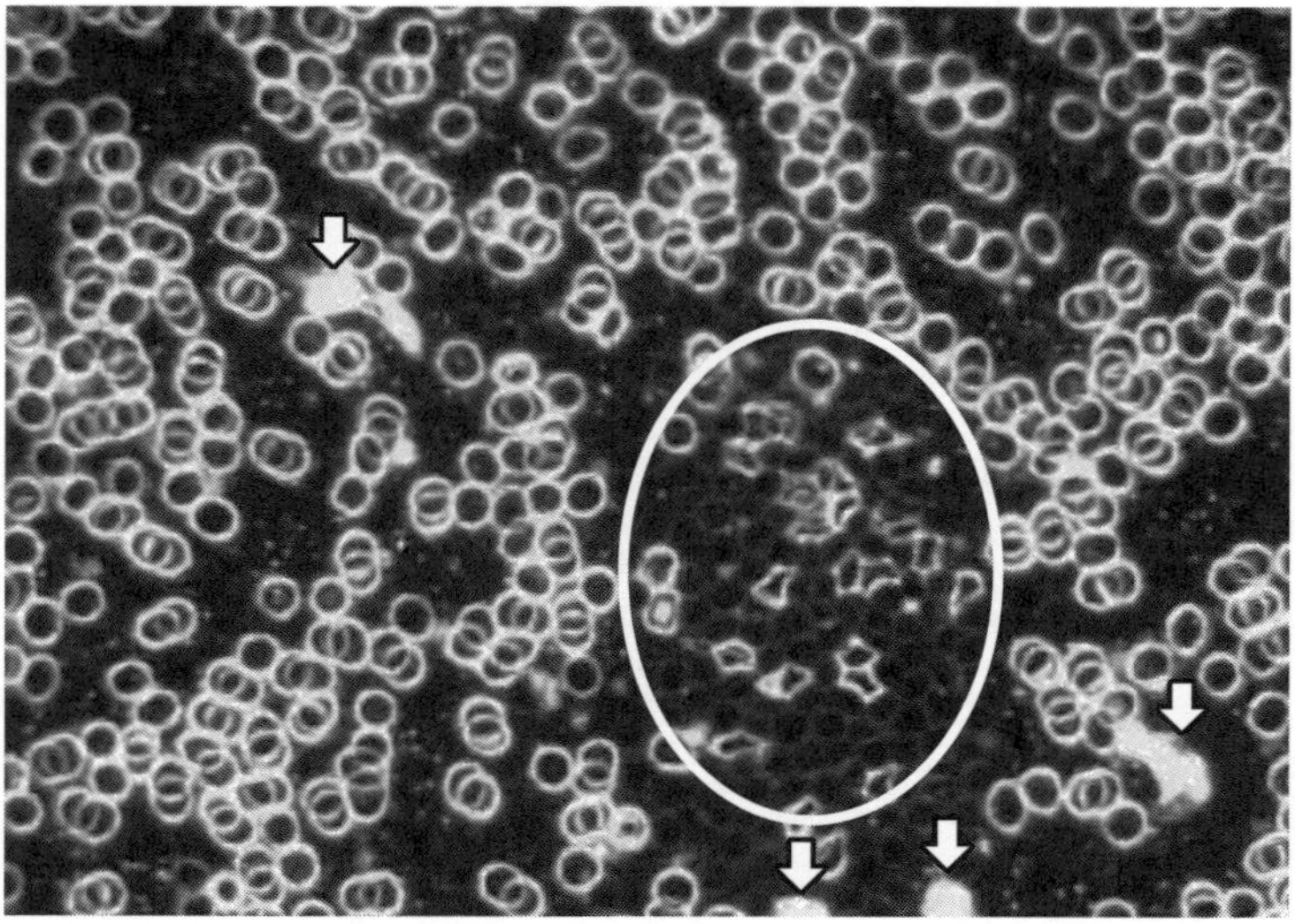

11—②子宮頸がん（前がん状態）・第1回施術後①

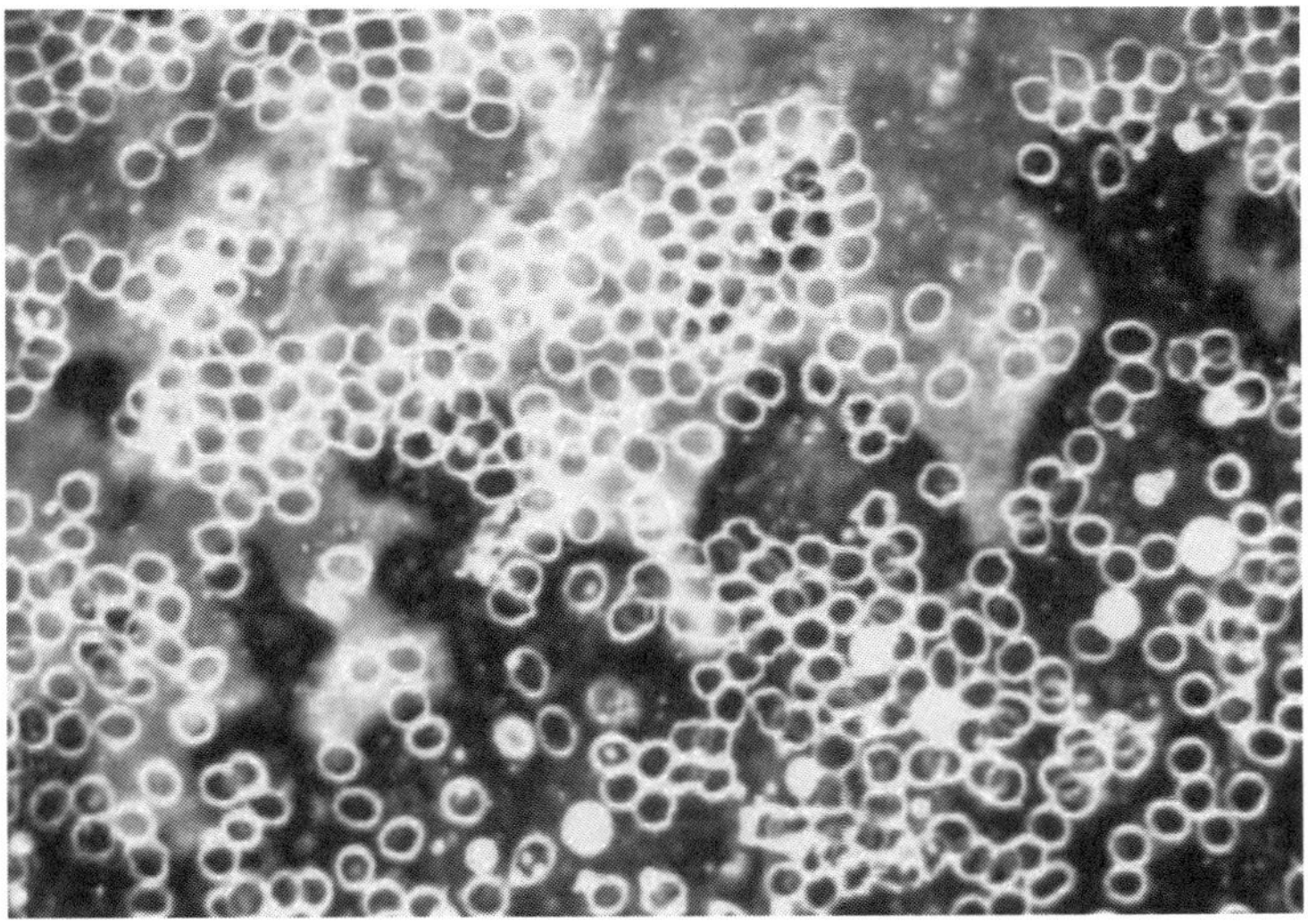

11—③子宮頸がん（前がん状態）・第1回施術後②

死んだ赤血球の塊（○で囲んだ部分）など、明らかにおかしなものが出てきました。酸素が長いあいだ供給されなかったこと、すなわちどこかに血栓があったことがわかります。

ただ、ソマチッドはたくさん出てきていました。これは、安心材料です。白血球⬇も4個出てきて、免疫機能が活発に働きだしていることがわかります。

「11—③子宮頸がん（前がん状態）・第1回施術後②」は、前の写真と同じときのほかの部分です。

左上から半分くらいまで白いモヤのように、カビ状のスポロイド・シンプロティットが現れています。これは、ＡＷＧの施術により乾燥した形態に変化した老廃物などです。

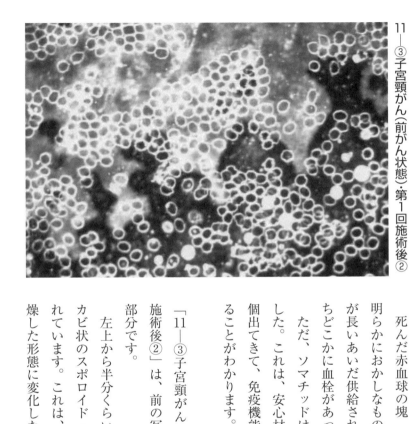

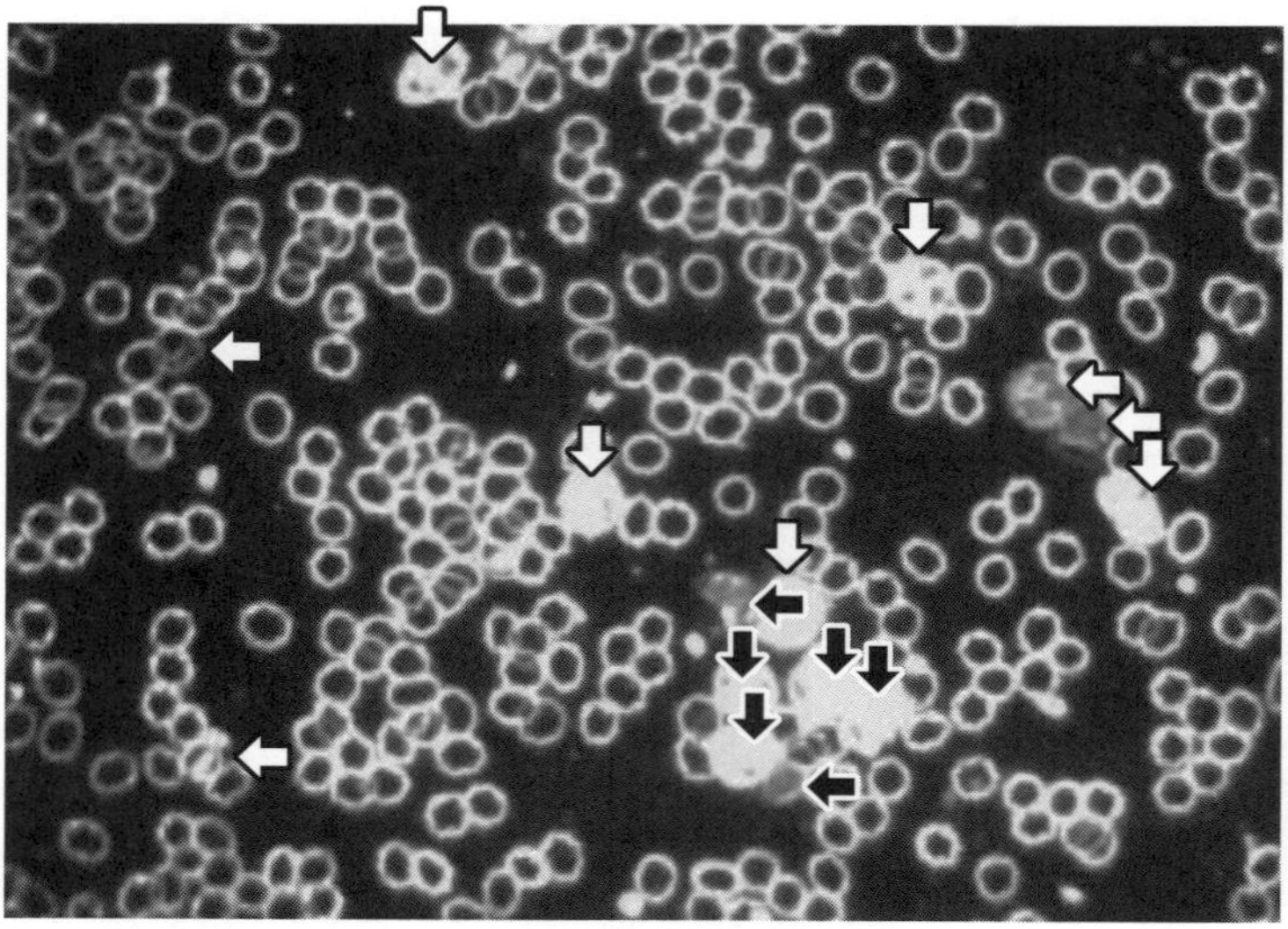

11—④子宮頸がん(前がん状態)・第2回施術後

すべての体内共生微生物の中で、成長段階で毒をもって人体に害を与えるのは、ほとんど1つの相に限られています。ですから、形態を変えてやれば病原性がなくなってしまいます。

腹部に直接電極を当てて電子を入れてプラスに傾いていた電荷をプラスマイナス・ゼロにしたので、カビになろうとしていた体内共生微生物が形態を変えて老廃物として出てきたと考えられます。

このようなスポロイド・シンプロティットになると、尿や便として体外にどんどん排出されていきます。これは、AWGが効いた証拠です。

白血球も多数出てきています。これは、免疫も活発に働きはじめたということです。

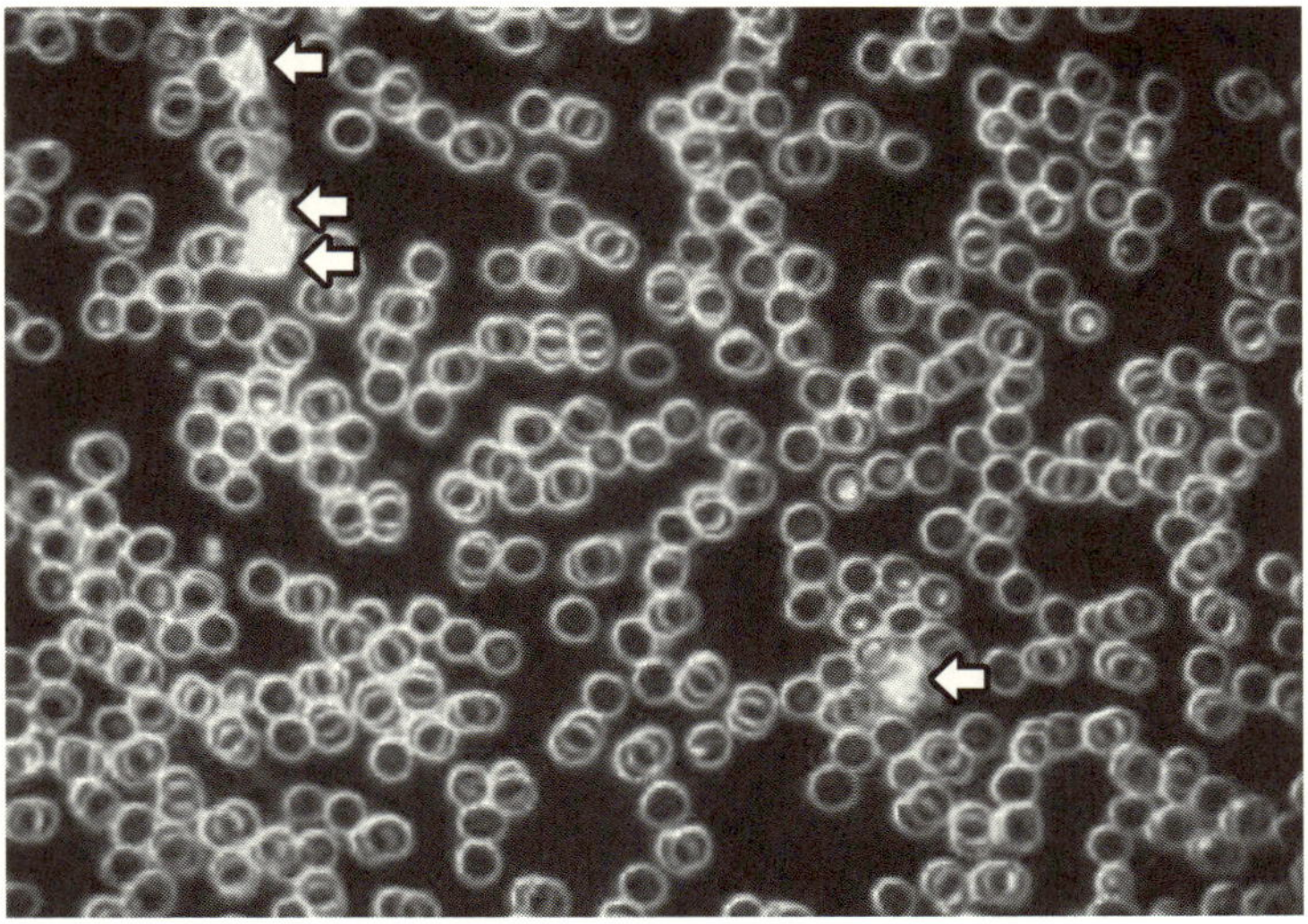

11—⑤子宮頸がん（前がん状態）・第3回施術後

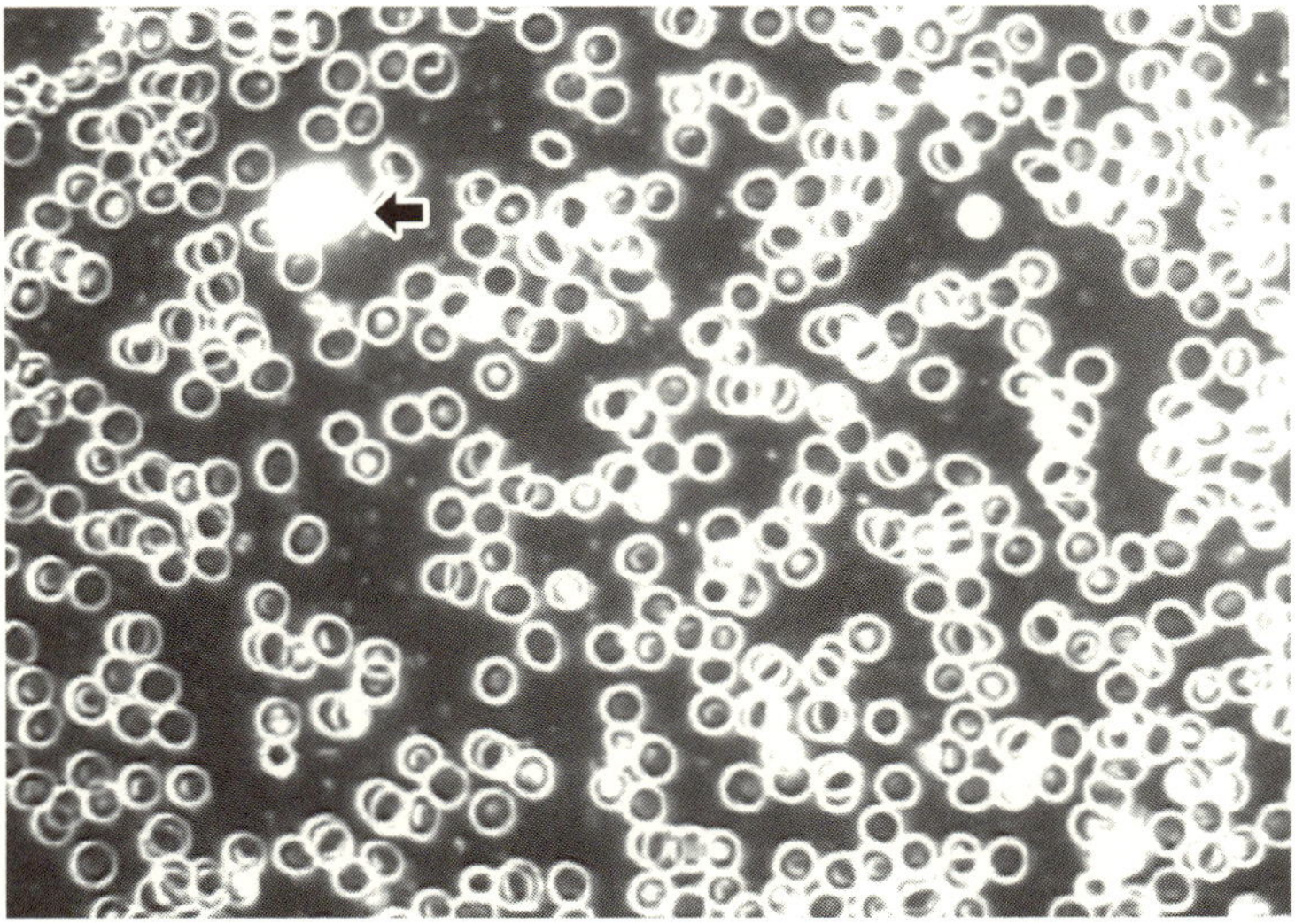

11—⑥子宮頸がん（前がん状態）・第4回施術後

「11―④子宮頸がん（前がん状態）・第2回施術後」では、好中球⬇が9つ、リンパ球⬅が6つ見えます。リンパ球はがん細胞やウイルスに感染した細胞を処理するといわれており、これは免疫が活発に働きだしたということです。

ソマチッドはまだそれほど出ていませんが、赤血球の中に詰まっていた老廃物が出てきているので、体内環境はどんどん改善していると思われます。

「11―⑤子宮頸がん（前がん状態）・第3回施術後」も、部位直射施術後の写真です。ソマチッドはまだ少ないのですが、血液はサラサラになってバランスがよくなっています。

白血球⬅も4つ出て、ほぼきれいな血液になっています。

「11―⑥子宮頸がん（前がん状態）・第4回施術後」。多少、貧血球があり完全とはいえませんが、赤血球がばらけてソマチッドがバランスよく分布しています。白血球⬅もこの画面に1つ見えているので、バランスのいい状態です。

子宮頸がんの前がん状態は、クラスⅢbだったのが8カ月後の検診でⅡにまで改善し、手術を考える必要もなくなったそうです。

アトピー　40代女性（体験編219ページ参照）

全身のアトピーのほかにうつ病や花粉症もあって、あちこちの病院に通っても、いっこうに治らないということで来院されました。

「12—①アトピー・第1回施術前」には、白血球が6つあります。そのうち3つは好中球➡ですが、核が1つもしくは2つしかない好酸球⬅が3つも見えています。これは血液が酸性に傾いている証拠で、アトピーの特徴でもあります。

また、明らかな貧血球⬇も見えています。こういうものが出るということは、皮膚がかなり荒れていることを示唆しています。

この方は、皮膚がどんどん剝《は》がれてしまうので、それを補うために赤血球が細胞の前段階であるリンパ球に変わろうとしているのかもしれません。しかし、赤血球がリンパ球になり細胞になっても、ひっかいたりして壊れてしまうので、供給が追いつかない状態だと考えられます。

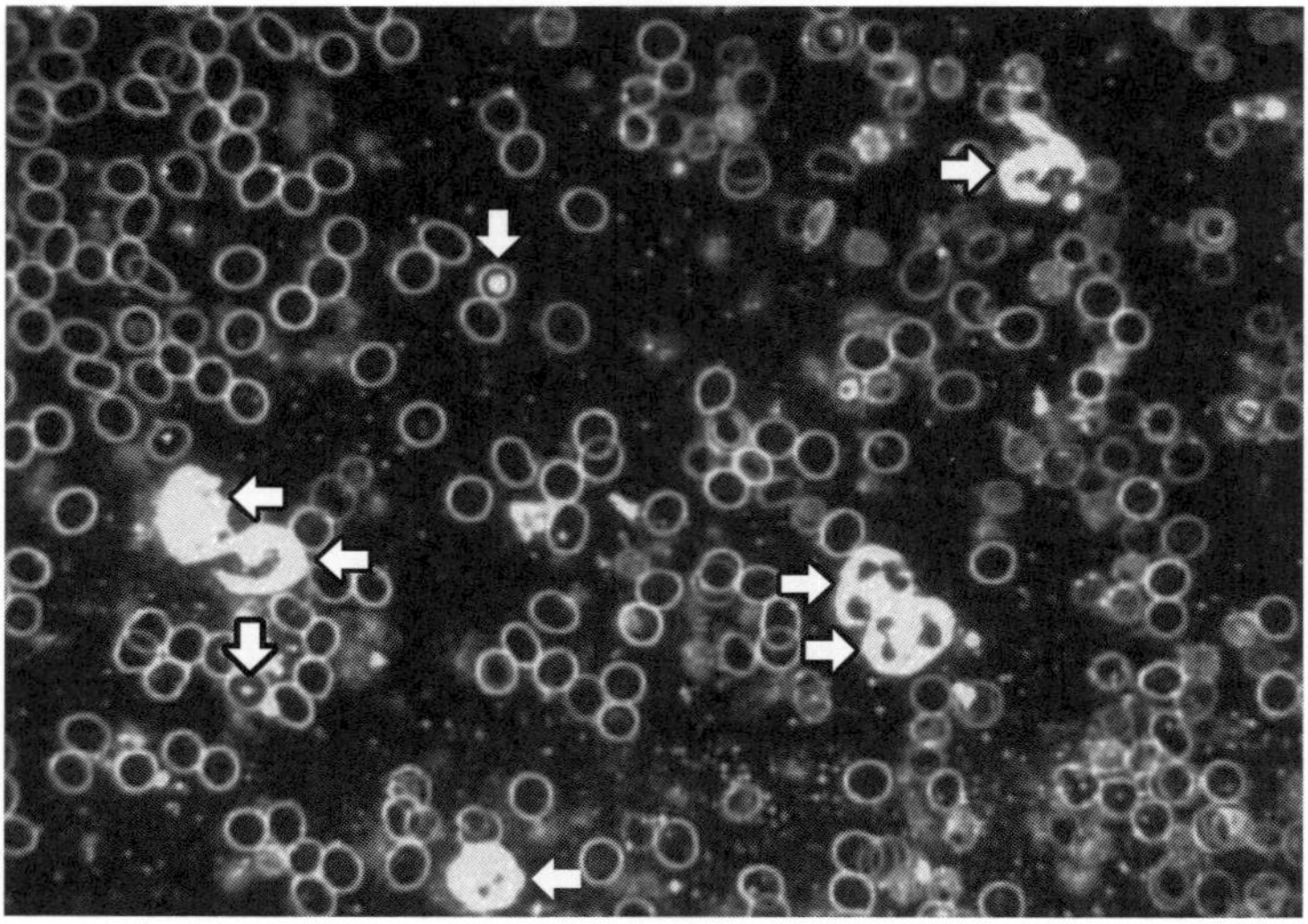

12—①アトピー・第1回施術前

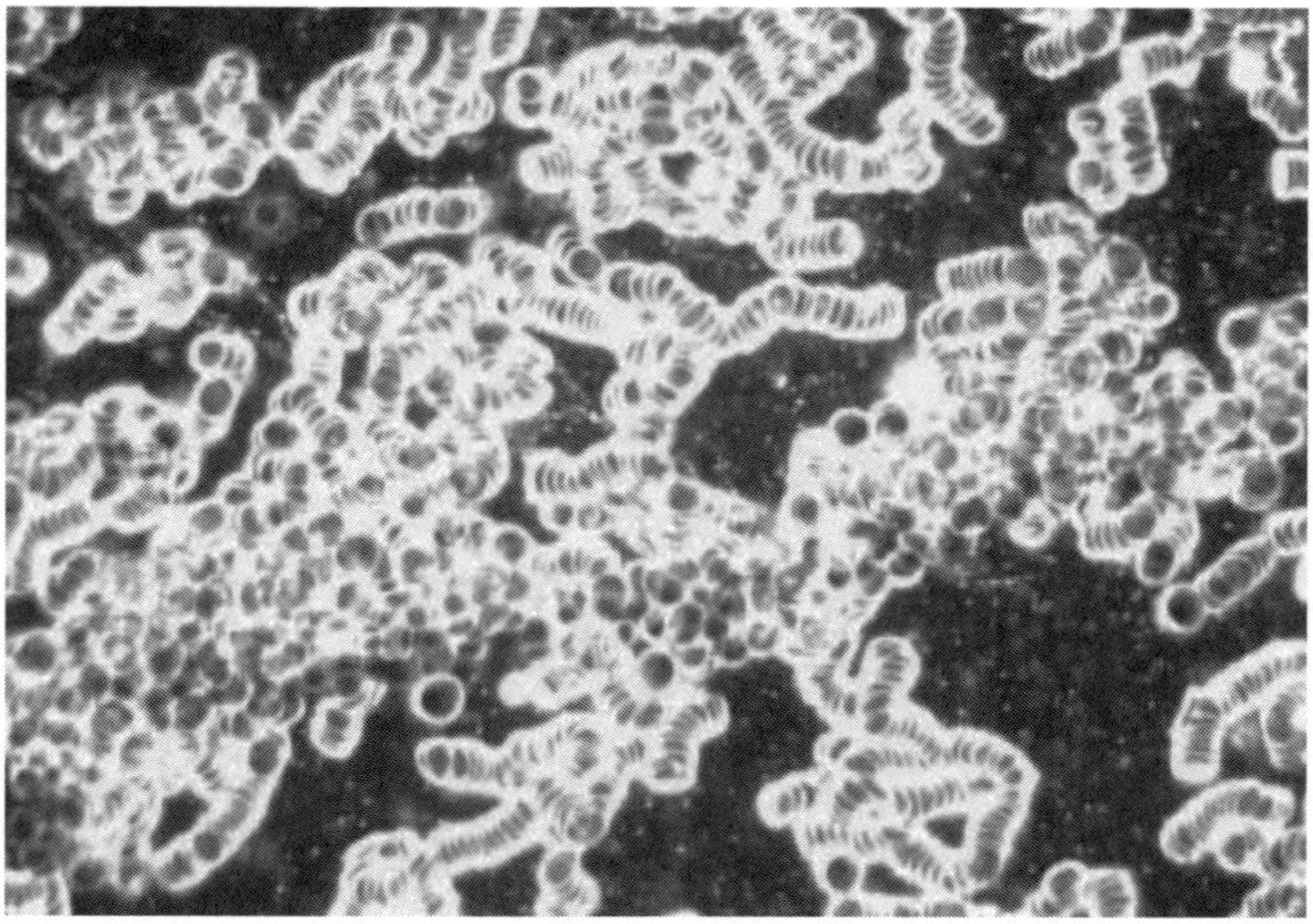

12—②アトピー・第1回施術後

「12―②アトピー・第1回施術後」では、血液がかなりきれいになって、ソマチッドも十分に出てきました。

ただ、赤血球が小さくて、重なっています。これは、長いあいだ血液に酸素がいってなかったために、どこかで固まっていた赤血球が出てきたものです。血液環境が一気に変わって改善の兆候が出てきたということですから、この方は改善されるだろうと思いました。

はじめて血液の写真を見た方は術前のほうが状態がよかったと思うかもしれませんが、これは悪い状態でもその中でかろうじてバランスを保とうとする働きの結果です。生体の力とは素晴らしいものです。

長いあいだの生活習慣や食べ物など、または細菌の毒素で環境が望ましい状態ではなくなってしまっても、生体は一所懸命バランスをとろうとします。

人間の身体には、一定の環境の条件が必要だと、エンダーレイン博士は述べています。おもなものは、一定の圧力すなわち気圧、温度、pHなどです。1気圧、心臓の周辺が37・5度、pHは弱アルカリの7・4くらいが人間にとって一番いい環境です。それがずれると、身体はバランスをとろうとします。手足が冷えても心臓の周りの温度は保とうとするし、高い山に登って気圧が低くなっても、少しずつ馴らしていけば高山病にはなりません。

血液のpHも同じで、悪いところはまとめてほかに影響が出ないようにして隠してしまうのです。

ＡＷＧの施術の前には重曹水を飲んでいただきますが、酸性に傾いた身体をアルカリ性の重曹水で中和する準備を整え、さらにプラスに荷電して悪さをしている細胞に合った周波数でマイナスの電子を補給してpHを整えることで、隠されていたものが出てくると考えられます。ですから、施術後の写真のように悪いところが出てくるのは、回復へ向けて一歩前進したということなのです。

この方は40代でまだ若いので、自分の身体を修復する余力があって、このように一度の施術で大きな変化が表れたものと思われます。

「12―③アトピー・第10回施術後」。ここまでに免疫を司《つかさど》るホルモンバランスの調整をしたりして、体内環境はだいぶ整ってきました。

それでも、アトピーやアレルギーのある人は、老廃物の除去に時間がかかります。とくに胆囊に老廃物がたまることが多いので、このときは胃腸と胆囊のコードの施術を行いました。これで、一気に老廃物が出てきました。

白い塊が３つ見えますが、これは赤血球から吐きだされた老廃物が固まったシンプラストです。白く輝いているので、ムコール・ラセモサス系の成分が多いと考えられます。

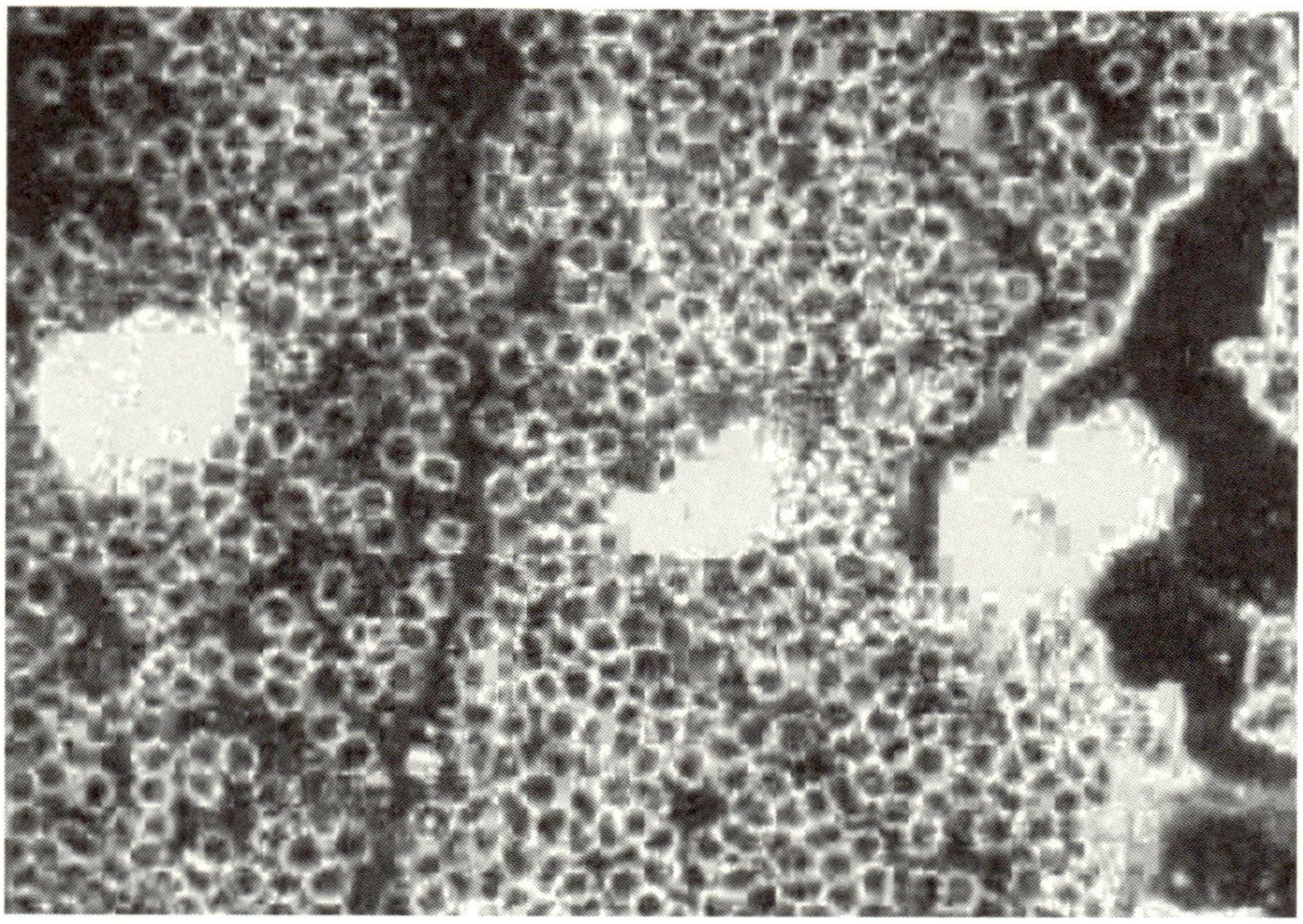

12—③アトピー・第10回施術後

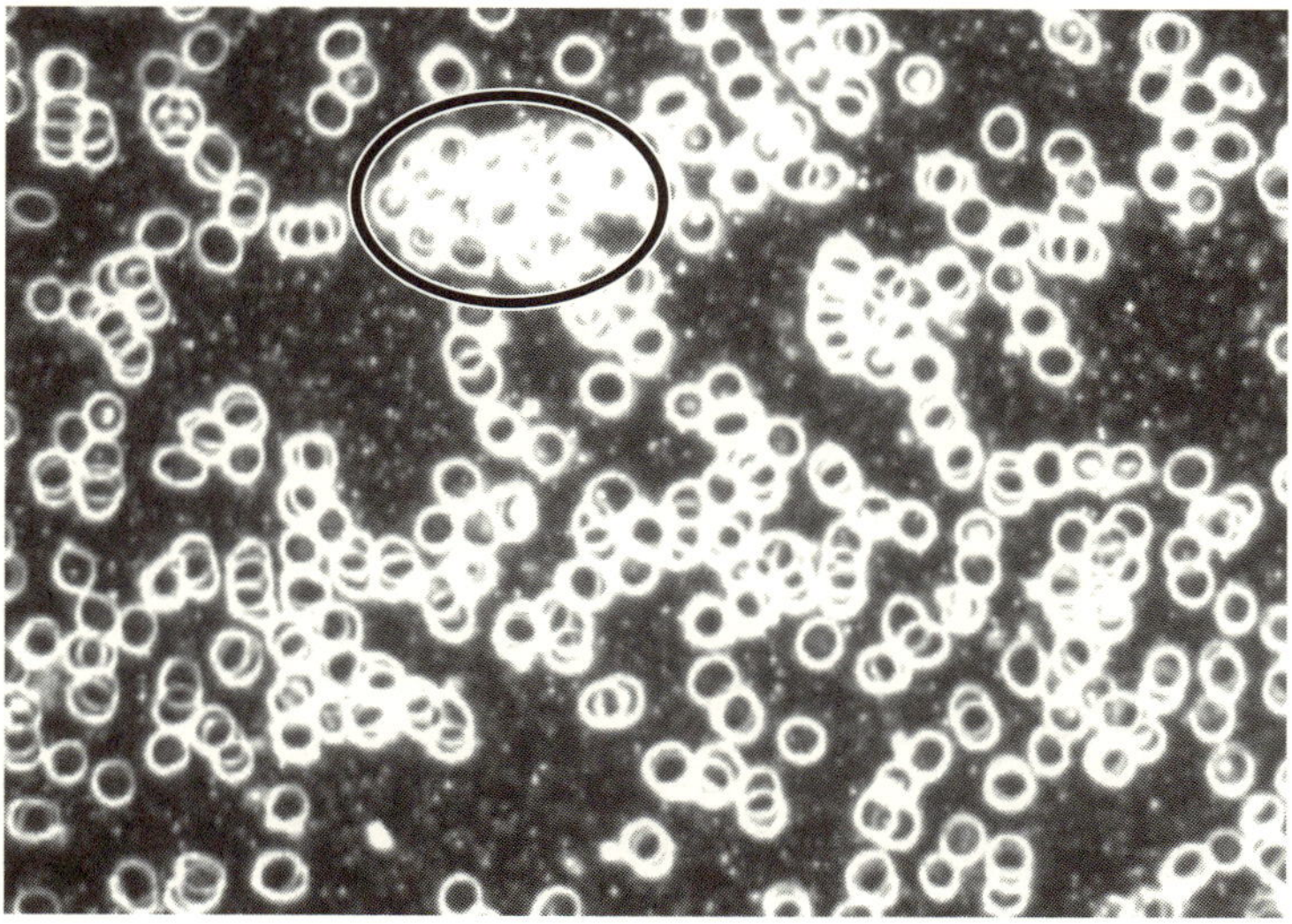

12—④アトピー・第21回施術後

右側の黒い塊は気泡です。

今回の施術で、たまっていた毒素が一気に出てきたと見ることができます。

「12―④アトピー・第21回施術後」は、きれいな血液になりました。

ソマチッドが若干多く見られますが、これは改善させようとしているからです。

乾燥したカビ状の固形物（○で囲んだ部分）が多少ありますが、40代までためこんだものが変化している最中なのですから、これくらいなら大丈夫です。あとは自然によくなっていくでしょう。

アトピーの症状は、ほとんどなくなって皮膚もきれいになりました。この方は、いまでも1カ月に1回は来院して体調を維持されています。

高血圧・糖尿病・心臓疾患　80代女性

さまざまな病状で苦しんでいらっしゃいました。大腸がんの手術もしています。呼吸が浅く、息をするのも苦しそうな状態で来院されました。

「13―①高血圧・第1回施術前」では、写真全体が赤くなっていました。通常は暗視野顕微鏡でこれほど赤く見えることはないのですが、赤血球が固まりすぎて乱反射していました。

黒いすき間は、血漿です。

血液はドロドロで、どうしようもない状態です。ご高齢なので、ゆっくり施術しなければならないことをお伝えしました。

「13―②高血圧・第1回施術後」に、白血球⬇が7つ出てきました。これは、AWGの施術で老廃物や毒素などが出てきたので、排出しようとしているものと考えられます。

千島学説の視点からは、赤血球が白血球に変化したところということになるのかもしれませ

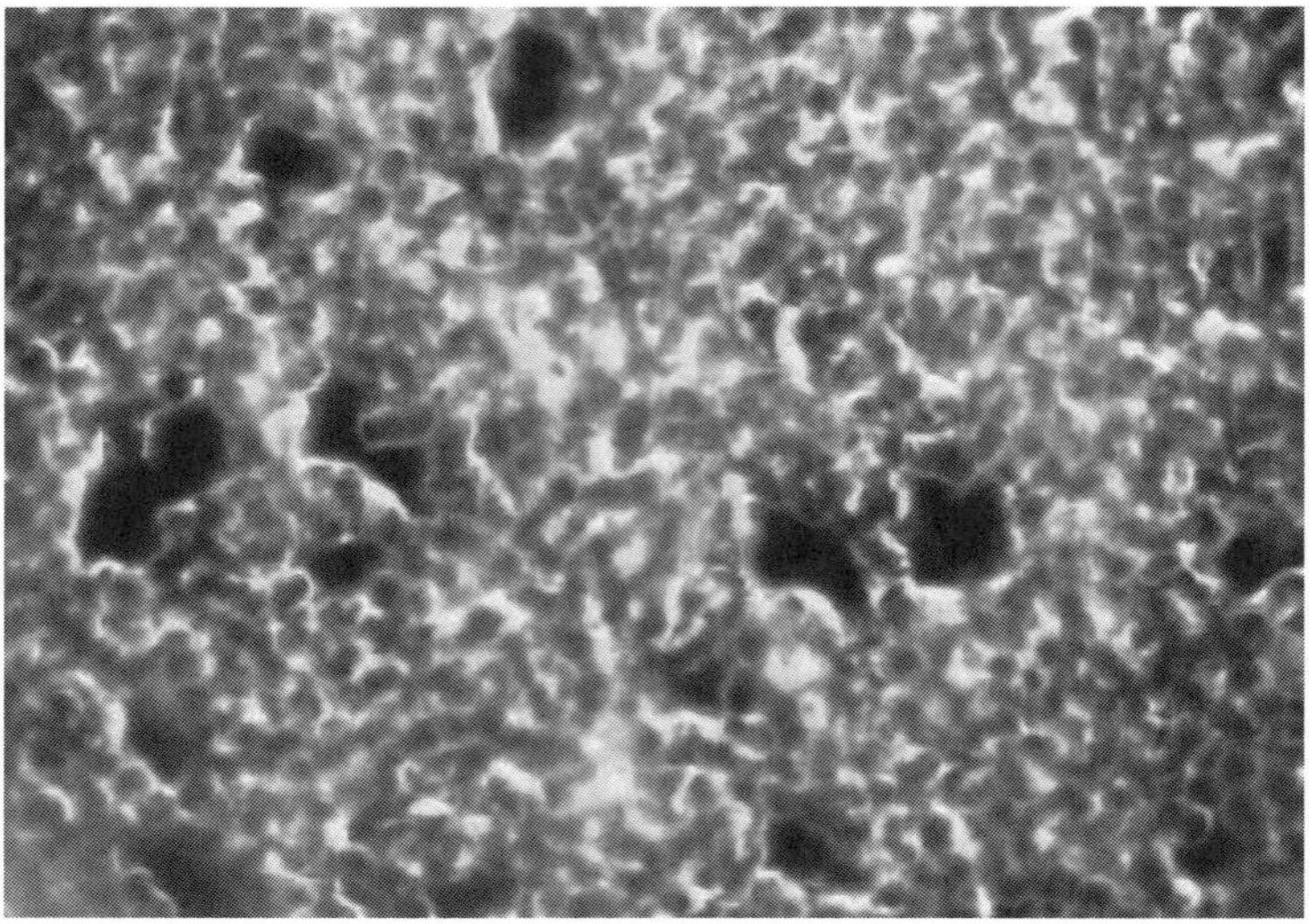

13—①高血圧・第1回施術前

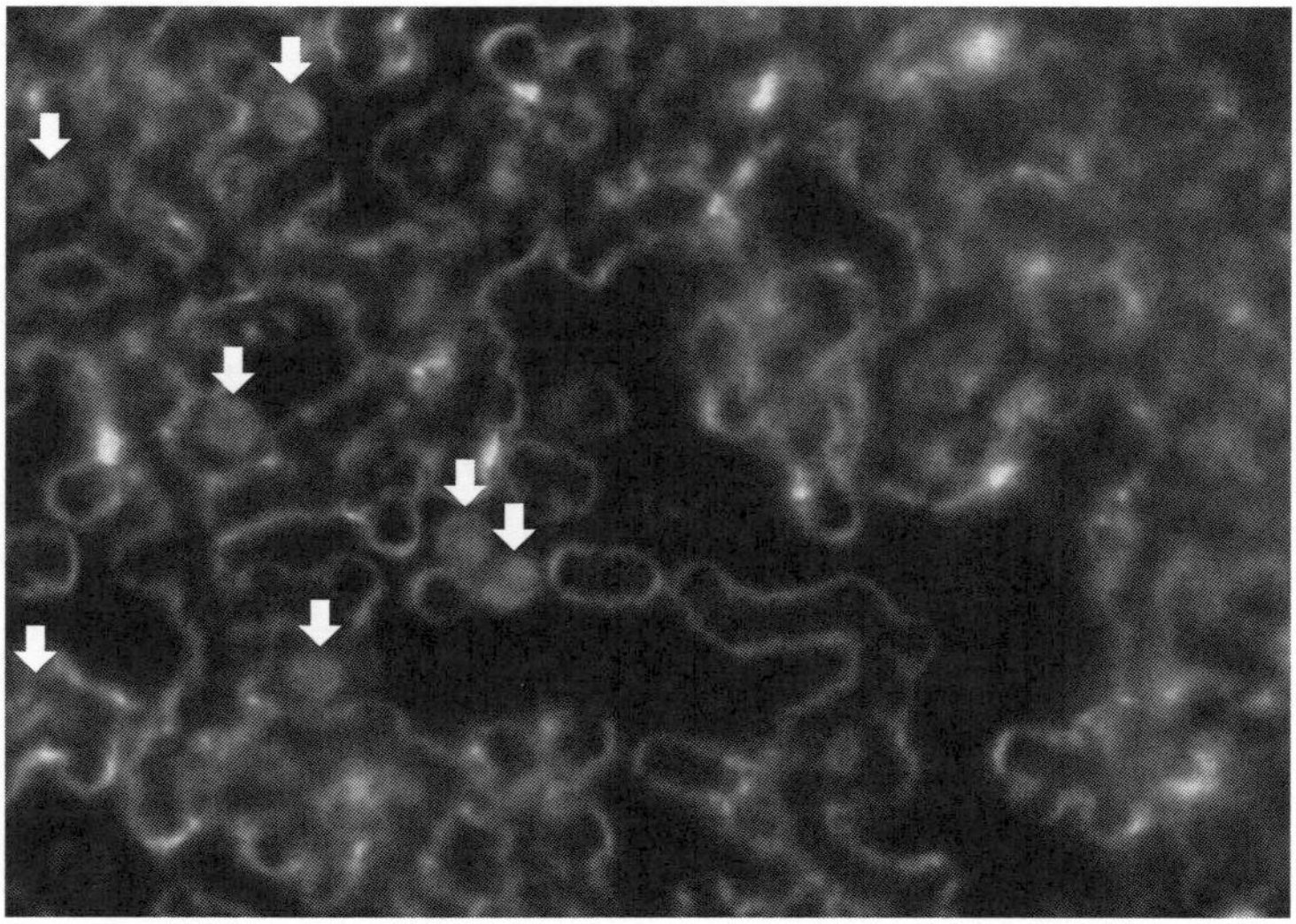

13—②高血圧・第1回施術後

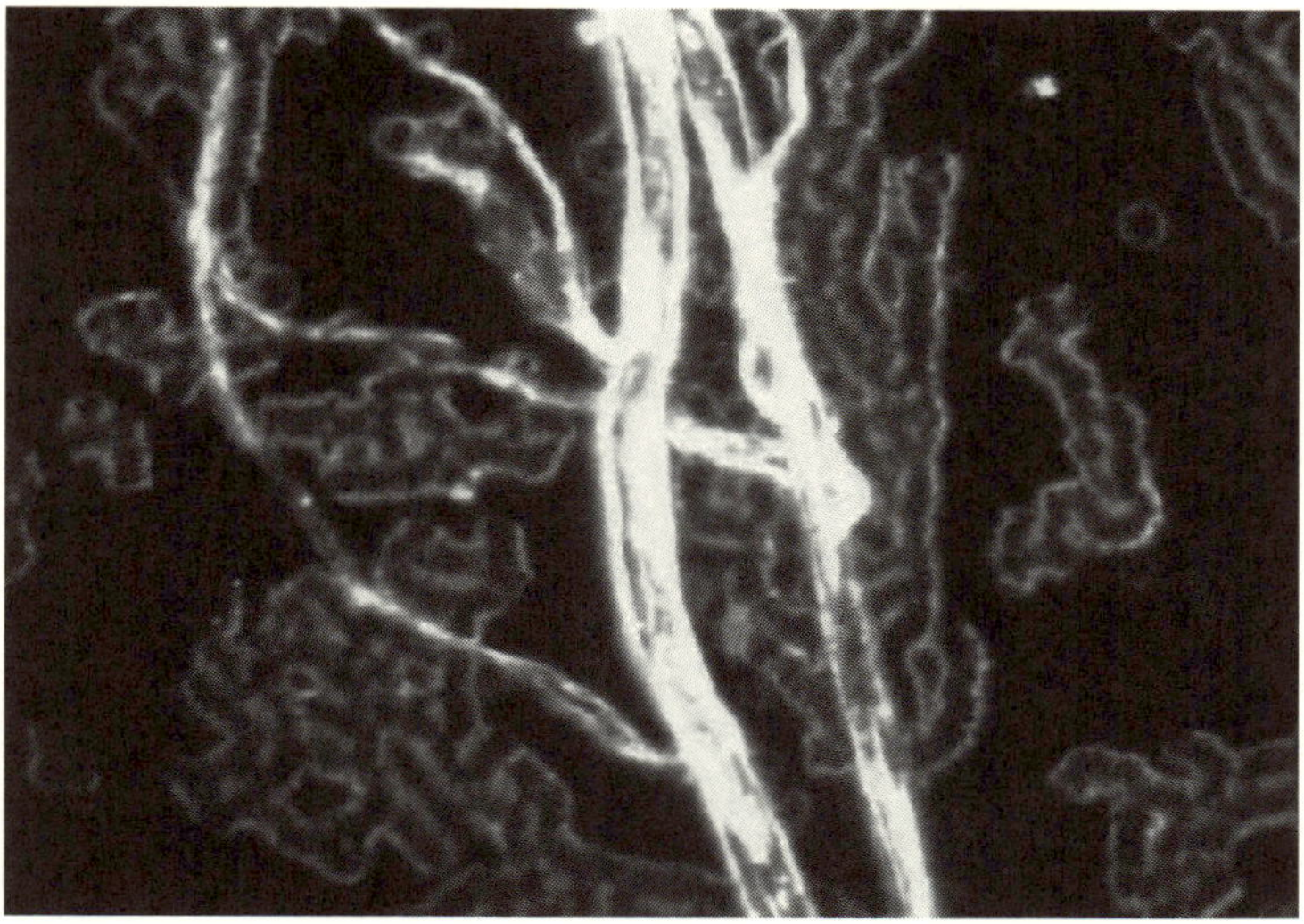

13―③高血圧・第7回施術後

ん。

「13―③高血圧・第7回施術後」には、画面いっぱいに枝のようなシンプラストが出てきました。心臓病の方は、木の枝や根のようなシンプラストが出てくるのが特徴です。これは、植物由来のものではないかと思われます。

人間は動物なのに植物が体内にあるのはおかしいと思う方もいらっしゃるかもしれませんが、進化の途中で動物も植物もいろいろ取り入れてきているのです。

モノクロ画像なのでわかりにくいのですが、紫と白の両方のシンプラストが出ています。どちらかというと白っぽいほうが多いのでムコール・ラセモサス系が主流を占めていると考えられます。

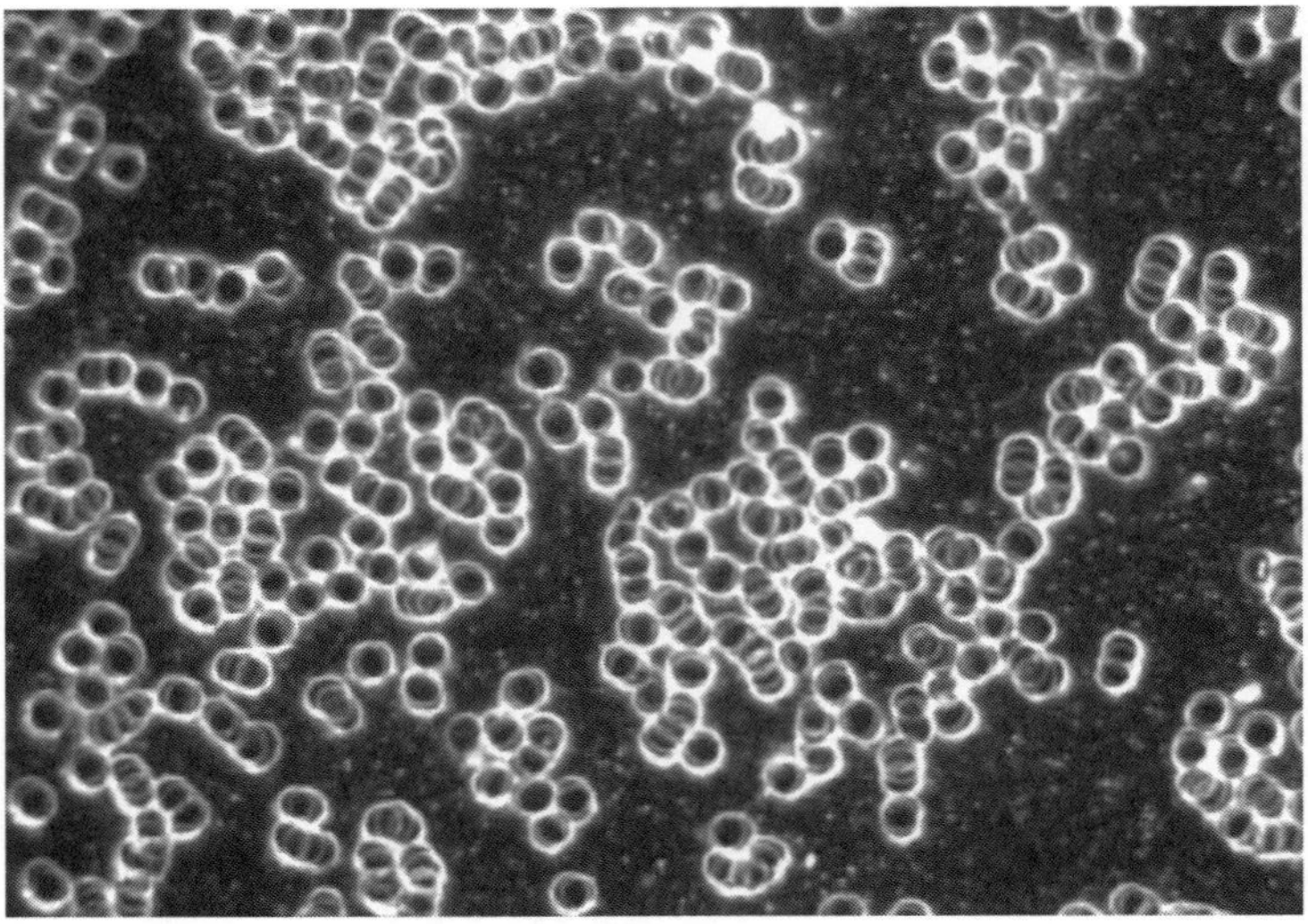

13—④高血圧・第100回施術後

こういうものが心臓の血管や筋肉の周りに張っていると、心臓の収縮を邪魔して不整脈を引き起こしたり、心臓の血管を詰まらせたりします。ですから、これがなくなると調子がよくなります。

ＡＷＧの施術を行うことによって、赤血球の中に閉じこめられていたものが出てくると同時に、全身の筋肉や臓器、あらゆるところから不要なものが出てきたのです。

こうやって出てきたら無害になって、あとは肝臓などで処理されて体外に排出されるのを待つだけです。白やネズミ色のシンプラストは何かしらの病気をもっている方に多く見られ、それがなくなったら元気になります。

「13—④高血圧・第100回施術後」では、

血液がバラバラにほぐれて、ソマチッドも出ています。

最初に来院されたときは杖を突いていましたが、この頃には杖なしで歩けるようになっていました。

ＡＷＧの施術を続けることによって、体内環境のいい状態をキープすることができます。おかしなものが入りこんで体調を悪くしていたわけですから、それを排出してきれいな血液にしたら、当然長生きできるということです。

重症筋無力症　4歳男児

眼瞼下垂《がんけんかすい》で両まぶたがふさがっていて目が開けられない状態でしたが、呼吸器や運動面での大きな障害はありませんでした。

大変な難産で、出生時の体重は2390グラムと小さくて、母乳も出なかったとのことです。1歳頃に肺炎球菌ワクチンを接種した1週間後に症状が表れたとお母さんは言っていましたが、医師からは関係ないと言われたそうです。

重症筋無力症の方に対する施術は以前に2、3例経験していました。大人になってからは改善する確率は低いのですが、それでもAWGの施術で一部の方は症状が軽くなりました。小さい子なので、もしかしたら改善の可能性があるかもしれないと思って施術しました。

「14—①重症筋無力症・第1回施術前①」のこの写真では、画面いっぱいに大きなシンプラストが見えます。これはムコール・ラセモサス系とアスペルギルス・ニガー系の両方が入ったシンプラストです。何かの細菌や、これまで飲んだ薬の毒素も入っていると思われます。

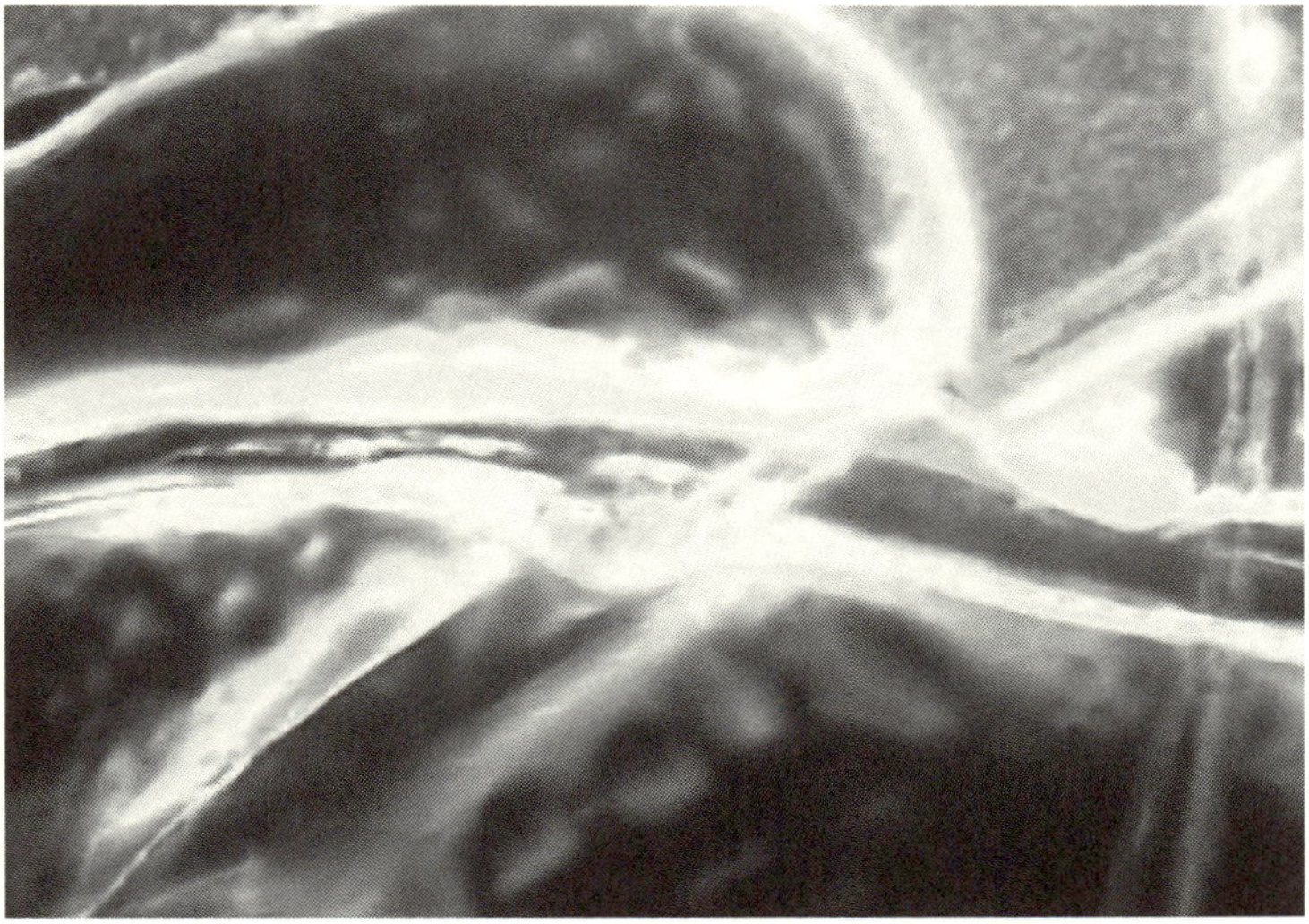

14—①重症筋無力症・第1回施術前①

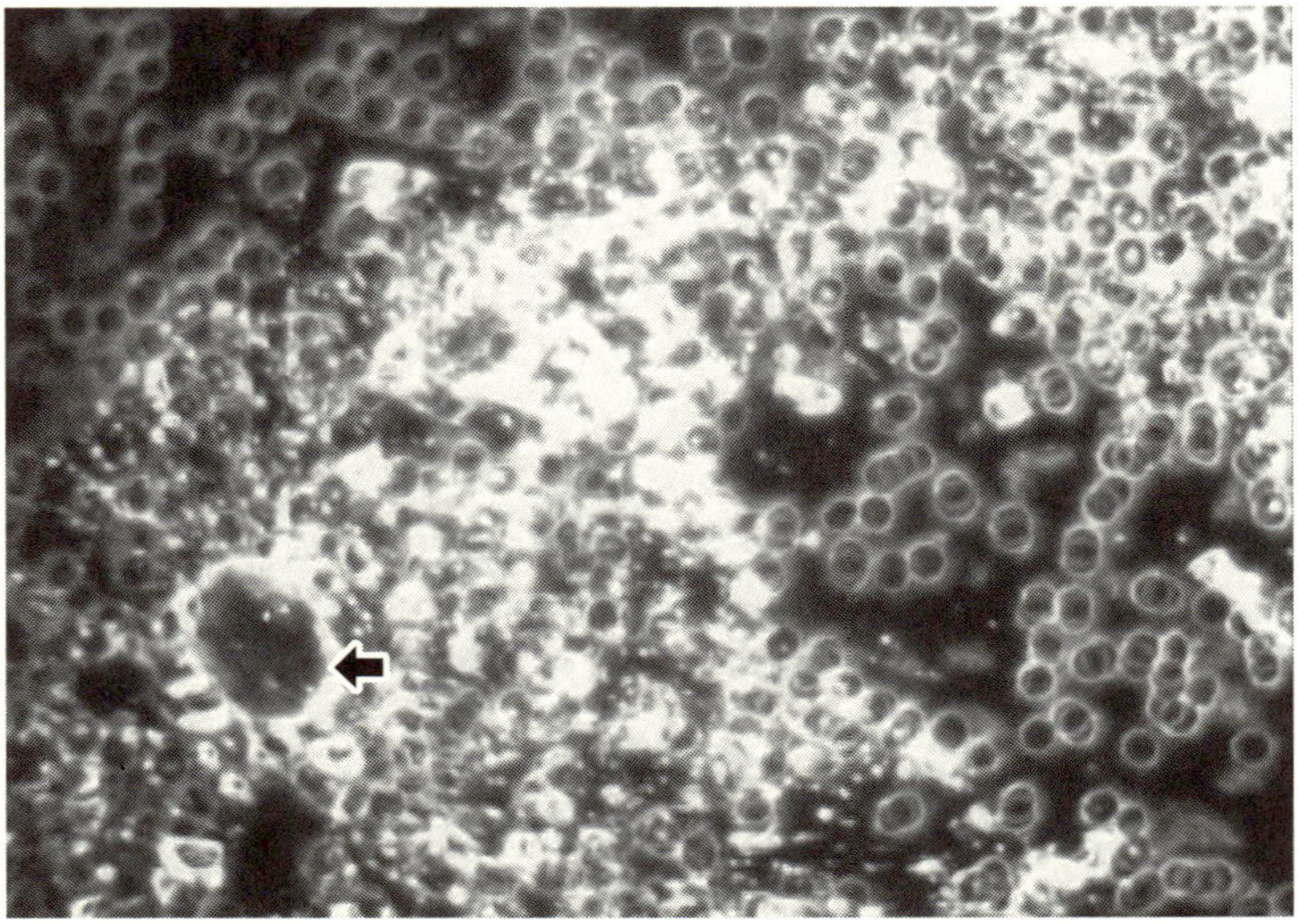

14—②重症筋無力症・第1回施術前②

「14―②重症筋無力症・第1回施術前②」は、第1回施術前の別の部分です。アスペルギルス・ニガー系のシンプラスト⬅が見えます。アスペルギルス・ニガー系の体内共生微生物は骨とリンパを司っているので、筋肉や骨に入りこんでいたものが出てきたと思われます。

赤血球も塊になっています。画面の中ほどの白く固まったところは、吐きだされた老廃物や毒素です。これは固まって出てきていますが、乾燥してバラバラな場合もあります。

14―①、14―②ともに、わずか4歳の子でこんな状態の血液はほかでは見たことがありません。

「14―③重症筋無力症・第1回施術後①」。これが若さです。AWGの施術を1回しただけで一気にロックが解けて赤血球がバラバラになりました。同時に、白血球⬅が13個、リンパ球➡が5個出てきました。

「14―④重症筋無力症・第1回施術後②」では、拡大写真の上の真ん中に白血球が4個見えていますが、4個ともに好酸球で酸性のものが出てきたことを表しています。ソマチッドも、見えています。

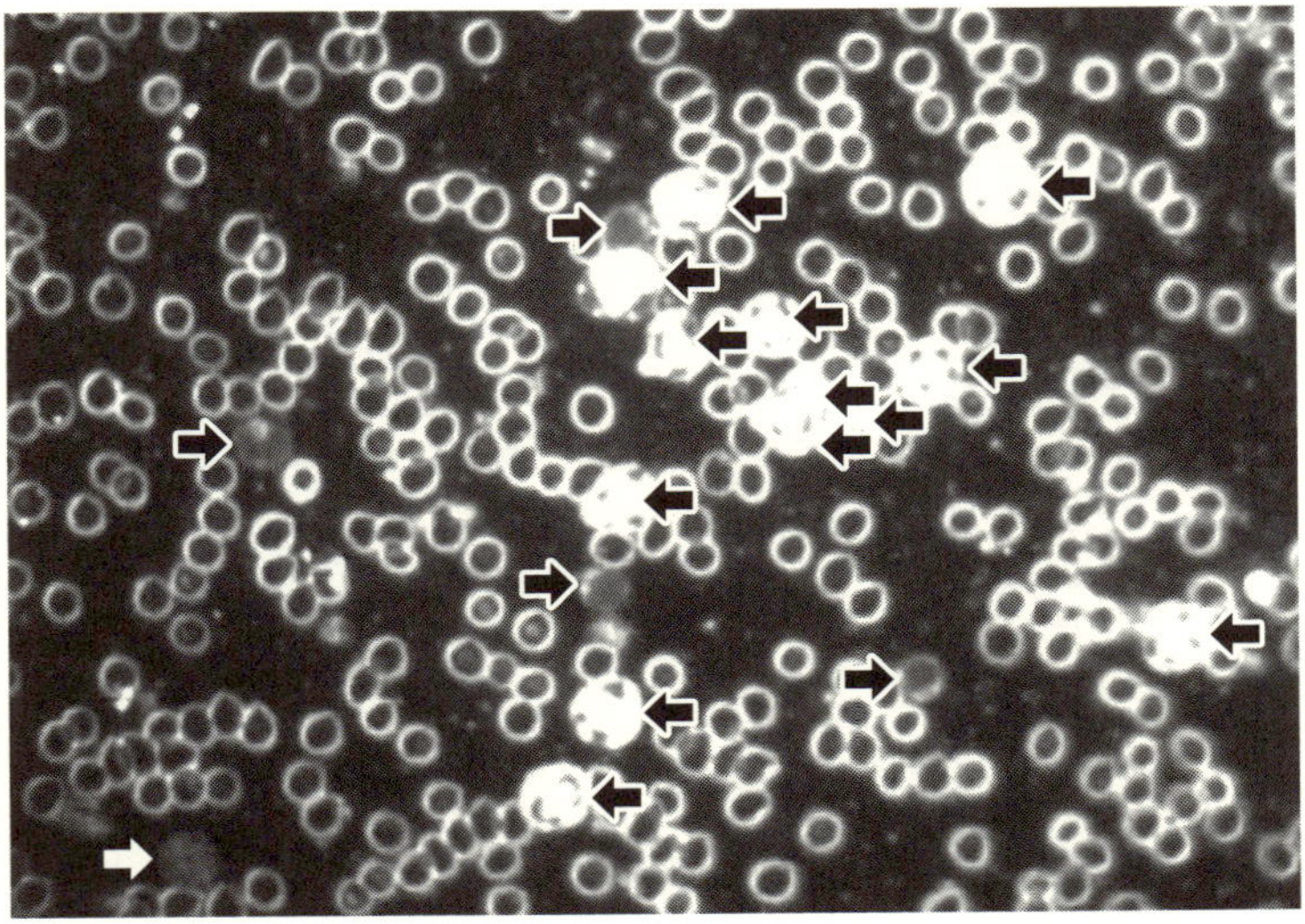

14―③重症筋無力症・第1回施術後①

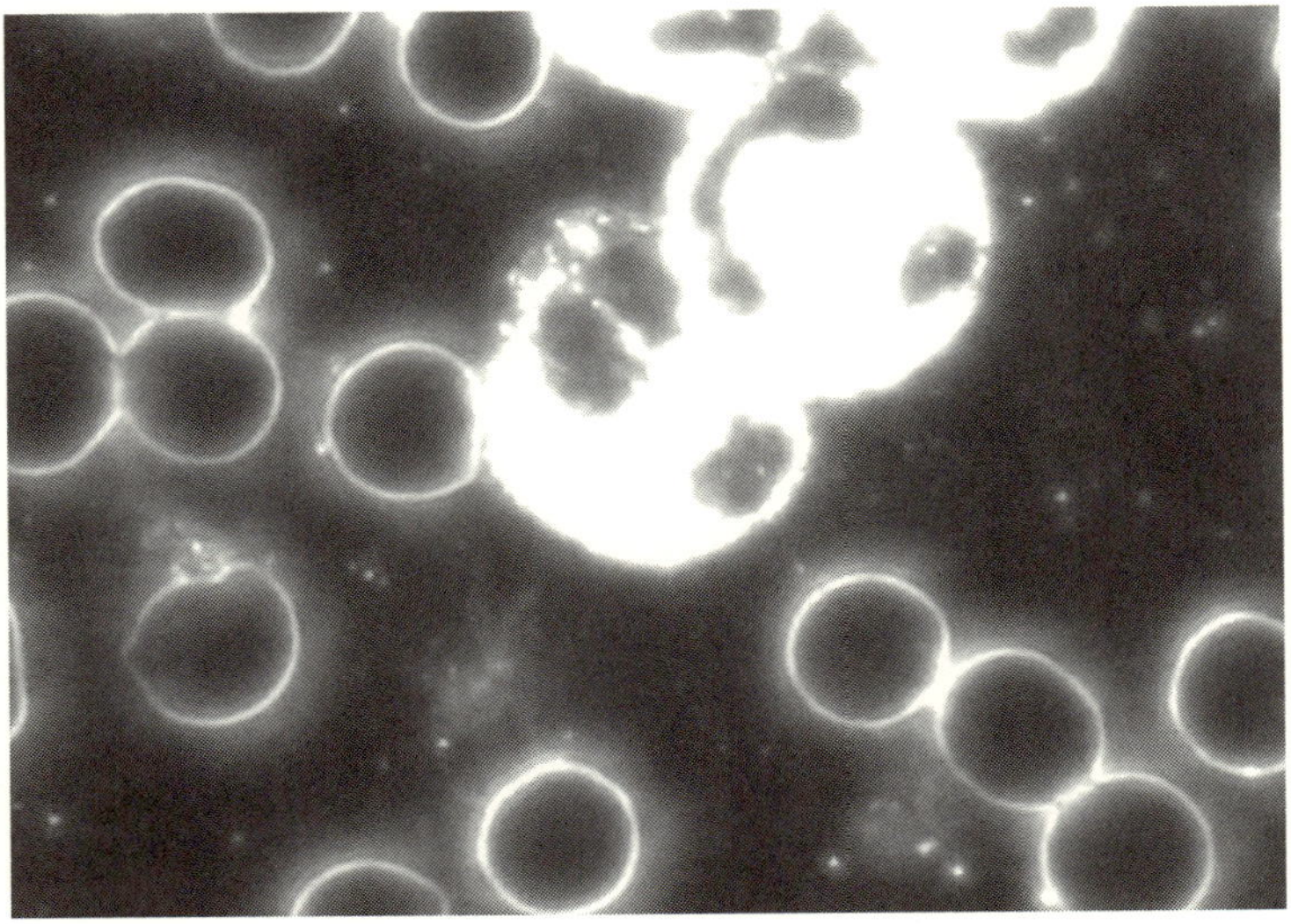

14―④重症筋無力症・第1回施術後②

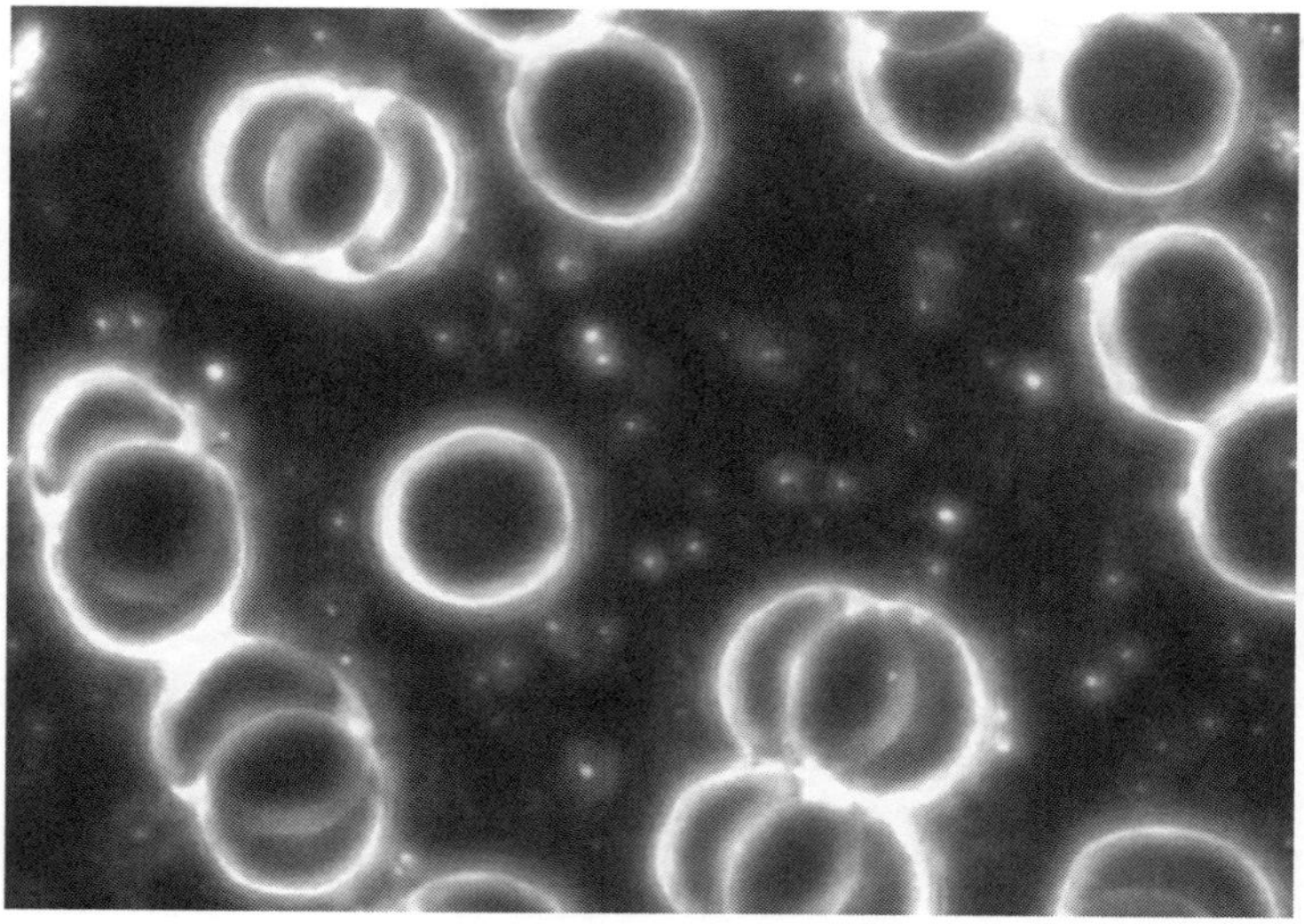

14―⑤重症筋無力症・第2回施術後

「14―⑤重症筋無力症・第2回施術後」。これも拡大写真ですが、ソマチッドがたくさん出てきました。

このお子さんは2回の施術で血液環境が改善し、症状も落ち着いたように思われました。もしかしたら肺炎球菌のワクチン注射で菌が入って悪さをしていたのかもしれません。やはり若いと生命力が違うのでしょう。

この後、遠方に引っ越してしまったため施術を続けることができなくなってしまいましたが、お元気でいるとのお便りをいただきました。

前立腺肥大　60代男性

ＭＲＩ検査で前立腺が2～3倍に肥大していて、さまざまな治療を試みても腫瘍マーカーの値がなかなか下がらないということで来院されました。痛風やアトピーもあります。

ＰＳＡ（Prostate-specific Antigen ＝前立腺特異抗原）は、4ナノグラム／ミリリットルを超えたら前立腺がんの可能性が出てきます。この方は25ですから、かなり高い数値です。

ＡＷＧは、前立腺や女性のホルモン関係の病気にはとくに効果を発揮するように思います。ＡＷＧを開発した松浦博士は、ＰＳＡ９３０の前立腺がんの方に施術を行って、3カ月後に2まで数値が下がったことがあるそうです。

「15―①前立腺肥大・第1回施術前」。一見するときれいな血液のようですが、ソマチッドが過剰です。まだ病原体は出てきていませんが、免疫を高めて悪いところを一所懸命改善させようとしている様子で、これは混乱状態です。

おかしいところを改善しようとしているので、白血球⬅もこの画面に6個も見えています。

免疫は上がっている状態です。

「15—②前立腺肥大・第1回施術後」。真っ黒に見えているのは血栓の塊で、施術をしたことによって出てきたと考えられます。血液の流れが悪いところが身体のあちこちにあって、そういうところから排出されてきた赤血球の塊だと思われます。

左下に見えるのは、気泡です。

「15—③前立腺肥大・第4回施術後」に、ムコール・ラセモサス系が中心のシンプラスト⬇が出てきました。右の上のほうにある黒っぽい部分は、長いあいだ酸素がいかなくて固まってしまった死んだ血液です。2つの白い塊は白血球⬅です。

小さいソマチッドがたくさん出てきて、プロティットベールに覆われて画面がかすんでいます。

ソマチッドは、pHがアルカリに傾くと小さくなって、酸性に傾くと結合して大きくなろうとします。プロティットベールは、アルカリに傾いたときに出てきます。ですから、この場合は全体的にアルカリに傾いていることがわかります。

前立腺の病気の方では、なぜかプロティットベールがよく見られます。

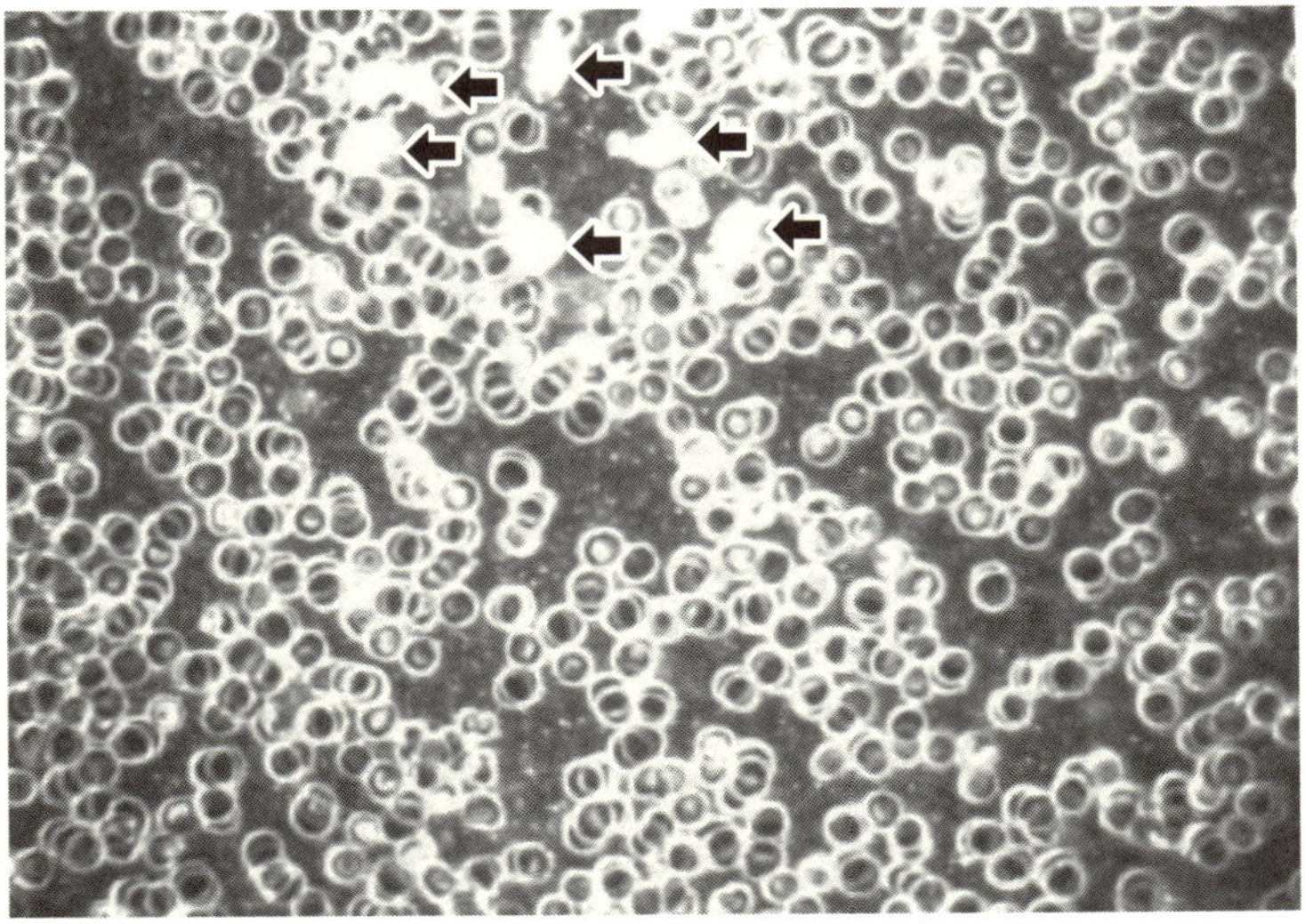

15—①前立腺肥大・第1回施術前

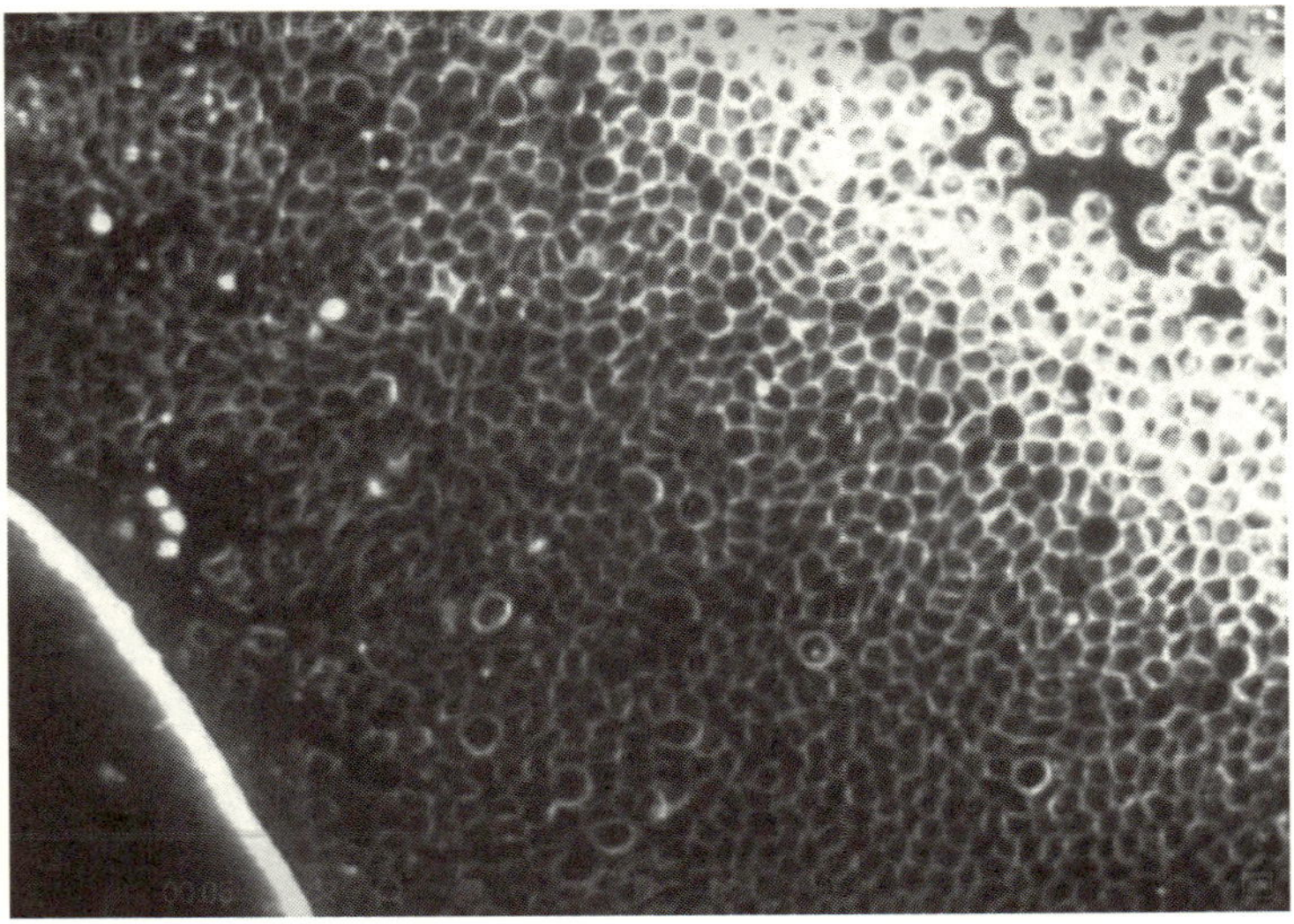

15—②前立腺肥大・第1回施術後

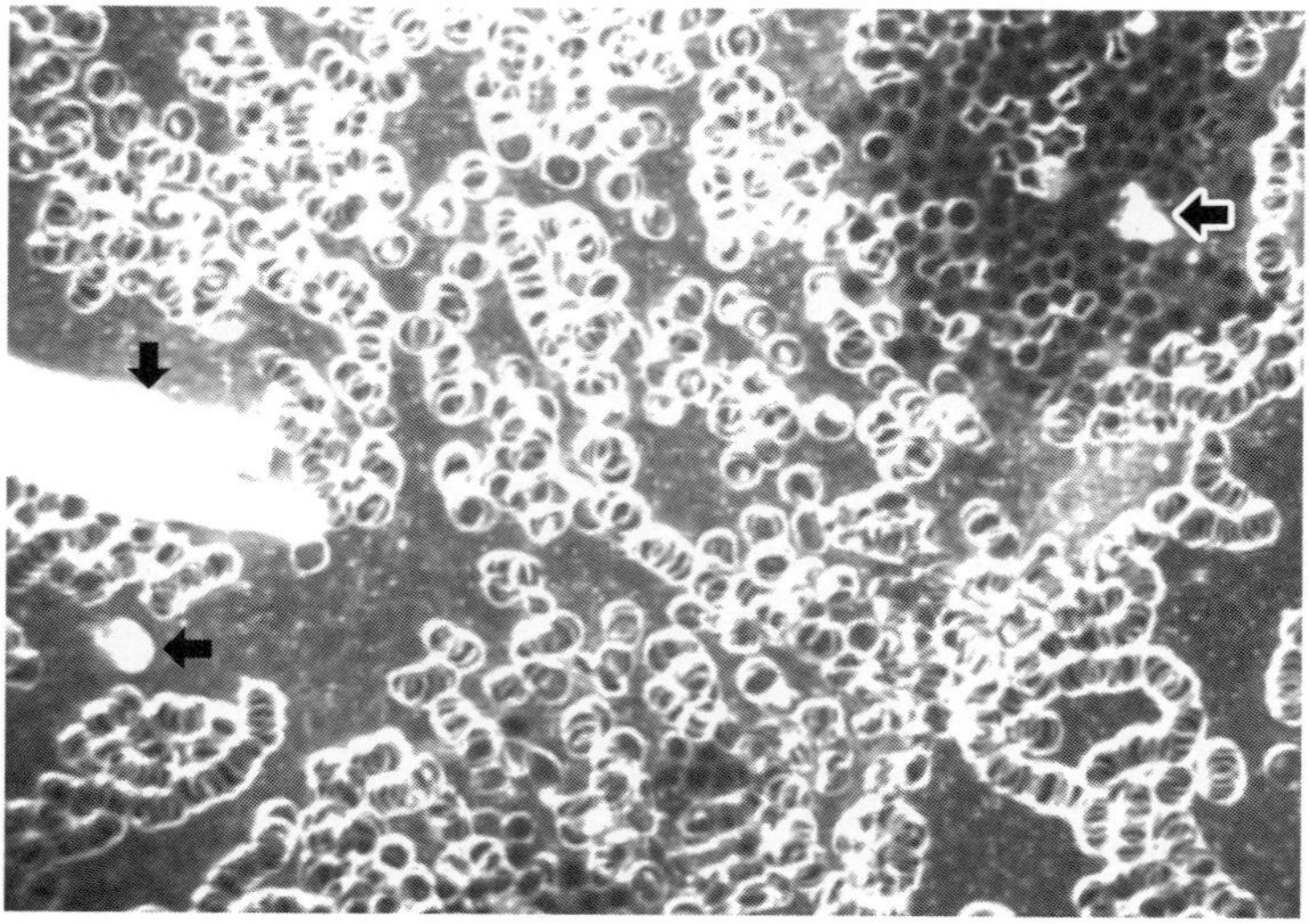

15—③前立腺肥大・第4回施術後

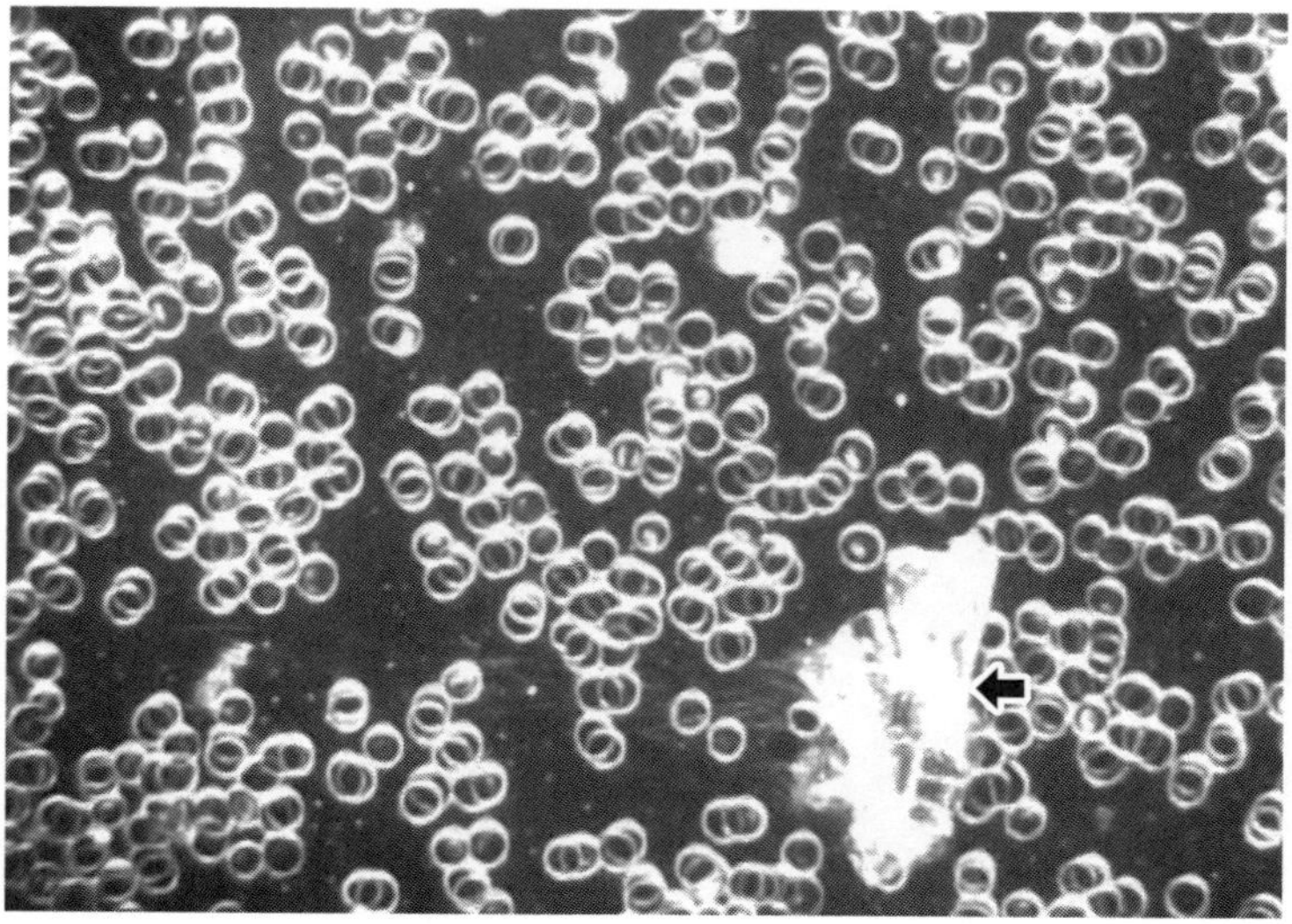

15—④前立腺肥大・第5回施術後

ＡＷＧの施術でロックが解けて、悪いところが一気に出てきたということです。それにしても、死んだ血液とシンプラストとプロティットベールの３つが同時に出てくるのは非常に珍しい例です。

施術により、血液中に体内の毒素が出てきているので、よい環境に変化していると思われます。

「15―④前立腺肥大・第５回施術後」。かなりよくなりましたが、ムコール・ラセモサス系のシンプラスト⬅が出ています。これはトゲがあって、顔つきがあまりよくありません。

この方は現在も来院されていますが、前立腺のコードの施術を始めて前立腺肥大はほぼ正常になり、ＰＳＡの値も減少しつつあります。

脳梗塞・高血圧　50代男性

２０１５年７月に、はじめて来院されました。

３年前の脳内出血で右半身に障害が残り、さらに来院の半年くらい前に脳梗塞を起こしたそうです。血圧やコレステロール値も高くて、右脚に軽度のマヒが残り、ろれつが回りづらく、服薬していました。

「16―①脳梗塞・高血圧・第１回施術前」の状態は、それほど悪いようには見えません。ただし、赤血球の凝集や、画面の下のほうに小さい赤血球が見られます。どこかに血栓が存在して、長いあいだ酸素不足だったために圧縮されて小さくなったと思われます。

赤血球が白く輝いて見えますが、この中にソマチッドがたくさん入っていて、外に出ようとしている状態だと思われます。重篤《じゅうとく》な方ではこのような輝きは見られず、画面全体が暗くなります。

白血球⬇が４つも見えるので、免疫もなんとかしようと頑張っている状態といえます。

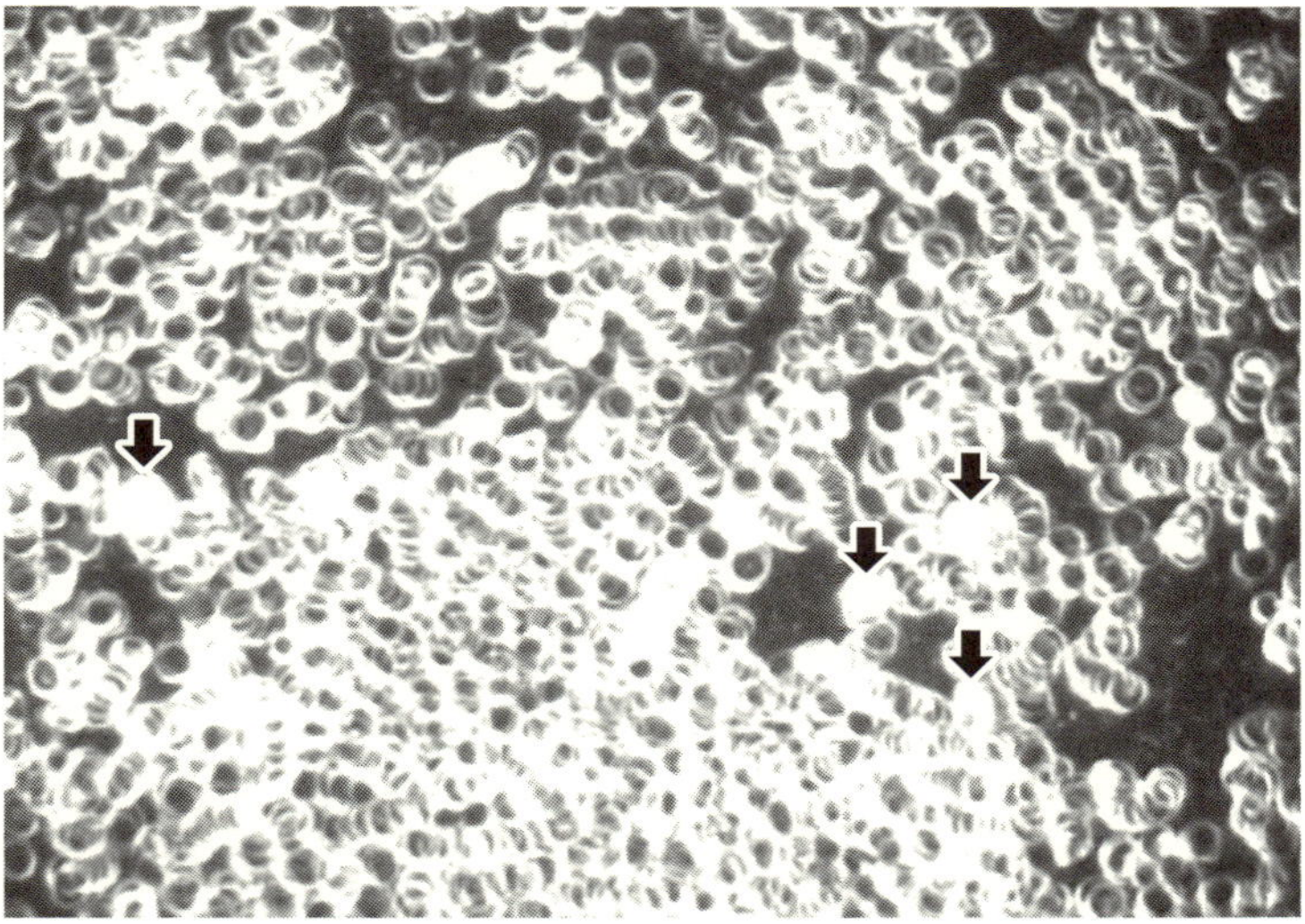

16—①脳梗塞・高血圧・第1回施術前

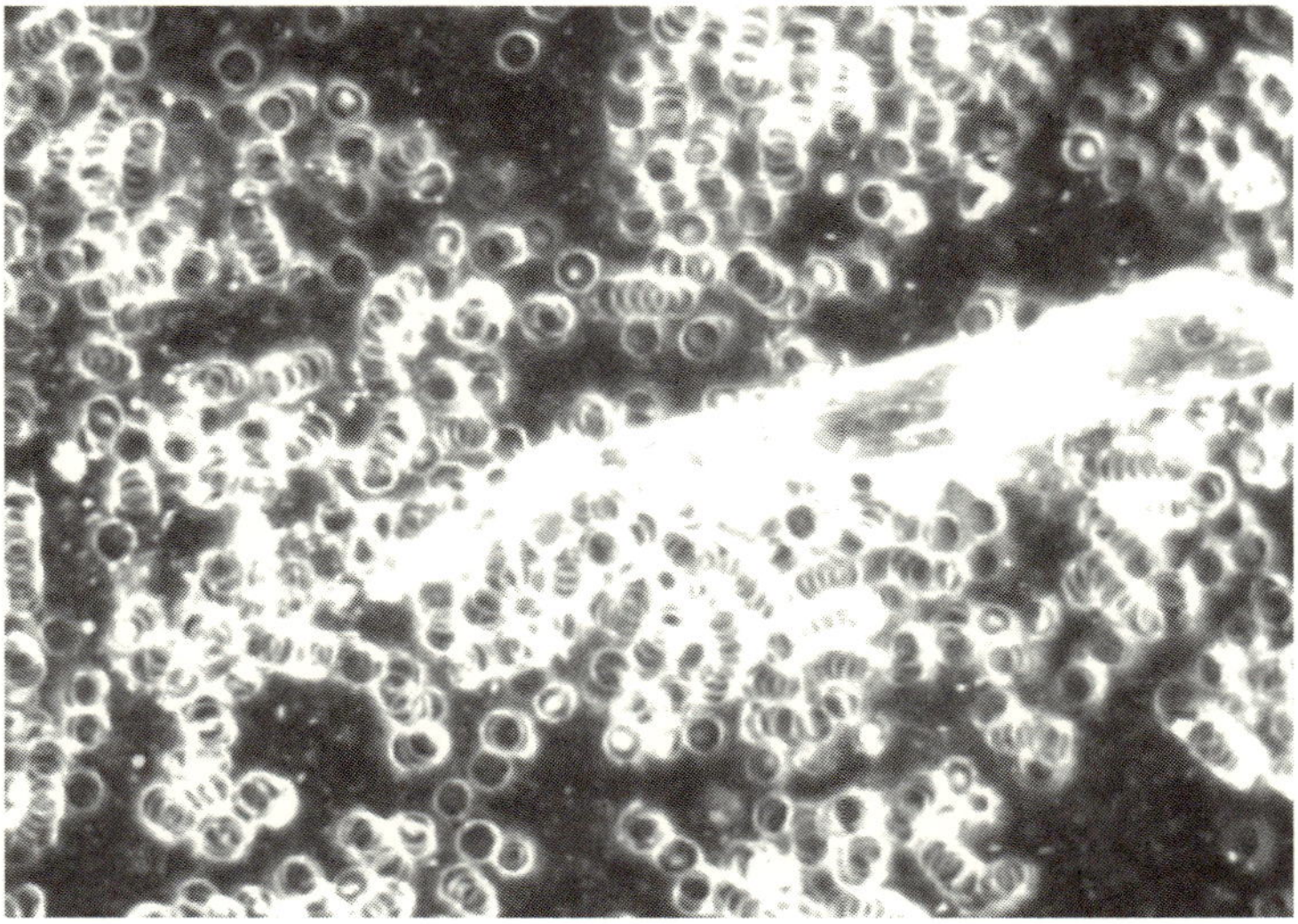

16—②脳梗塞・高血圧・第1回施術後

「16―②脳梗塞・高血圧・第1回施術後」ですが、画面の中央にネズミ色と白の両方のシンプラストが出てきました。

白い部分が強いので、循環器を司るムコール・ラセモサス系のほうが多く入っているのでしょう。

血液の循環が悪くなるとリンパや骨にも血液が届きにくくなるので、最終的にはそちらにも異常が出てきます。このような連鎖の一番の原因は、ムコール・ラセモサス系の体内共生微生物が繁殖しすぎてフィリットとなって血流を阻害することなのです。

「16―③脳梗塞・高血圧・第3回施術後」では、よくなっている部分もありますが、悪い部分も出てきました。

中央部全体に真っ黒になっている部分がありますが、これは酸素が長いあいだいかなくて死んでしまった赤血球です。こういうものが詰まっていると、脳梗塞を再発する原因にもなります。

「16―④脳梗塞・高血圧・第10回施術後」。凝集していた赤血球がほどけて、大きなシンプラ

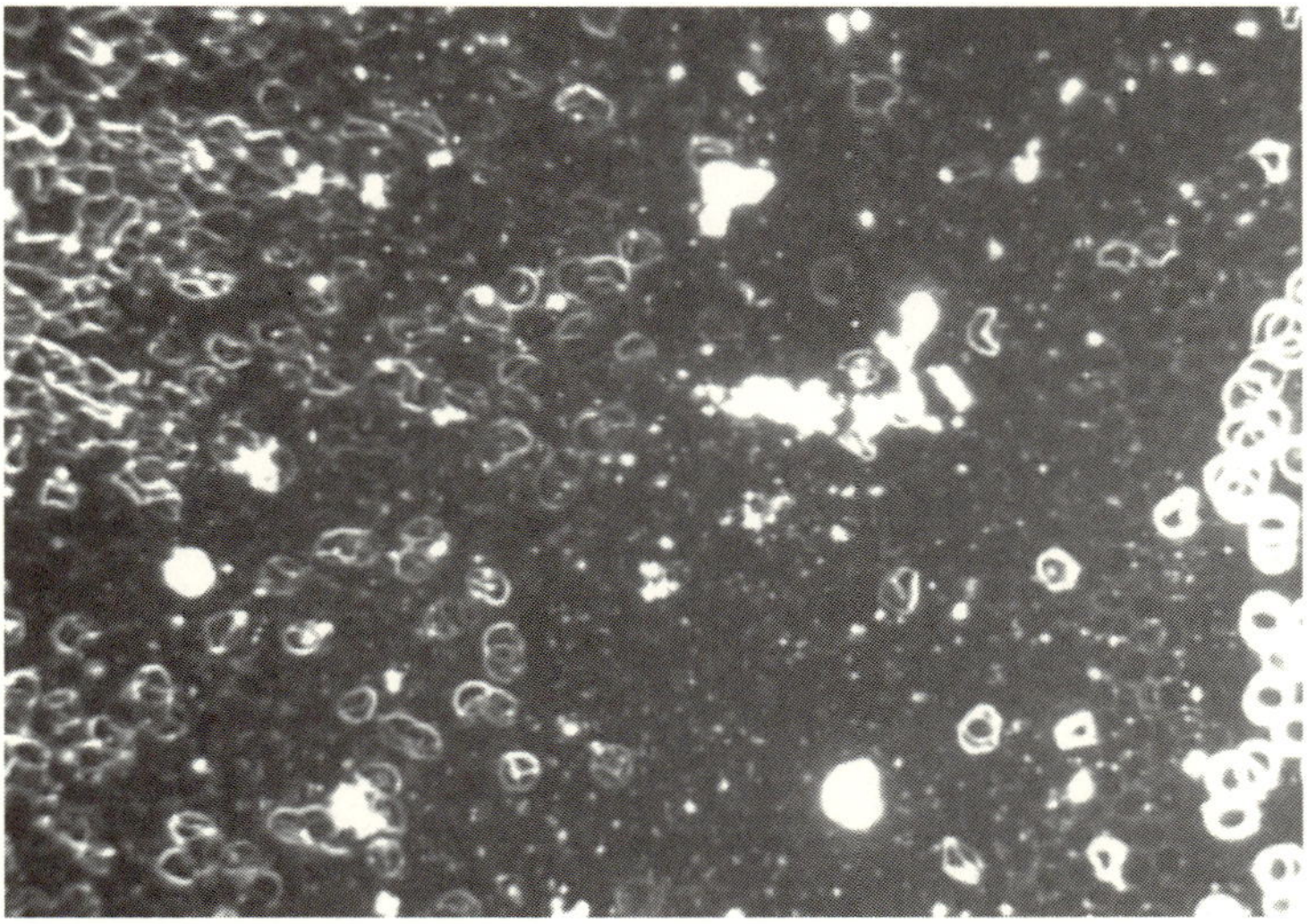

16—③脳梗塞・高血圧・第3回施術後

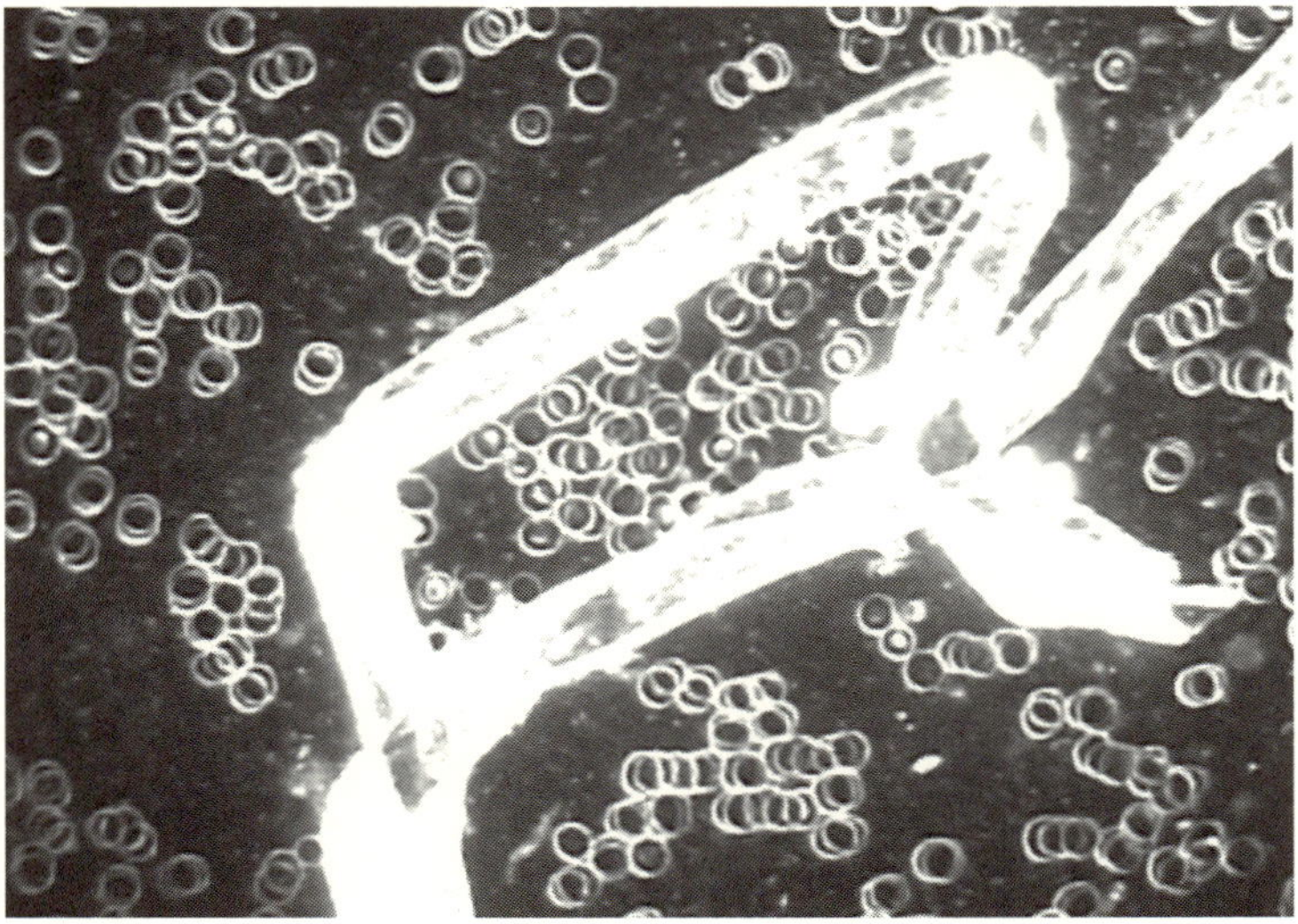

16—④脳梗塞・高血圧・第10回施術後

ストが出てきました。この中には、毒素や白血球の死骸やウイルスなどが入っています。白く輝いて見えるので、ムコール・ラセモサス系の乾燥した形態の結晶物がたくさんあるということです。

ＡＷＧの施術を行ったので、悪さをしていたものが形を変えて老廃物として出てきました。このシンプラストはとがった形をしていないので、それほど悪性ではないと思われます。シンプラストが出てくるのは、回復への１つの過程です。

ソマチッドも、バランスよく出てきています。

その後、右脚のマヒはほとんどわからないくらいになり、周りの方から話し方がスムーズになったと言われるまで回復されました。

チック　8歳男児（体験編249ページ参照）

しゃっくりが出たり、首や腹部、背中が動いたり、家でテレビを見ているときに足がぴくついたりということがだんだんひどくなっていました。現代医学や漢方薬では改善されないということで来院されました。

「17—①チック・第1回施術前①」。2015年8月に来院なさったときの血液の写真では、斜めに画面を貫く大きなシンプラストと、8歳の子どもにしては凝集している赤血球が見られました。

枝分かれしている異形のシンプラストですが、これが血液を縛っていると思われます。

ソマチッドは、ほとんど見られません。

「17—②チック・第1回施術前②」でも、やはり赤血球が凝集しているのが見られました。

子どもですから、本来、血液はサラサラで赤血球も発達していかなければいけないのに、こ

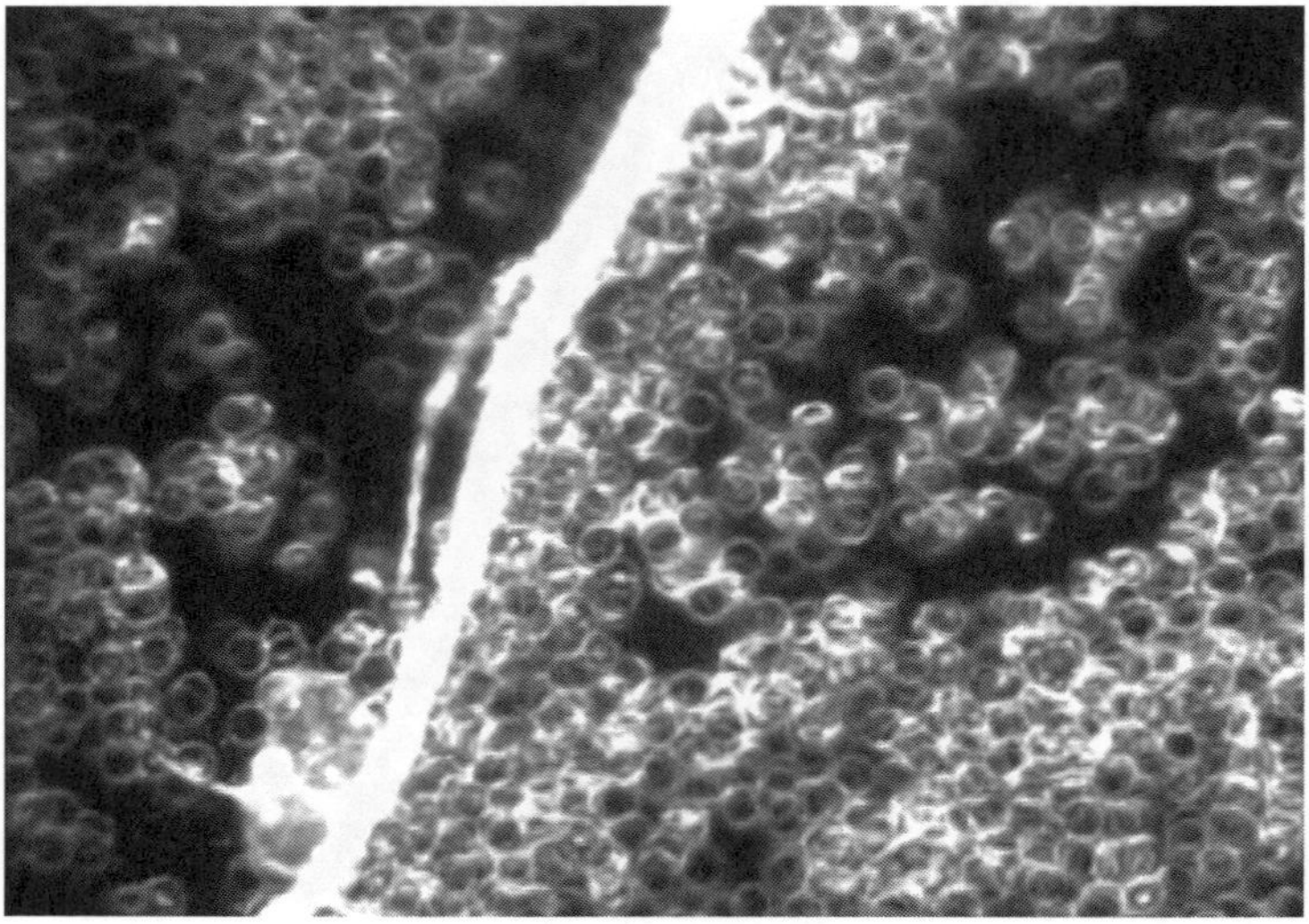

17—①チック・第1回施術前①

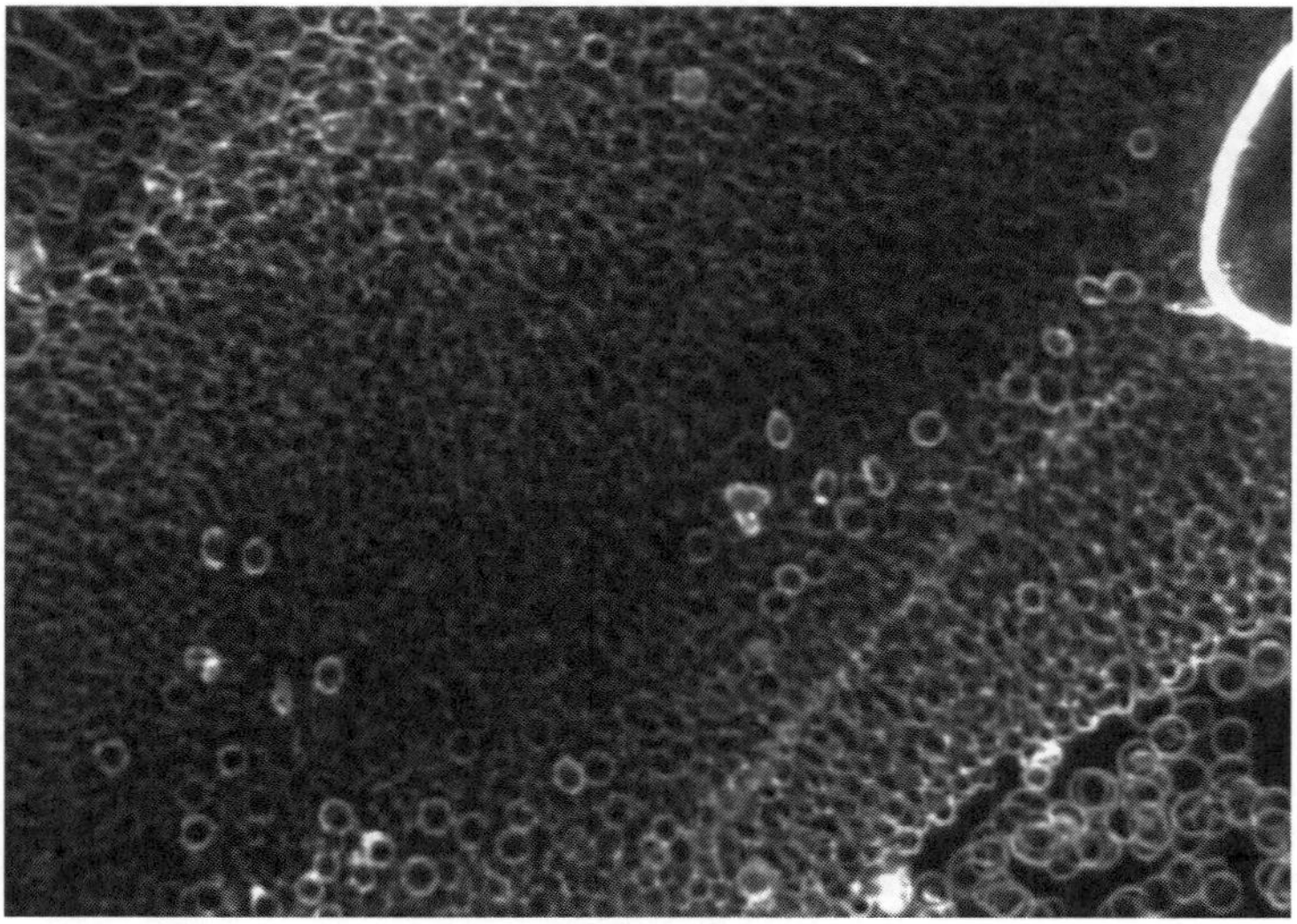

17—②チック・第1回施術前②

のように画面いっぱいに広がる巨大な血栓があるのは異常な状態です。このあたりは、プラスに荷電しているのでしょう。

画面右上の白いループはシンプラストですが、そこから左斜め下に出ている薄い線は、乾燥した形態のスポロイド・シンプロティットが赤血球中から少し噴きだしてきているものだと思われます。

「17—③チック・第1回施術後①」は、まさに若さの証明のような写真です。1回の施術でロックが解けて、ソマチッドが出てきました。赤血球も、バランスよくばらけています。ただ、全体に目のように見える貧血球がたくさんあることに注目です。詰まっているところがあったり、血液をつくる腸に問題があって、貧血球が出てきたと思われます。放っておくとどんどん悪くなっていきそうですが、早いうちだとよくなる可能性があります。

「17—④チック・第1回施術後②」。①と同じときの血液の写真ですが、たった1回の施術で血液の環境がよくなっていることがわかります。ソマチッドも、出てきています。ただ、ここには小さい乾燥した形態のシンプラスト⬇が見えていますし、斜めになった小さい赤血球⬅があります。まだ、赤血球の大きさが不揃いな状態です。

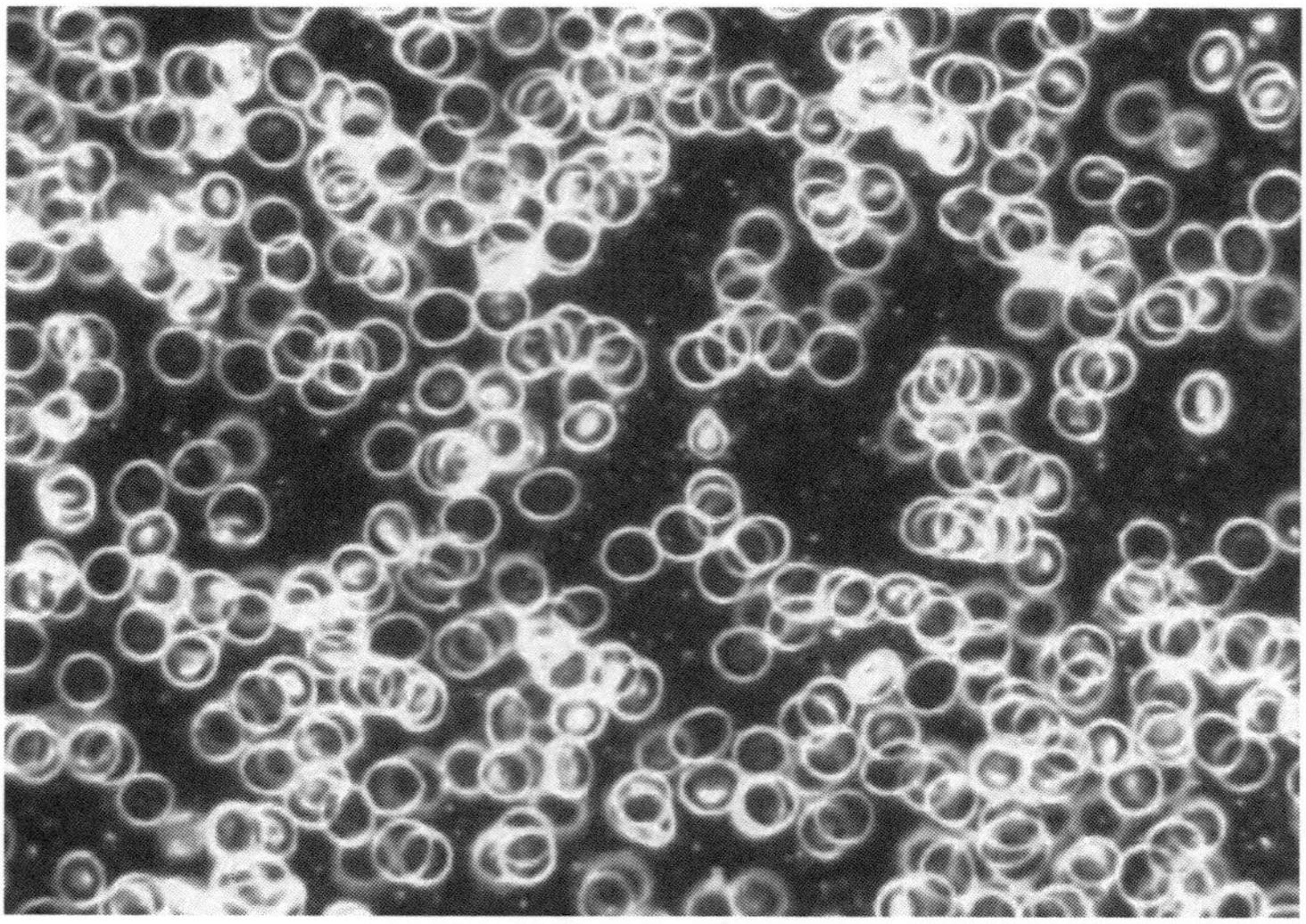

17—③チック・第1回施術後①

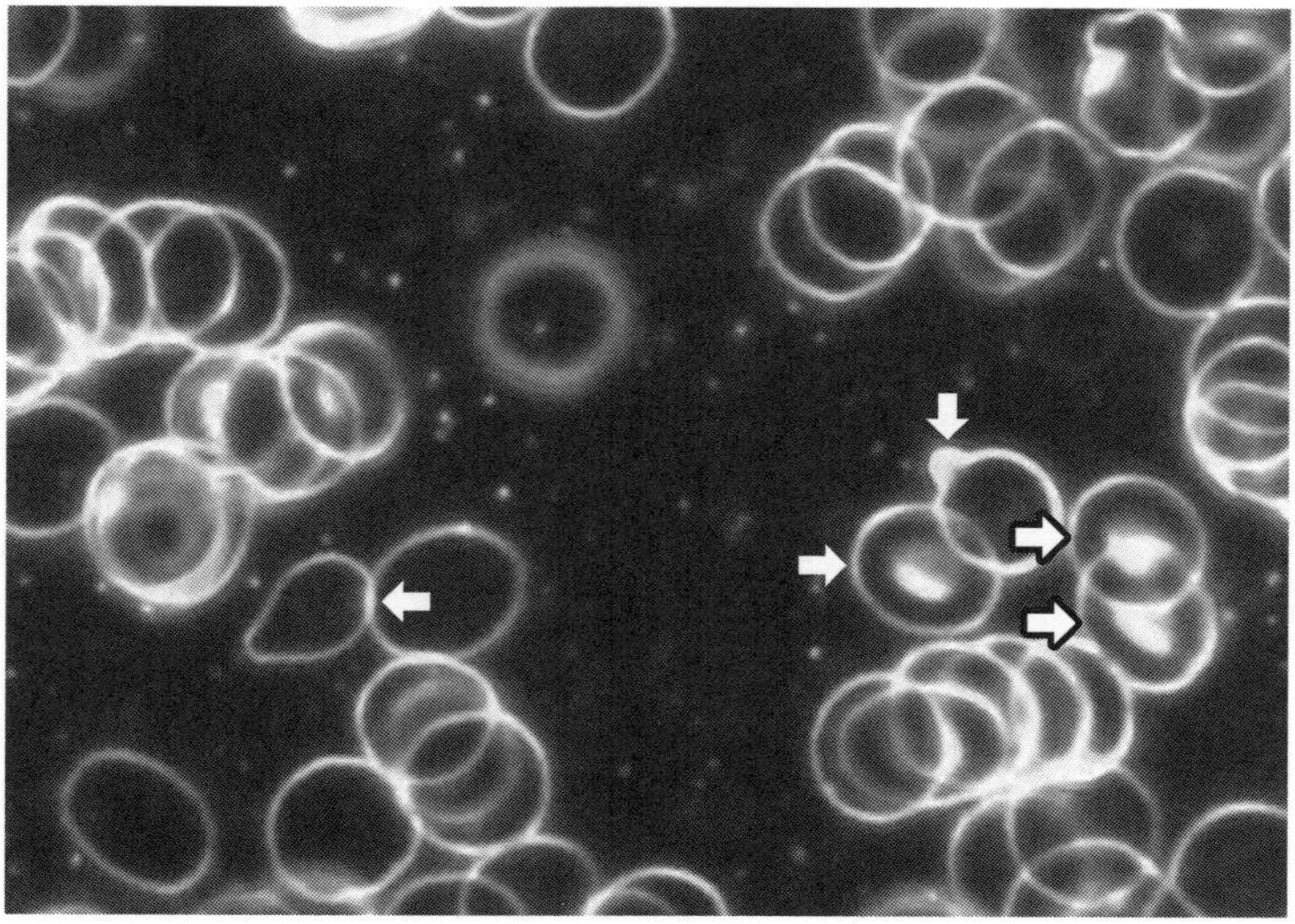

17—④チック・第1回施術後②

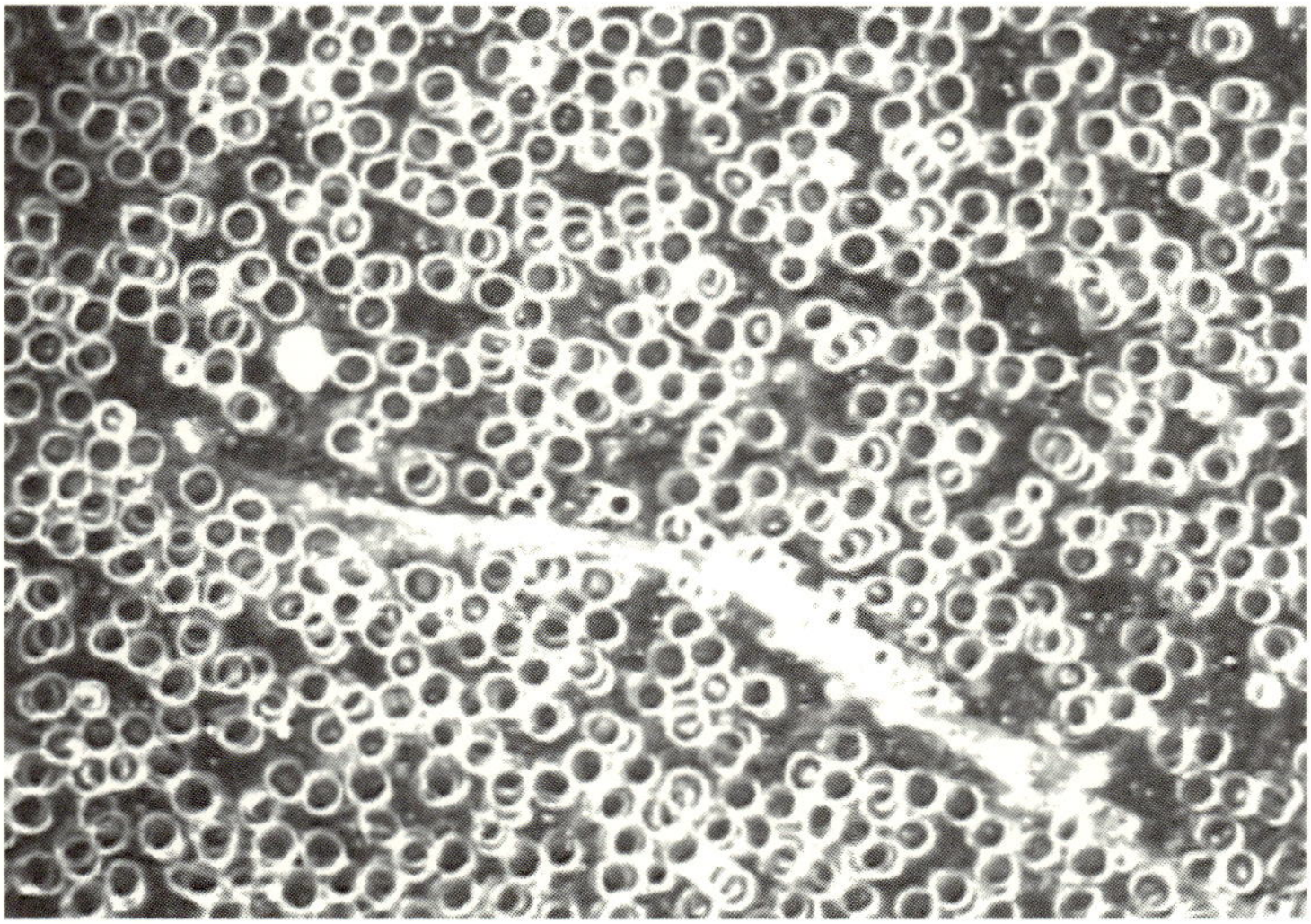
17—⑤チック・第6回施術後

貧血球➡もあります。これは、エンダーレイン博士の考え方からすると赤血球の中のソマチッドがまだ未発達な状態ということになるのでしょう。

「17—⑤チック・第6回施術後」。2015年10月の写真ですが、施術前のものほど大きく力強くはないにしても、シンプラストが出ています。どこかに入っていていたずらをしていたものが、どんどん出てきているのでしょう。

〝免疫整体ここ一番〟では、〝宇治橋メソッド〟と呼んでいただいているレシピで、血液、腸、肝臓などの基礎的なコードから施術を行っていきます。そのたびに、直接コードにかかわる臓器などからシンプラストが出てきま

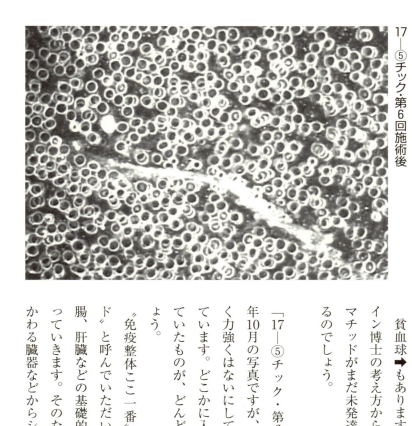

す。

第6回目の施術では、ホルモンにかかわるコードの施術を行いました。このお子さんはおそらくホルモンの関係に問題があったので、6回目に大きなシンプラストが出たものと考えられます。

小さい子で一番気をつけなければならないのはホルモンの異常で、胸腺や副腎に重金属などの毒素がたまると、病気の原因にもなります。人間はホルモンで交感神経も副交感神経もコントロールして体内環境を整えているので、私はホルモン関係をとても重要視しています。

このお子さんは、10回ほどの施術で症状がほとんどなくなりました。

脂漏性皮膚炎・生理不順　20代女性

この女性は大学生ですが、顔や体が脂漏性皮膚炎でただれていました。アトピーや帯状疱疹も経験したそうです。春ウコンを服用したら少し改善したとのことですが、生理不順で、胃腸が弱く、便秘がちだということでした。

「18―①脂漏性皮膚炎・第1回施術前」。2014年8月にはじめて来院したときのものです。ちょっと変わった形のシンプラストが出ています。右の塊から左のほうに、尾を引くようにつながっています。

赤血球は、固まっていて、まったくないところもあるし、20代という若さの割には元気がありません。

ソマチッドが少しあるように見えますが、これはソマチッドではなく乾燥した形態のスポロイド・シンプロティットです。これが成長するとミーシット以上、シーシットくらいのレベルの病原性形態に変化していきます。さらに変化すると細菌になります。

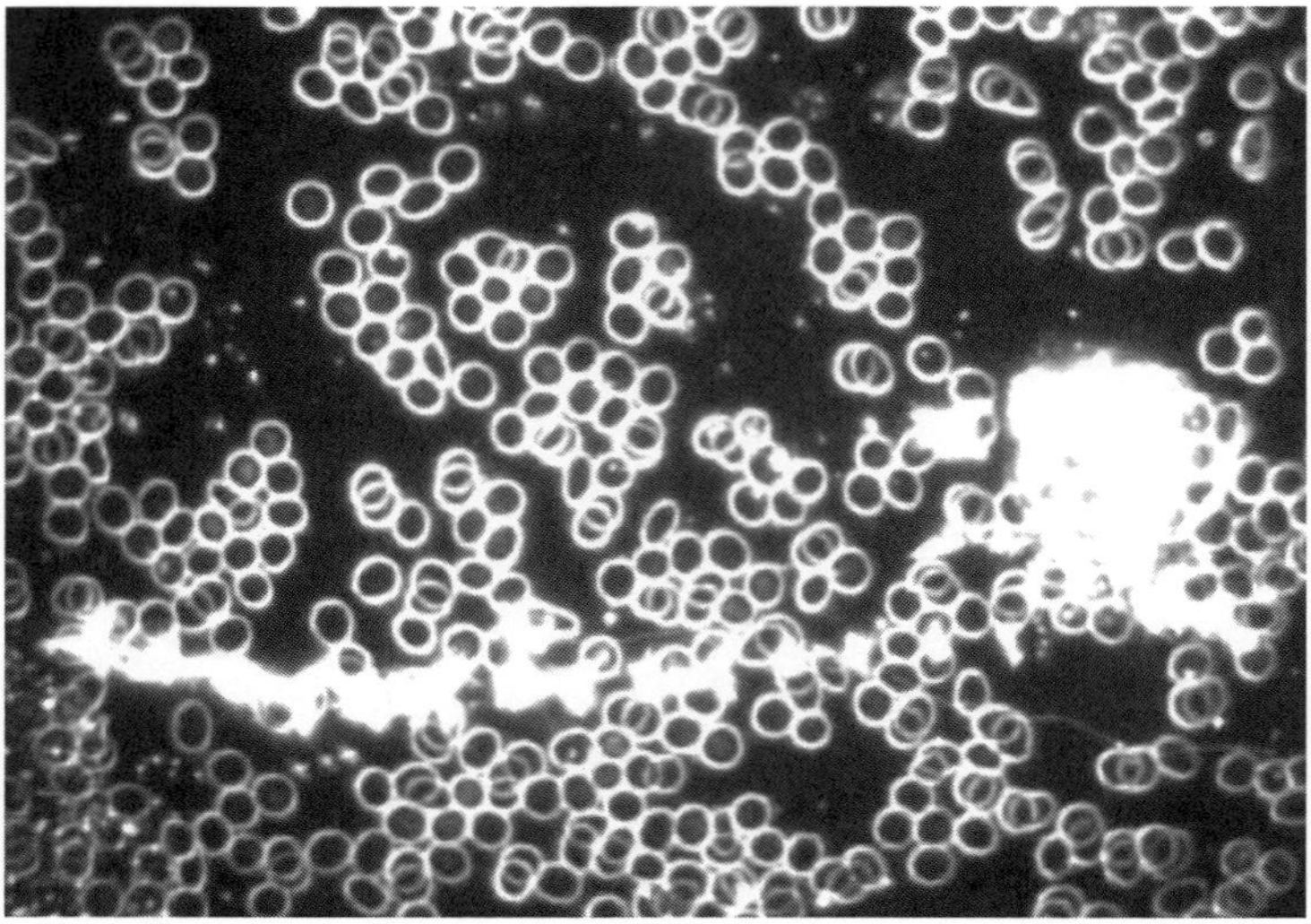

18―①脂漏性皮膚炎・第1回施術前

ソマチッドなら小さくて動きますが、これはあまり動きません。こういうものが集まって丸くなると、悪さをしはじめます。

「18―②脂漏性皮膚炎・第1回施術後」。これが、この方の本来の血液の姿です。

全体にフィリットだらけで、それにピントを合わせた画像です。このフィリットは大量に繁殖していたムコール・ラセモサス系の体内共生微生物が姿を現したものです。そのため、赤血球も凝集しています。

AWGの施術を受けてpHや温度が整ったので、体内環境のバランスが崩れたままにっちもさっちもいかないなかでバランスを保っていたものが、フィリットとして出てきたのです。赤血球が内部に抱えていたプラスの電荷

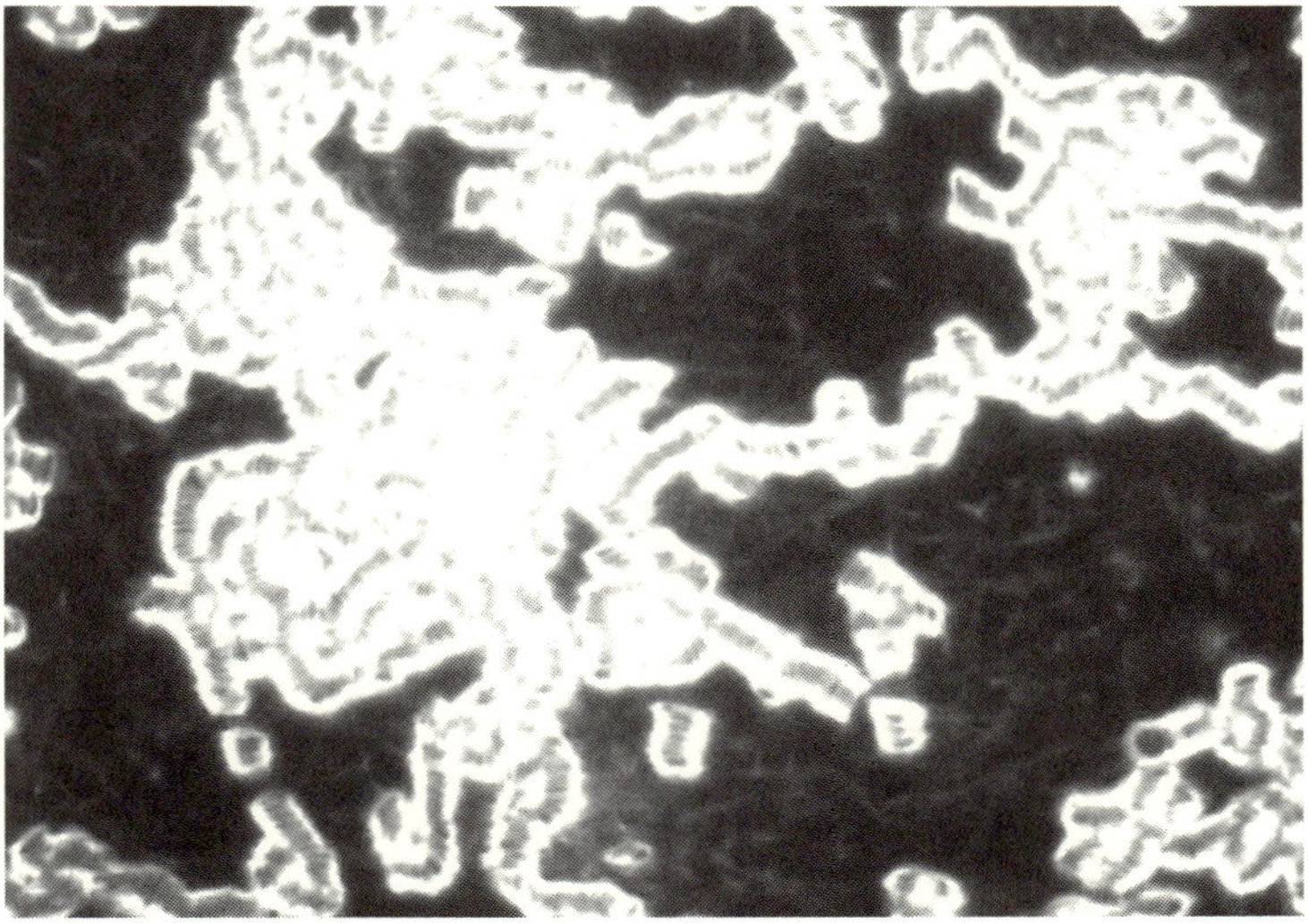

18―②脂漏性皮膚炎・第1回施術後

が外に出たので、ソマチッドが集まったのでしょう。

これらはいい方向の変化なので、ここから血液の状態がきれいになるのが期待されます。

「18―③脂漏性皮膚炎・第15回施術後」では、かなりいい状態に整ってきています。

シンプラスト➡の塊が2つ見えています。

また、リンパ球⬆や好酸球⬅が現れてきました。免疫が少し働きだしているということです。

赤血球も、だいぶバラバラになりました。

ここで現れたシンプラストについては、いろいろな見方があります。

私は固まっていたおかしなものがだんだんとれてくると考えていますが、これは一番最

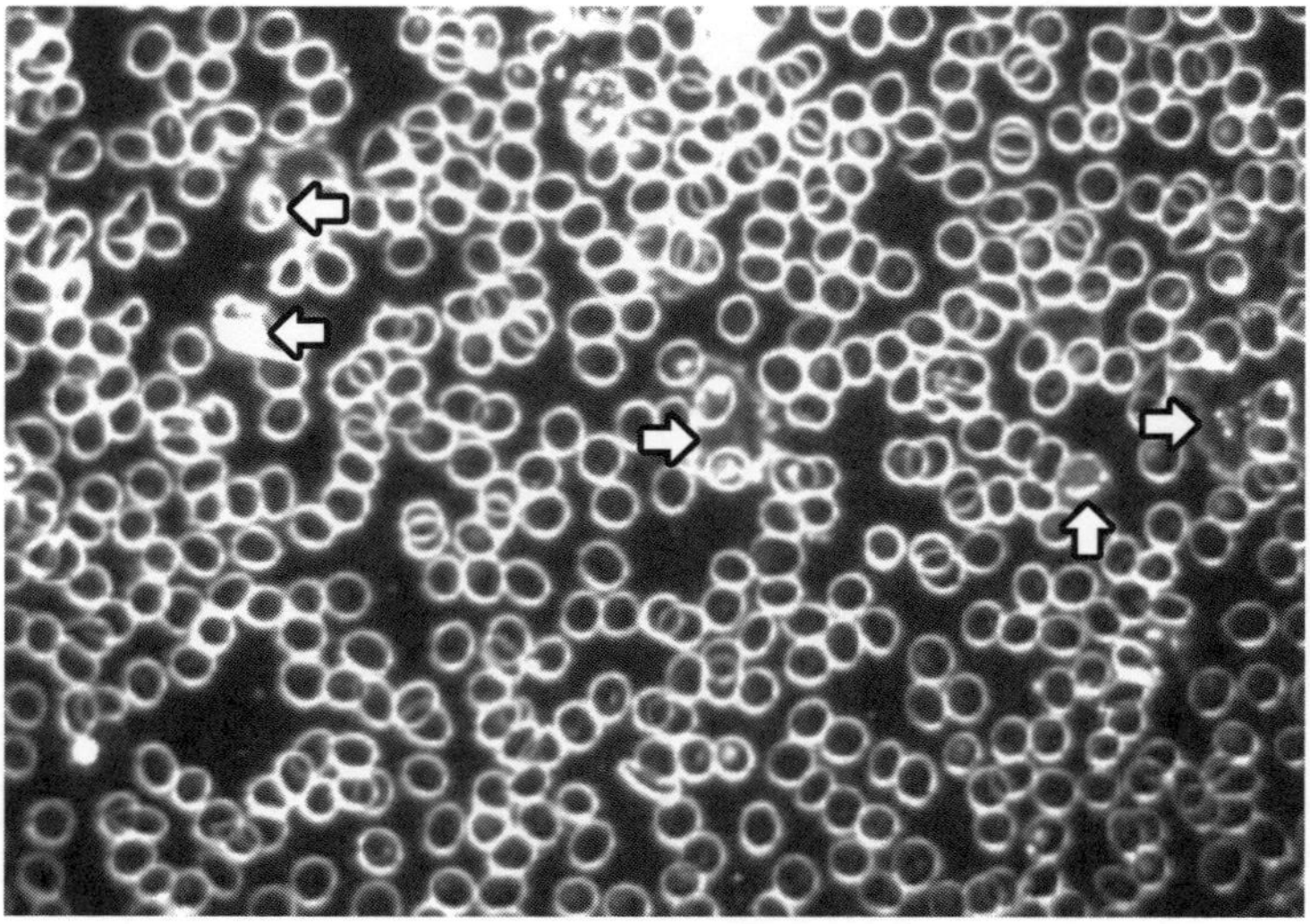

18―③脂漏性皮膚炎・第15回施術後

初の芯になったものの可能性があると見ます。プラスに荷電したものが、さまざまなものをまとわりつかせて発達していくのです。これについて、ウイルスの塊が結晶物になったものだと言う人もいます。

いずれにしろ、症状が消えていく途中でこういうものが出てくるのは確かです。これを端緒《たんちょ》として、ぐっと症状が改善していくと考えていいでしょう。

「18―④脂漏性皮膚炎・第48回施術後」。これは、2015年8月の血液の写真です。

ホルモン系の大きなシンプラストが出てきました。これは、とくに顔つきが悪いわけではありません。ソマチッドも出ています。

シンプラストが出ているので、まだ完全な

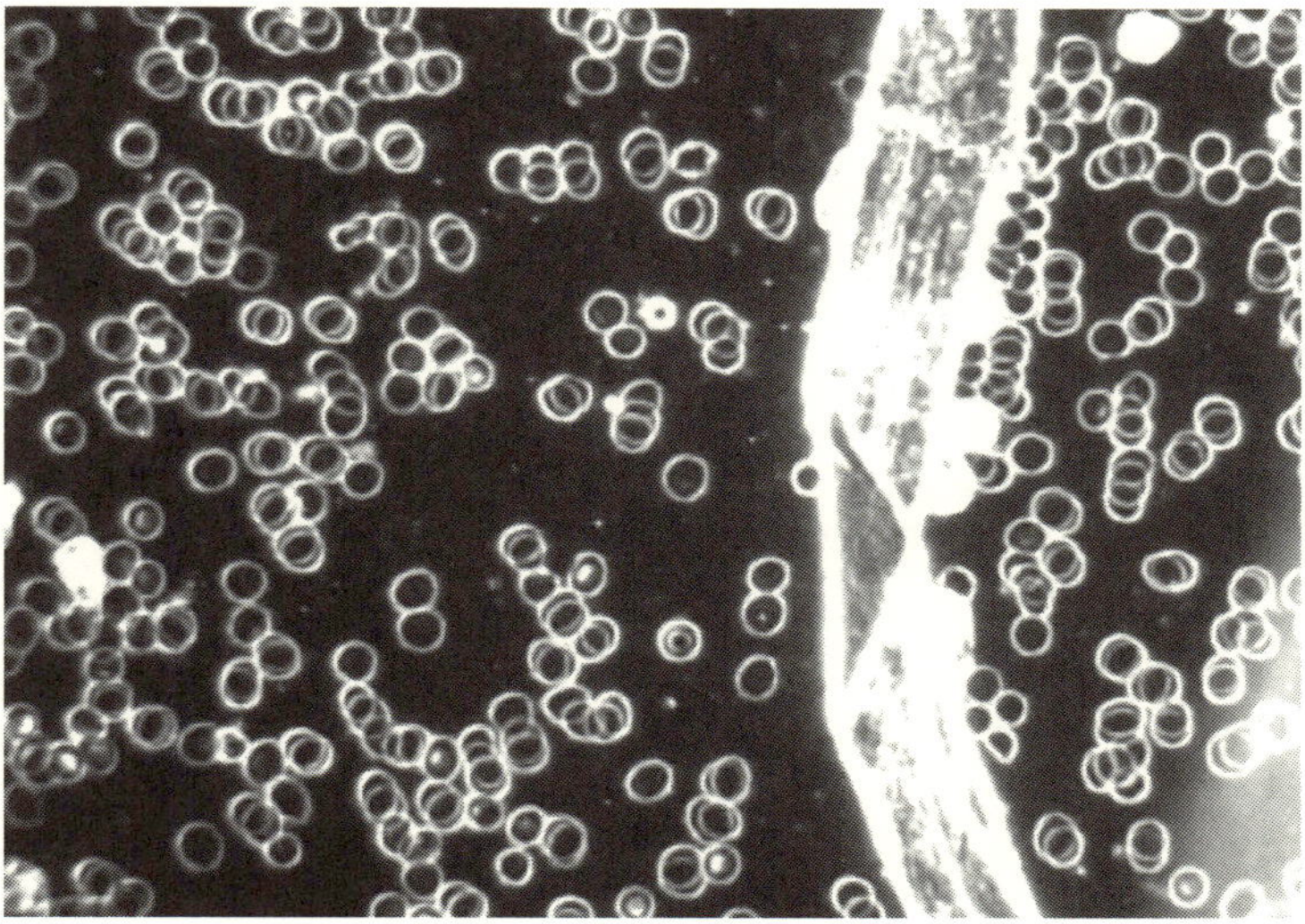

18—④脂漏性皮膚炎・第48回施術後

状態ではありませんが、皮膚がきれいになって、本人の気持ちも明るくなったようです。

千島学説によると、赤血球が細胞になって筋肉や皮膚となっていくわけですから、アトピーをはじめとする皮膚の病気は、改善するまで時間がかかると思われます。ＡＷＧの施術で悪いものが排出されてきれいになった赤血球から、きれいな新しい皮膚ができていくのを待つことになります。

非結核性抗酸菌症　60代女性

長野で通院していたとのことですが、胸の痛みがなくならないと来院されました。

「19―①非結核性抗酸菌症・第1回施術前①」では、変わった形のフィリット（◯で囲んだ部分）が見えました。ふつうのフィリットは細いのですが、これはイネの穂のように四方八方に伸びていて、ピンピンと強いところがあります。これは、かなり病原性の強い形態といえます。

「19―②非結核性抗酸菌症・第1回施術前②」では、全体にとても強い赤血球の凝集が見られます。特徴的なのは、とくに右上のほうの赤血球がとても強い凝集でよじれて、もはや形をなしていないということです。

多動性障害や自閉症の子どもの場合にも、こういう血液画像が見られます。現代医学ではこれらは遺伝によるものといわれていますが、私は体内共生微生物や、何か病原性のもの、重金属などの毒素によって引き起こされているのではないかと考えています。こんなものが脳にい

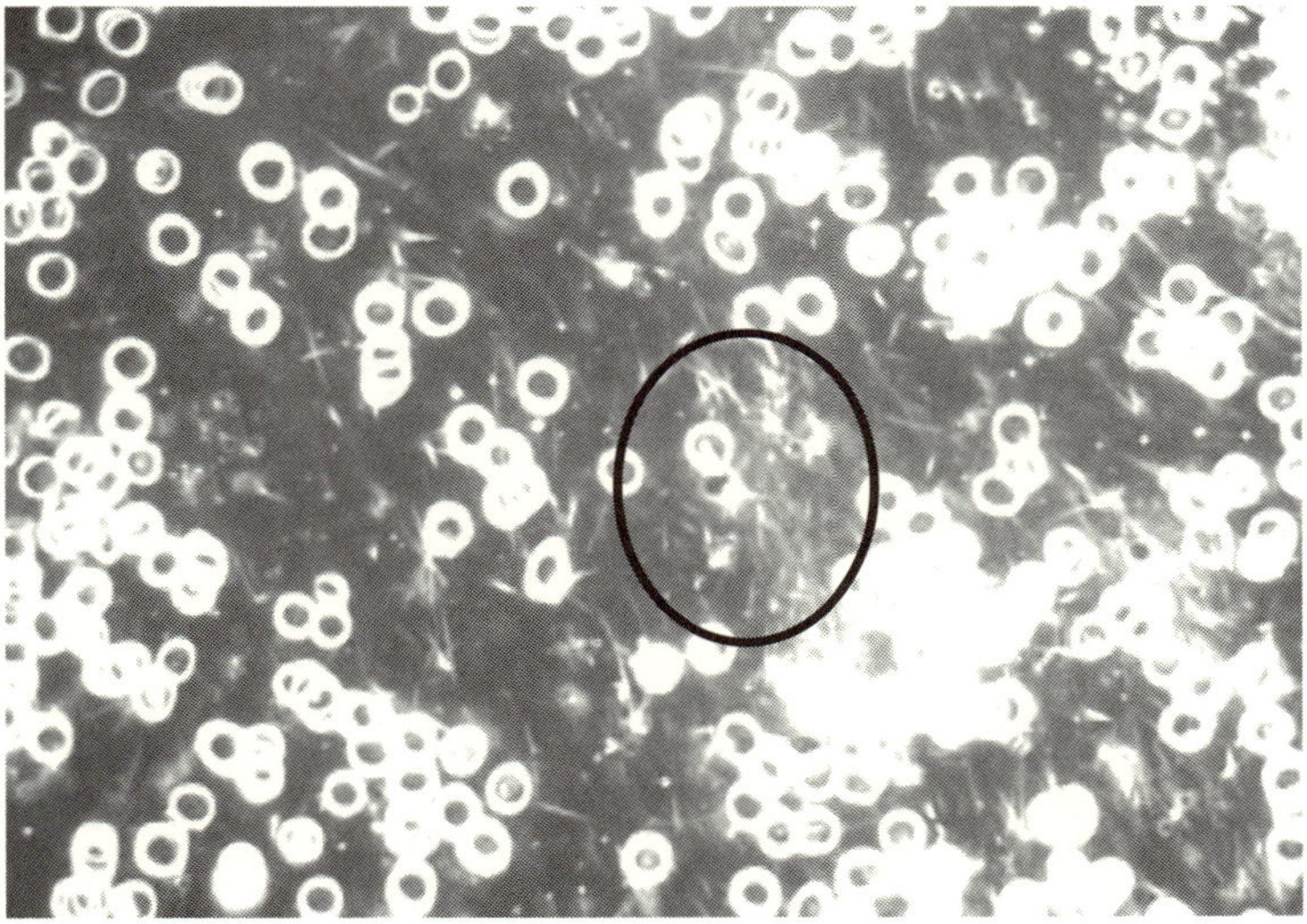

19—①非結核性抗酸菌症・第1回施術前①

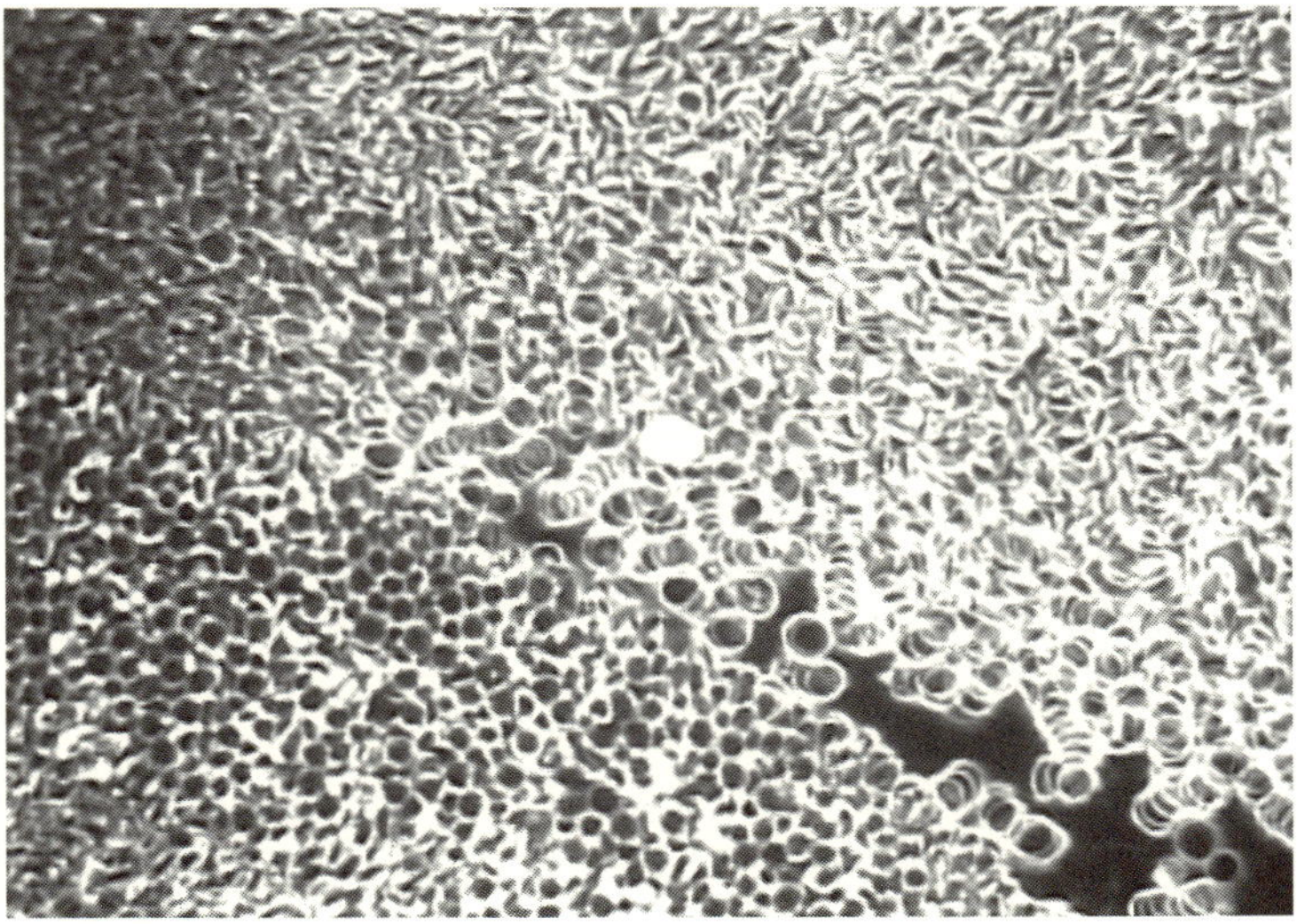

19—②非結核性抗酸菌症・第1回施術前②

19—③非結核性抗酸菌症・第1回施術後

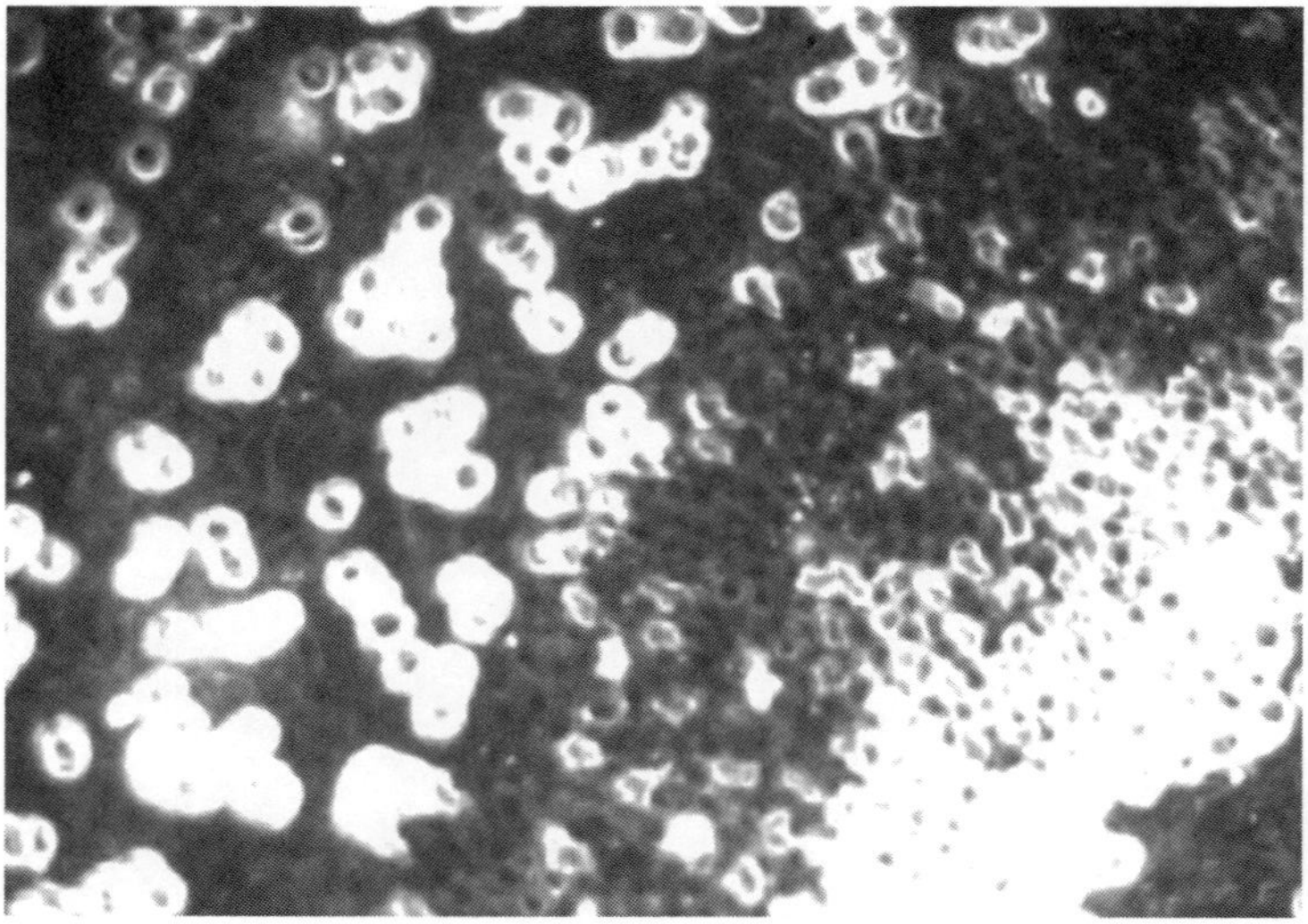

ってしまったら、血流が阻害されて酸欠になってしまいます。

「19—③非結核性抗酸菌症・第1回施術後」では、AWGの施術を行ったことによって凝集していた部分が破裂して、赤血球の塊が小さく分裂しています。赤血球が白く見えているのは、マイナスの電子に反応して破裂して、赤血球の中に入っていたものが外に飛びだした証拠です。

暗く見えているところには、まだ電子が届いていません。

赤血球から小さい粒々のスポロイド・シンプロティットがたくさん出てきたので、赤血球の周りが白く見えています。

これまで赤血球の中に詰まっていたものが、

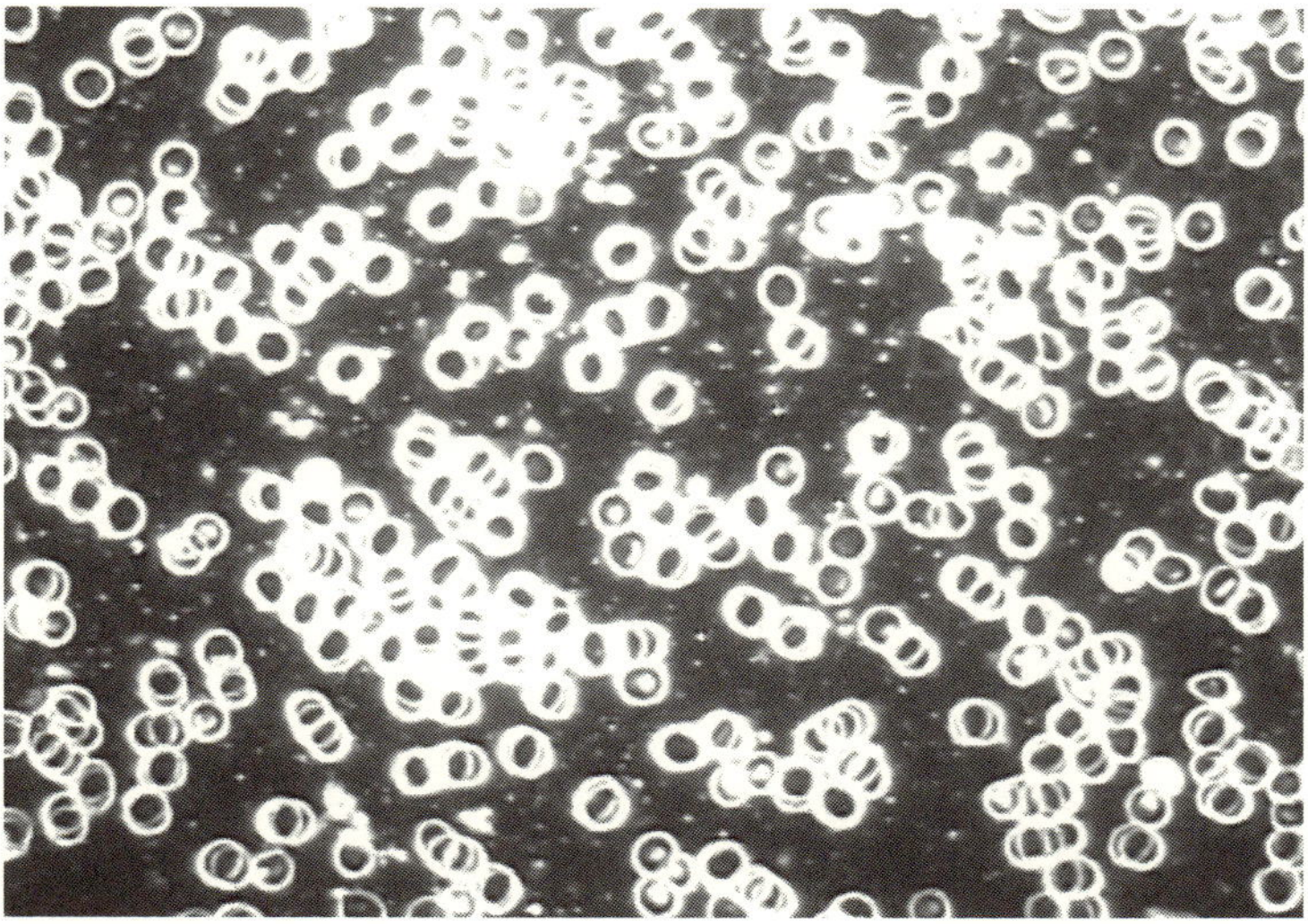

19—④非結核性抗酸菌症・第7回施術後

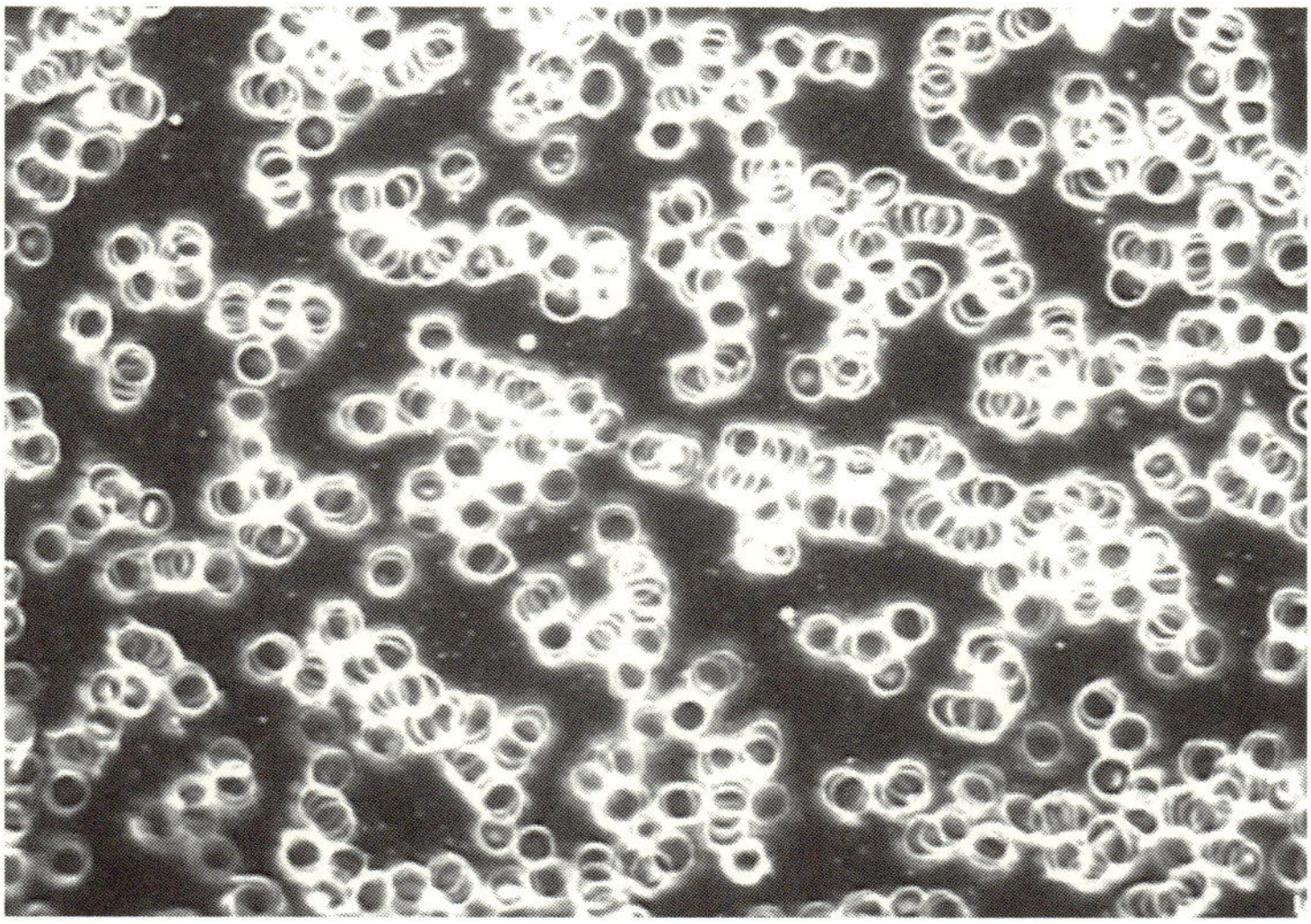

19—⑤非結核性抗酸菌症・第10回施術後

ロックが解けて大量に吐きだされてきたのです。これで、尿や便になって体外に出ていけるようになったということです。

「19—④非結核性抗酸菌症・第7回施術後」では、ソマチッドが出てきて、だいぶよくなってきました。しかし、AWGの施術を行うたびにそれまで固まっていたところが解放されて、中からどんどん小さい粒々が出てきます。多少時間はかかりますが、確実に悪いものが排出されて快方に向かっています。

「19—⑤非結核性抗酸菌症・第10回施術後」では、ソマチッドがバランスよく出てきました。赤血球もかなりばらけています。

医師の検査では、「もう大丈夫です」と言われたとのことです。

高血圧・慢性膝痛　60代女性

慢性的な膝の痛みがあって農作業ができないとのことで、杖を突いてお見えになりました。

「20―①高血圧・慢性膝痛・第1回施術前」。凝集した赤血球と画面全体に広がっているムコール・ラセモサス系のフィィリットが血液の循環を阻害して、血行障害を起こしています。血圧が高くなるのも、血液がいかなくて膝が痛むのも、このような血液循環の悪化が原因の1つとして考えられます。ソマチッドは見えません。

「20―②高血圧・慢性膝痛・第1回施術後」。体内環境が整って赤血球はバラバラになりましたが、ソマチッドはまだ見えません。

灰色のシンプラスト⬆が出てきました。これはアスペルギルス・ニガー系の結晶物で、これが骨の異常の原因となって膝痛を引き起こしていると思われます。

白血球⬅は4つ出ているので、免疫は働いている状態です。

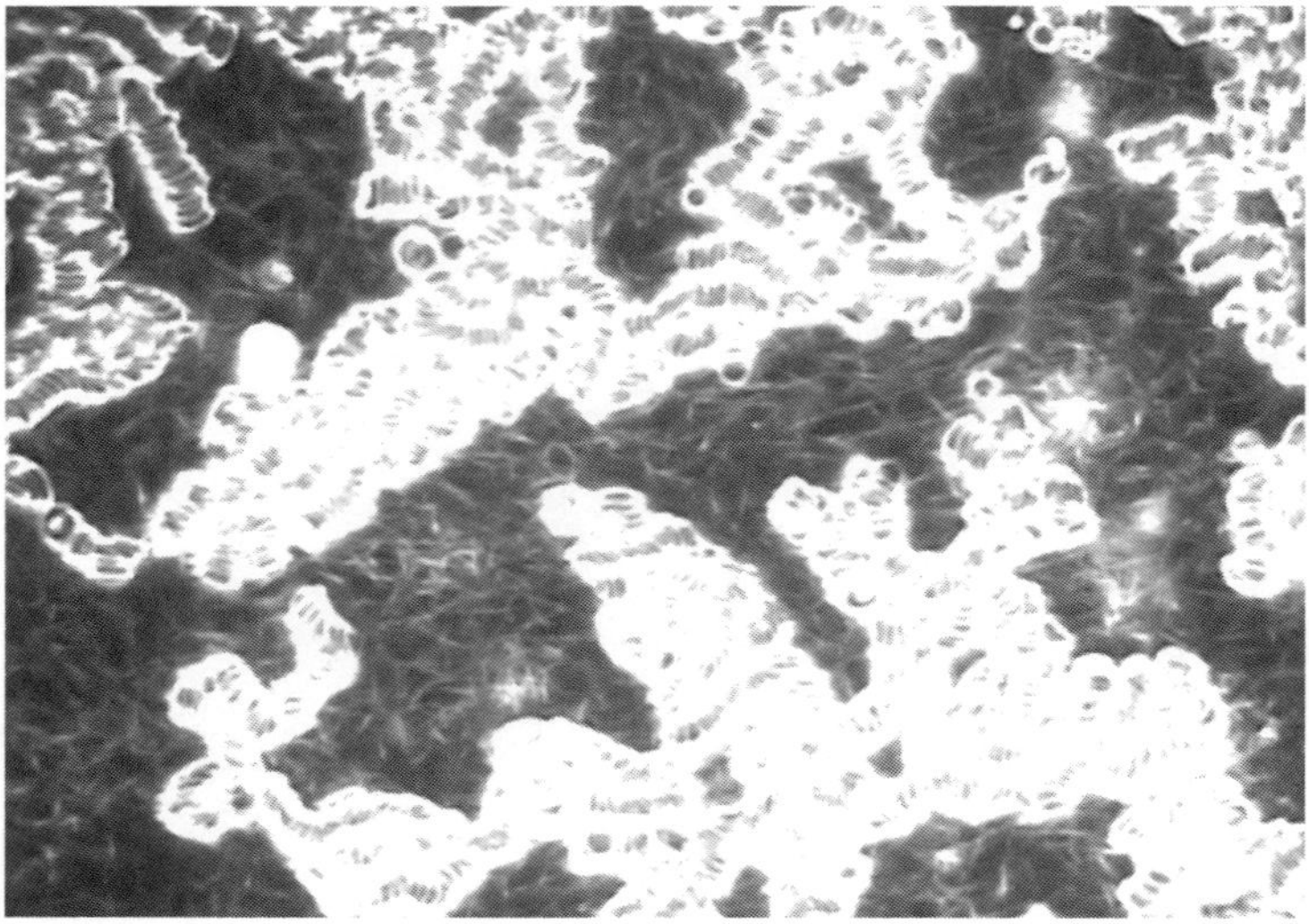

20—①高血圧・慢性膝痛・第1回施術前

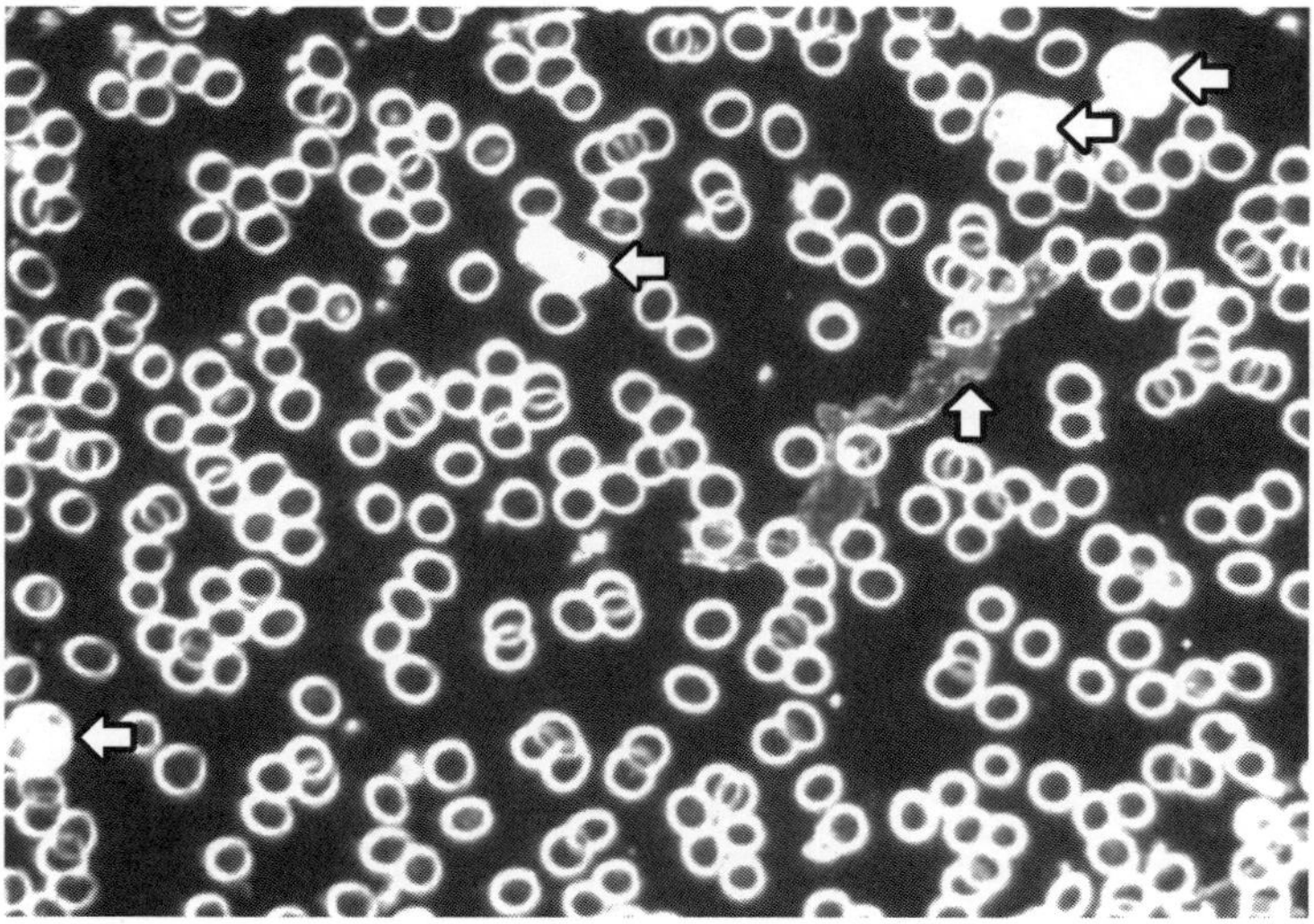

20—②高血圧・慢性膝痛・第1回施術後

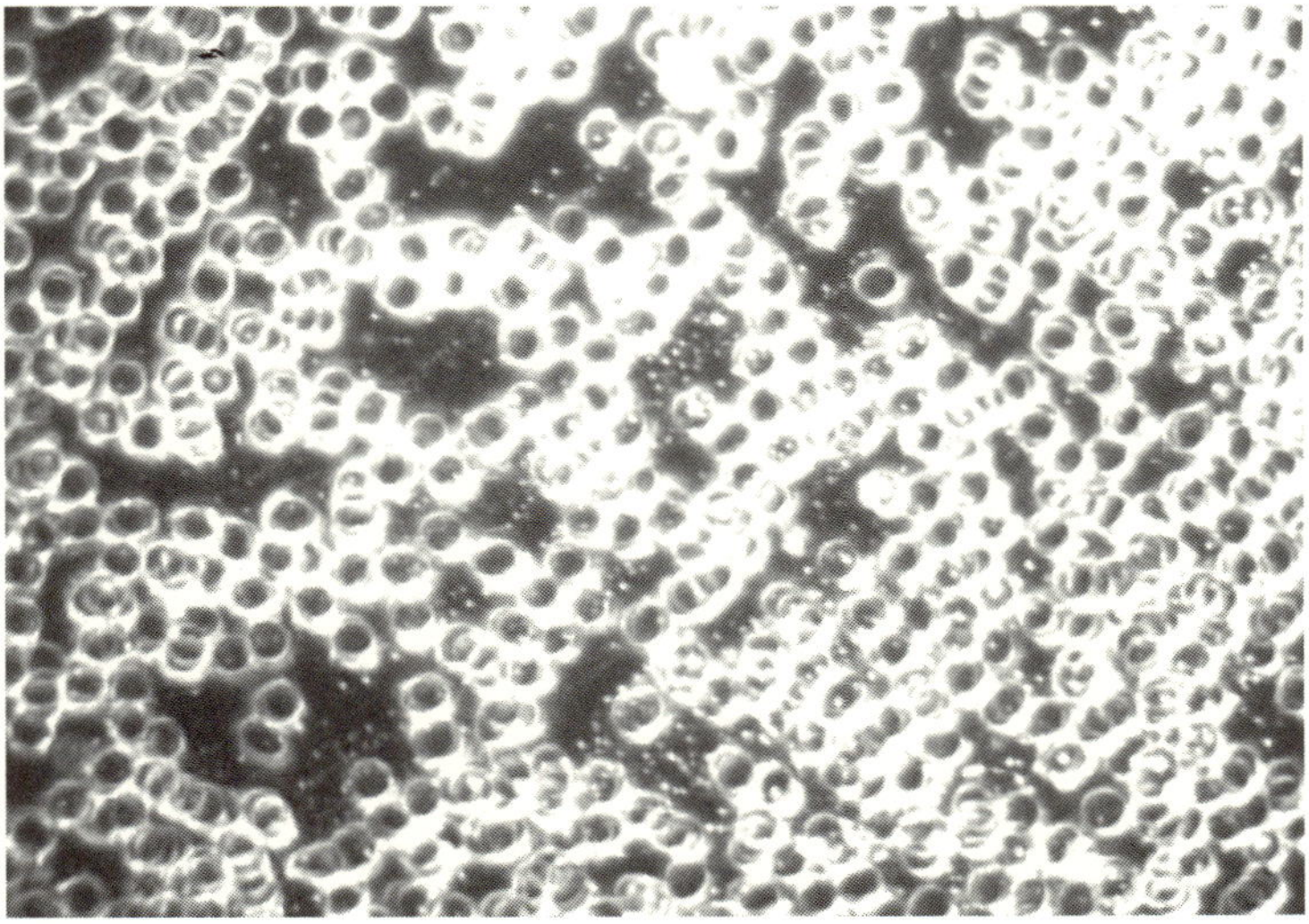

20―③高血圧・慢性膝痛・第42回施術後①

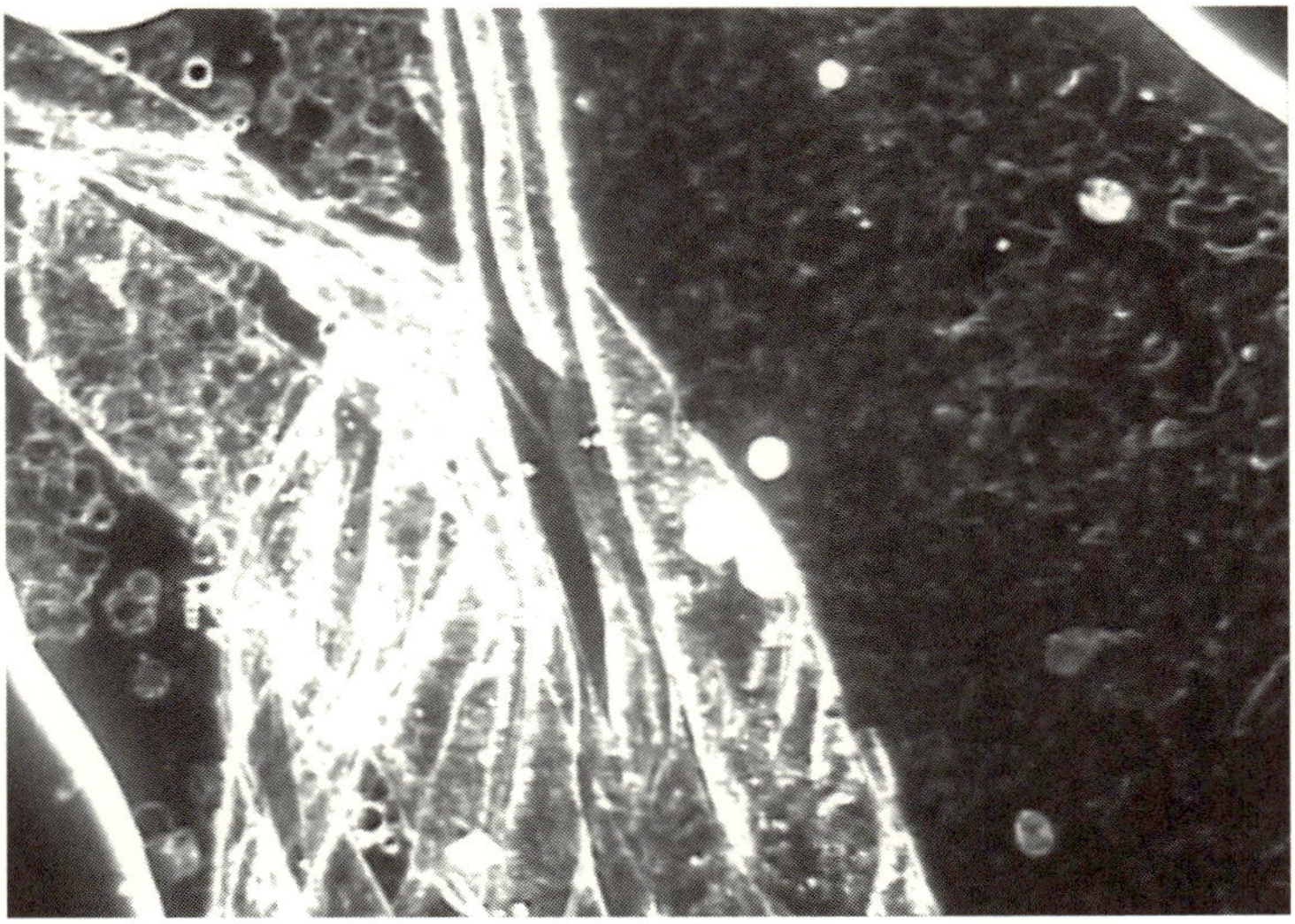

20―④高血圧・慢性膝痛・第42回施術後②

「20―③高血圧・慢性膝痛・第42回施術後①」。膝の部位に電極を当てて施術を行いました。ソマチッドが、少し出てきました。赤血球はまだ固まっていますが、以前より少しよくなっています。

「20―④高血圧・慢性膝痛・第42回施術後②」。大きなシンプラストが出てきたのは、膝の部位に電極を当てて施術を行ったためと思われます。ホルモン系の体内共生微生物も入っていますが、全体に灰色っぽいのでおもに骨格やリンパを支配しているアスペルギルス・ニガー系の体内共生微生物が悪さをしていたと考えられます。これが、一気に出てきました。右部分が黒くなっているのは、その部分に血栓があるためです。

この方は、いまでも農閑期になると杖を突きながら来院なさいます。施術後は、膝がとても楽になったと喜んでくれています。

膝はとても運動量の多い部分ですし、体重がかかります。施術後すぐに痛みがなくなって楽になるのですが、また何日かすると痛みが出てきます。完全に痛みが消えるまでには時間がかかるので、辛抱強く施術を続ける必要があると思います。

膠原病・リウマチ　60代女性

42歳のときに膠原病と診断されたとのことです。リウマチもあって指が変形しています。13年前にステロイドをやめて、鍼《はり》治療などいろいろ試みたそうです。はじめて来院されたのは、2012年10月のことでした。

「21―①膠原病・リウマチ・第1回施術前」。真ん中の少し下に見える白い塊⬇はシンプラストになる途中の形態です。左側の血栓になっている赤血球の塊の中に3つほど見える白い部分⬇も同じです。

画面の一部に見えている黒いポツポツ⬅や小さな赤血球は死んだ血液です。

このように、死んだ血液や血栓があったり、シンプラストになりかかっているところがありますが、これでは痛みが出て苦しいのもわかります。

フィラやフィリットも全体に見られます。これによって赤血球が縛られていたためかもしれませんが、まだはっきりそうだとは断言できません。

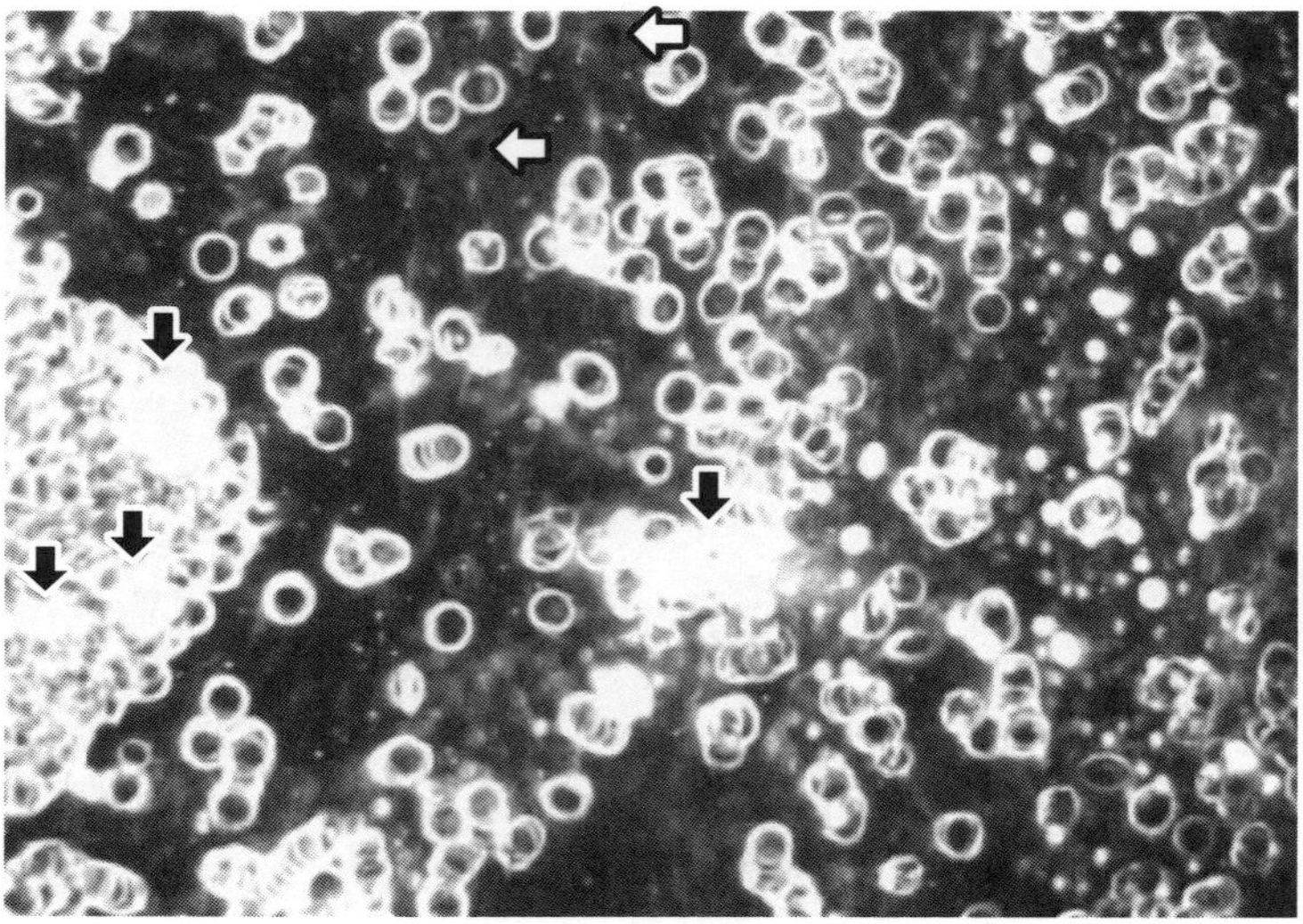

21—①膠原病・リウマチ・第1回施術前

とにかく血液の中は統制がとれない状態で、一所懸命改善しようとしているのですが、どうしようもなくなっていることは確かです。

ステロイドの治療をした人は、それが体内に残ってホルモンバランスを崩してしまいます。それが、血液の状態に表れているのではないかと推測されます。

「21—②膠原病・リウマチ・第1回施術後」。施術前は何がどうなっているのかまったくわからない状態でしたが、施術をしたら悪さをしているものがはっきりしてきました。

ＡＷＧが体内環境を整えて病原性のウイルスや毒素を飛ばして、気泡や老廃物は消えてしまいました。それで出てきたのが、死んだ血液（○で囲んだ部分）です。

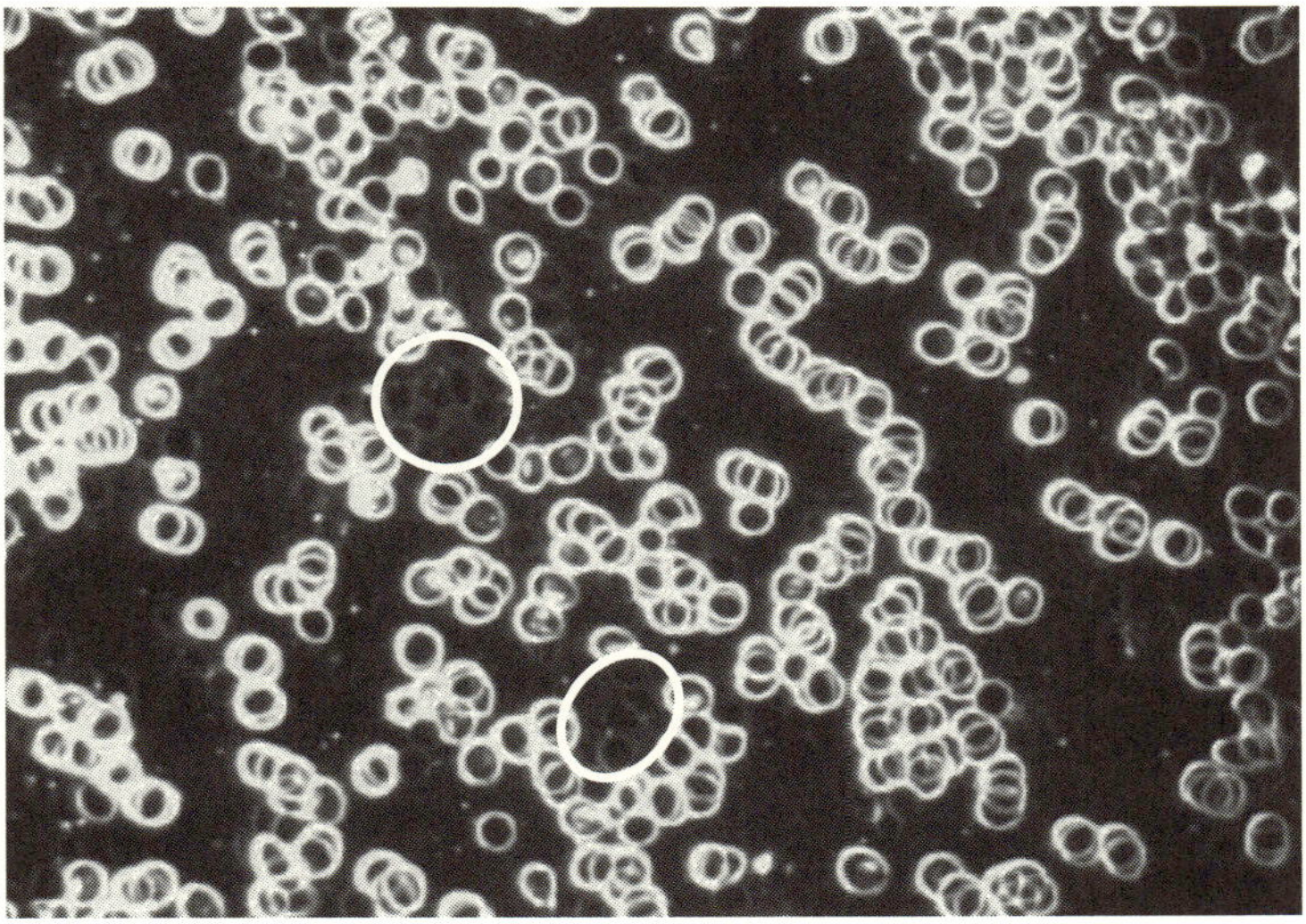

21—②膠原病・リウマチ・第1回施術後

これは、長いあいだ酸素が供給されなくて呼吸できない状態になっていた血栓の芯です。こういったものがあちこちにあるのかもしれません。

ソマチッドは、少しですが出てきています。この方は27年間も膠原病やリウマチで苦しんできましたが、その割にはＡＷＧの効果が出るのが早いと思います。

「21—③膠原病・リウマチ・第10回施術後」。この方は1カ月に1回1時間の施術でしたが、全身を整えたあと、10回目に膠原病のコードで施術を行いました。

すると、体内共生微生物が乾燥した形態のスポロイド・シンプロティットと、それに何かが付着したカビ状の固形物が出てきました。

白く浮きでているところがスポロイド・シンプロティィットで、その下のほうに薄く広がっているのがカビ状の固形物です。

このカビ状の固形物が何かは、いまのところまったくわかりません。エンダーレイン博士も、ネサン博士も、これらについては見ていないようです。

エンダーレイン博士は治療も行っていましたが、症状の原因となっている物質を希釈したレメディを用いるアイソパシーによる治療だったので、血液の変化が表れるまでに1週間以上かかっていました。AWGは血液の変化がより早く出るので、こういう像も見ることができます。

カビ状の固形物が何かはわかりませんが、いずれにしろ細胞内にあった何か病原性のものがAWGの施術に反応して出てきたことは確かです。

「21—④膠原病・リウマチ・第37回施術後」では、きれいな血液になりましたが、ソマチッドがやや過剰で赤血球が少なめです。

千島学説では、腸造血説という考え方をしています。これは、腸に異状があると赤血球がつくれなくなってしまうということです。

ステロイドの投与を経験した方は、潰瘍などの胃腸障害が起きることがあって、腸の粘膜が冒《おか》されている可能性があるので、赤血球がうまくつくれなくなってしまうからではないかと思

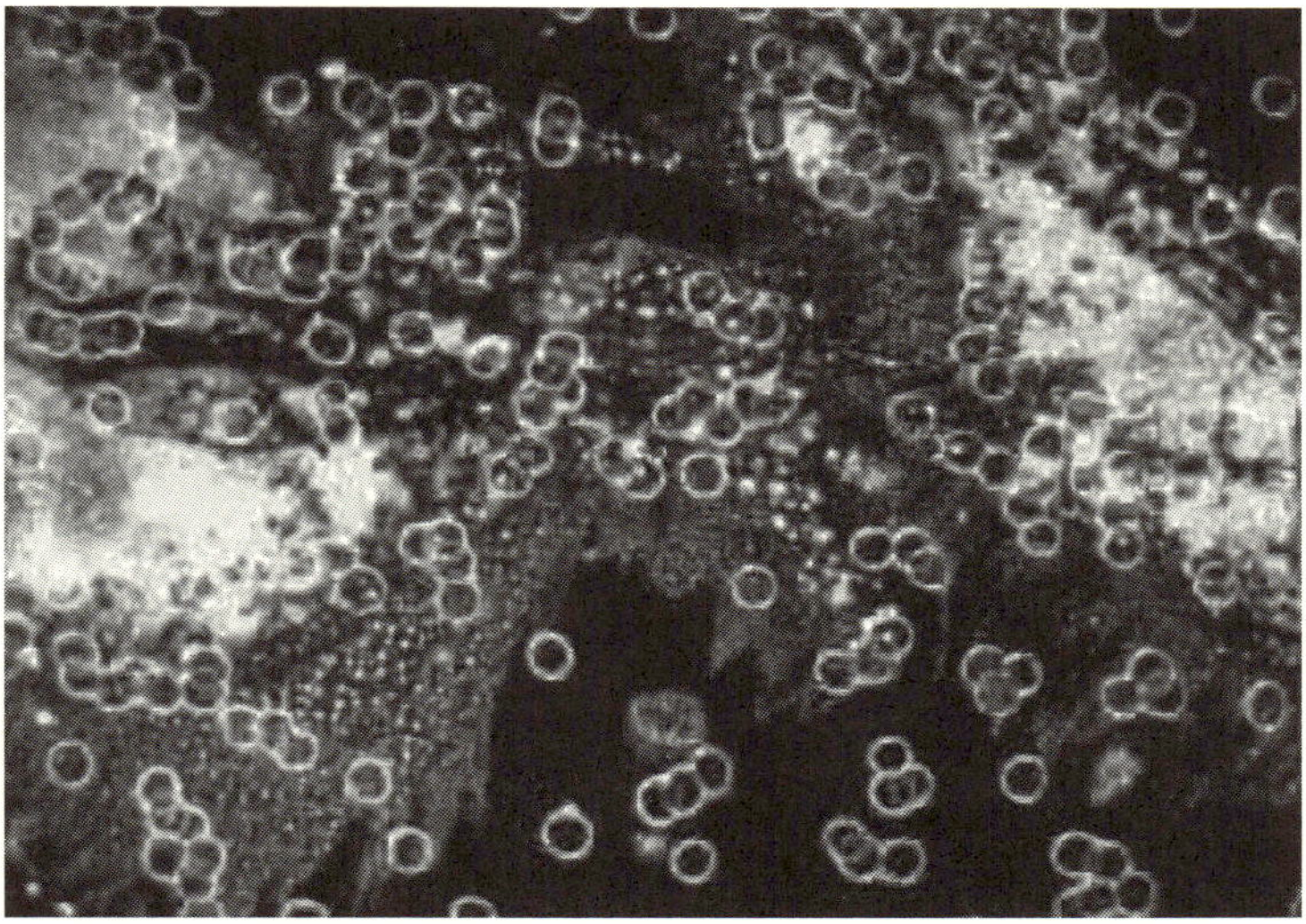

21―③膠原病・リウマチ・第10回施術後

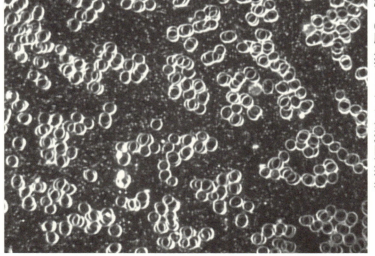

21―④膠原病・リウマチ・第37回施術後

います。

この方は、現在も1カ月に1回のペースで通院されています。病気の進行も落ち着いているようです。

私が見た疾病ごとの血液画像を紹介します

私はこれまでＡＷＧの施術をするなかで、さまざまな疾病に関して、特徴的な血液の状態を見てきました。

私は医師ではないので、これらの知見をもとに診断したりするつもりは毛頭ありません。あくまでも、医師が診断した病名に合わせて適切なＡＷＧのコードの組み合わせで痛みを緩和したり体調を整えたりする施術を行うのみです。

私は、このやり方で十分に自分の果たすべき役割を務めることができてきたと思っています。しかし今後、エンダーレイン博士の研究を継ぐ方が現れたときに研究の一助となればと思い、私がこれまで撮りためていた動画の中から特徴的な部分を静止画として切り取り、私なりの見方を書きとめておくことにしました。

まずは、健康な方の血液の画像「22—健康な血液」から見ていただき、そのあとで個別の病気に特徴的な写真を掲載していきます。ご参考にしていただければ幸いです。

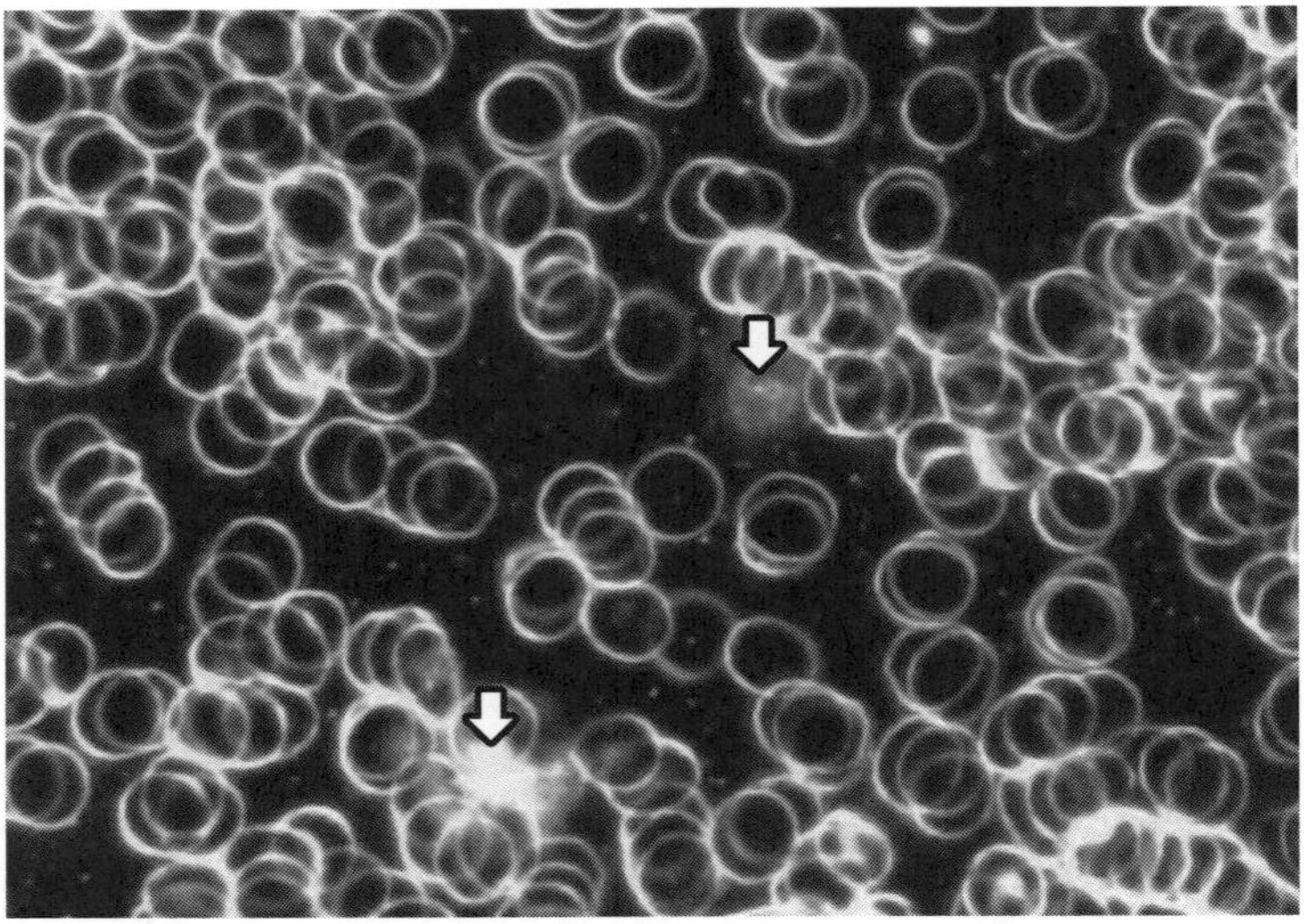

22—健康な血液

この健康な血液は、30代女性のものです。血液がサラサラで、フィラやフィリットもまったくありません。赤血球は丸くてとてもいい形をしています。

この画面では、通常よりやや多いのですが、白血球⬇が2つあって、免疫態勢がしっかり働いていることを示しています。

そして、ソマチッドが星のように浮いているのが見えます。

この健康な血液の状態がどのように変化し、ソマチッドの形態の変化が何を意味するのか、私なりにいまの段階で気づいていることを以下、ご説明してまいります。

不妊症

「23―不妊症」は、30代の女性の血液の写真です。赤血球は、明らかに力がなくてゴツゴツしています。

右下の黒い部分には、見えにくいかもしれませんが、糸状のマクロコンドリットが出ています。この中には体内共生微生物が病原性形態に変化したものがたくさん入っています。このマクロコンドリットに引っぱられて赤血球が変形しています。

上のほうのシンプラストの周りに見られる白い粒々はスポロイド・シンプロティットで、固形物になった体内共生微生物が毒素と一緒になってカビのように浮いています。

ソマチッドはありますが、それほど多くありません。

一番の特徴は、赤血球の中に白っぽいものがたくさん見られることです。これは、赤血球の中の体内共生微生物が変化して、乾燥した粉状になってしまったものです。これらが赤血球の中にある程度たまるとボコッと吐きだされるのですが、それがスポロイド・シンプロティットの白い粒となって見えるのです。

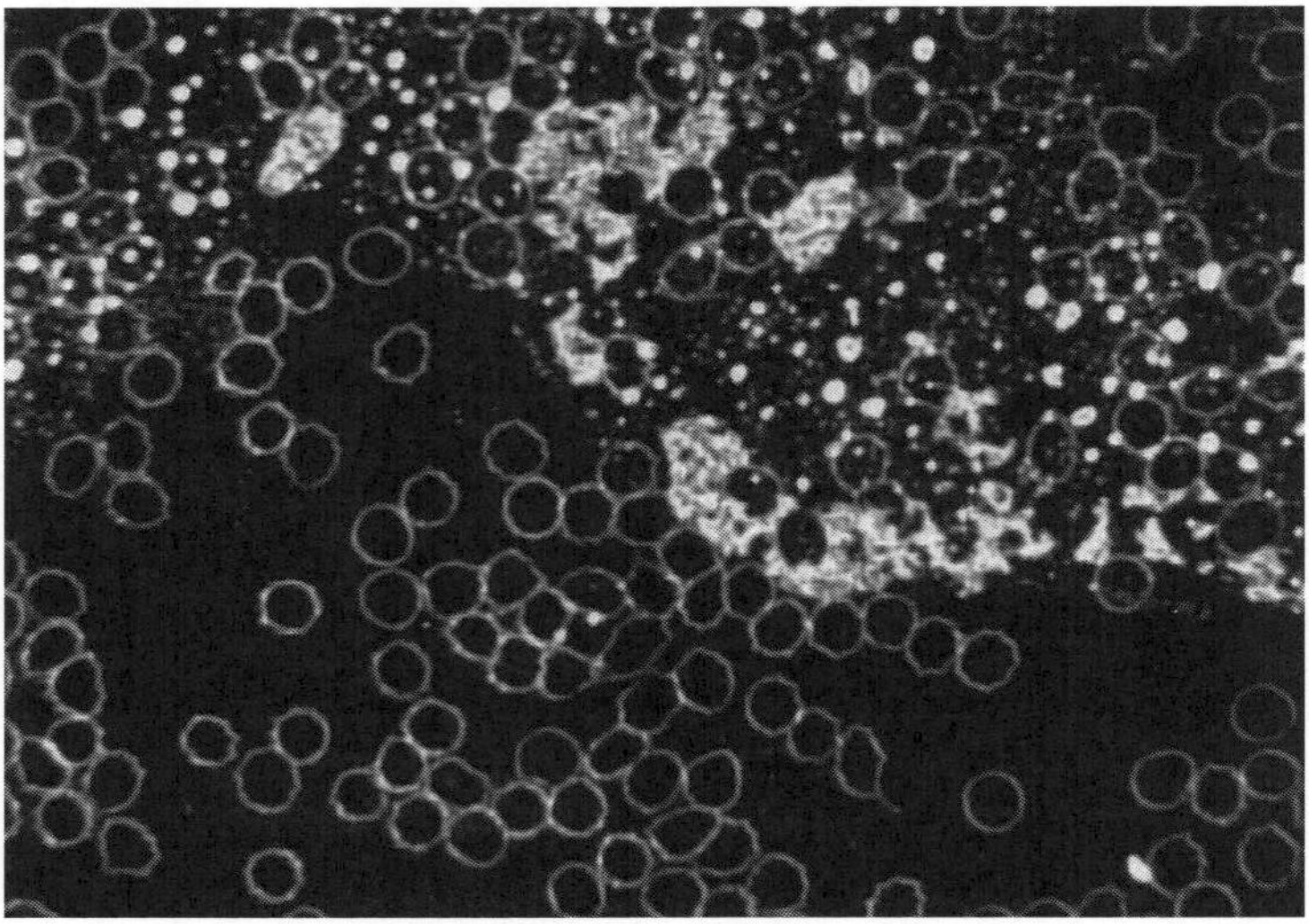

23―不妊症

赤血球の中がきれいなら本来の正常な役割を果たすことができますが、縛りつけられて動けない状態なので役割が果たせません。

酸素の供給も少なくなってしまっているでしょうし、体内共生微生物も正常な動きはできません。

こういうものが全身の血液の中にあるのですから、妊娠するのが難しいのかもしれません。

慢性白血病

「24―慢性白血病」は、50代の男性の血液の写真です。

写真全体に赤血球と同じくらいの大きさの薄い灰色の球形のものが散らばって見えますが、これはリンパ球です。慢性白血病でも、この方の場合はリンパ球がとても多い部類のもので、免疫態勢が完全におかしくなっていることがわかります。

現代医学の免疫の考え方だと、リンパ球は活性酸素を出して、おもにウイルスを攻撃するといわれています。しかし、ウイルスがたくさんある場合は活性酸素を出す意味がありますが、ウイルスの量が少ないと、リンパ球が活性酸素を放出して崩壊していくときに、出すぎた活性酸素が周りの細胞を傷つけてしまいます。

細胞が傷つくと炎症が起きるので、またリンパ球が出てくるという悪循環におちいってしまいます。このように、免疫システムが何をやっていいかわからない状態になるのが白血病だと、現代医学では考えられています。

千島学説では、別な考え方をしています。私なりの理解でこれを説明すると、次のようにな

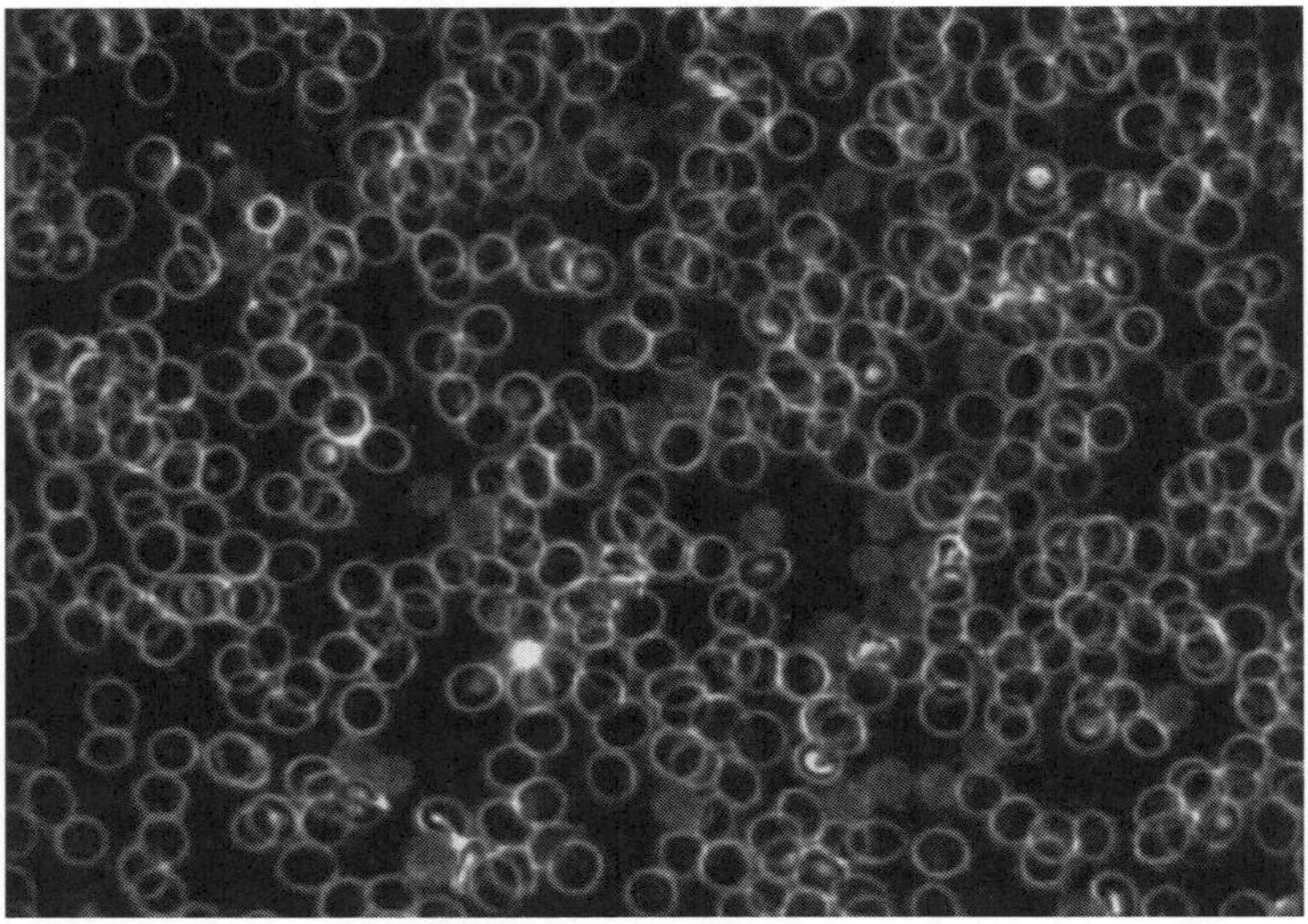
24—慢性白血病

ります。

赤血球が白血球やリンパ球になって、毛細血管の末端でそれが細胞になります。ですから、リンパ球がこれだけたくさんあるということは、どこかがおかしいから炎症が起こっているということです。その補修のためにリンパ球が出てきているのです。

その原因は、細菌か何かかもしれませんし、身体のどこかで異常事態が起きて細胞の組織がおかしくなってしまっているのかもしれません。

私たちがその異常をみつけられないだけであって、生体としては正常な反応をしているのかもしれないのです。

乳がん

「25—乳がん」は、医師に乳がんと診断され、手術前に体調を整えるために来院された30代女性の血液の画像です。

がんの方にも、抗がん剤や放射線治療の副作用の軽減や痛みの緩和にＡＷＧの施術をご利用いただいています。ＡＷＧの施術は体力の回復に役立つので、現代医学の治療と併用していただくといいと考えられています。

画面の左下から中央を通って右下に向かう弓形の糸の束のようなフィリットがあり、その中央部から下に伸びるフィリットが木の根のように見えています。これらが、赤血球をロープのように縛って抱きこんでいます。がんの方にはこのようなフィリットがよく見られます。

赤血球は、異常にゴツゴツしています。これは一般的には過酸化されている状態と考えられているようですが、エンダーレイン博士は変化した体内共生微生物だと見ていたようです。

私は、体内共生微生物がマクロ・シンプロティットから脱水された固形のスポロイド・シンプロティットなどに変化するときに赤血球の中の酸素を奪うので、赤血球の中の電子が不足し

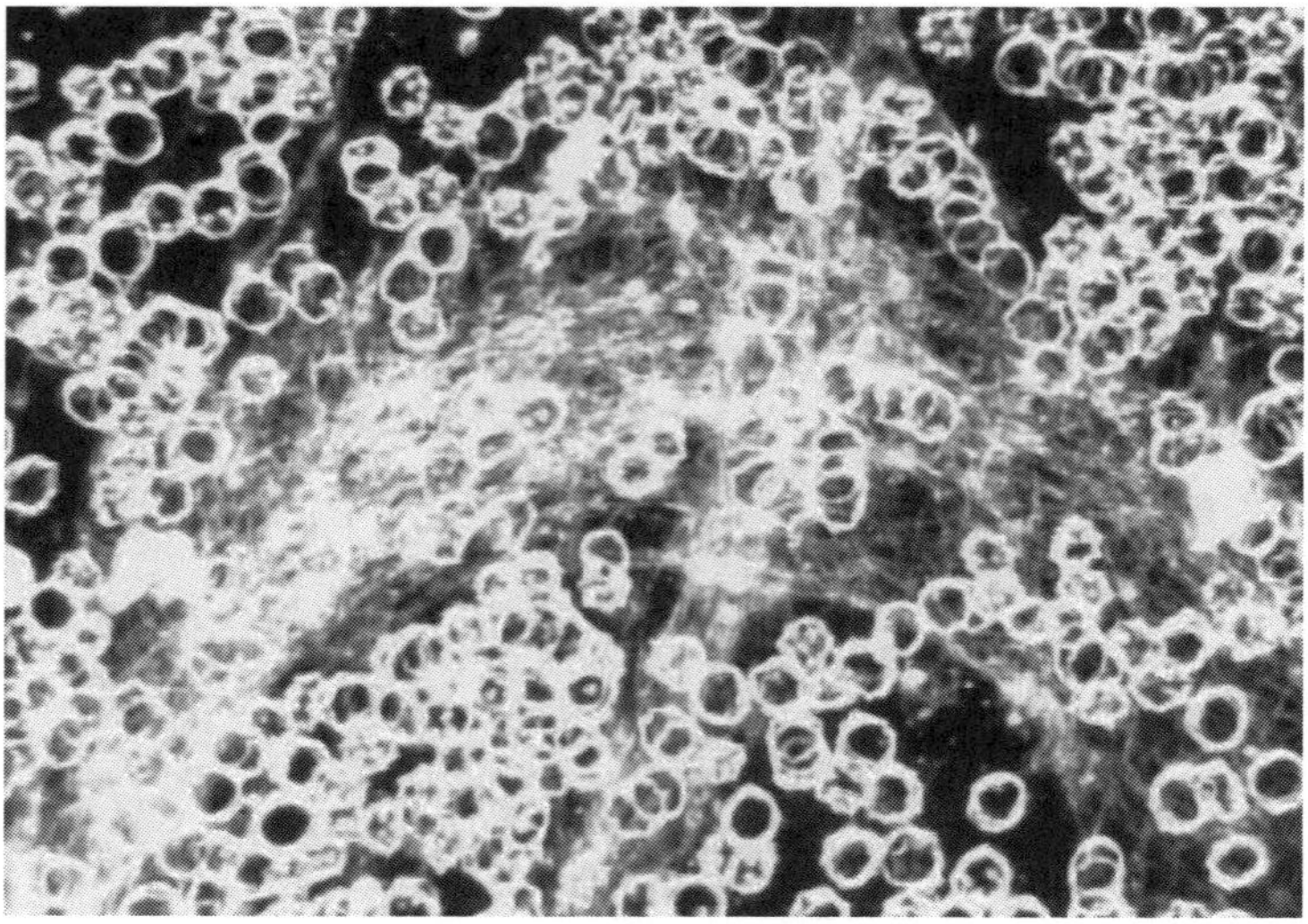

25—乳がん

て細胞膜が収縮してこのようにゴツゴツして見えるのではないかと考えています。

このようなときは、身体のどこかで電子が異常に消費されているのではないかと推測されます。

うつ病

50代女性の血液の画像を見ていきます。

この方はちょっと特殊な例なので、経過も見ていくことにします。

「26―うつ病①第6回施術後」。全身の状態を整える一連の施術を行ったのち、頭に電極をつけて施術したところ、ＵＦＯの母船のような大きな球状のものが出てきました。これまで、こういうものは見たことがありませんでした。

このＵＦＯのようなものの周りには赤血球より明らかに小さい球状のものがたくさんあって、ポコポコ動いていました。まるで1つひとつが意思をもっているもののように動き回っていました。

これら小さい球は大きなＵＦＯのようなものから出てきたのかもしれませんが、確証はありません。

ＵＦＯの母船のような形態のものについても、その周りの球状の形態のものについても、エ

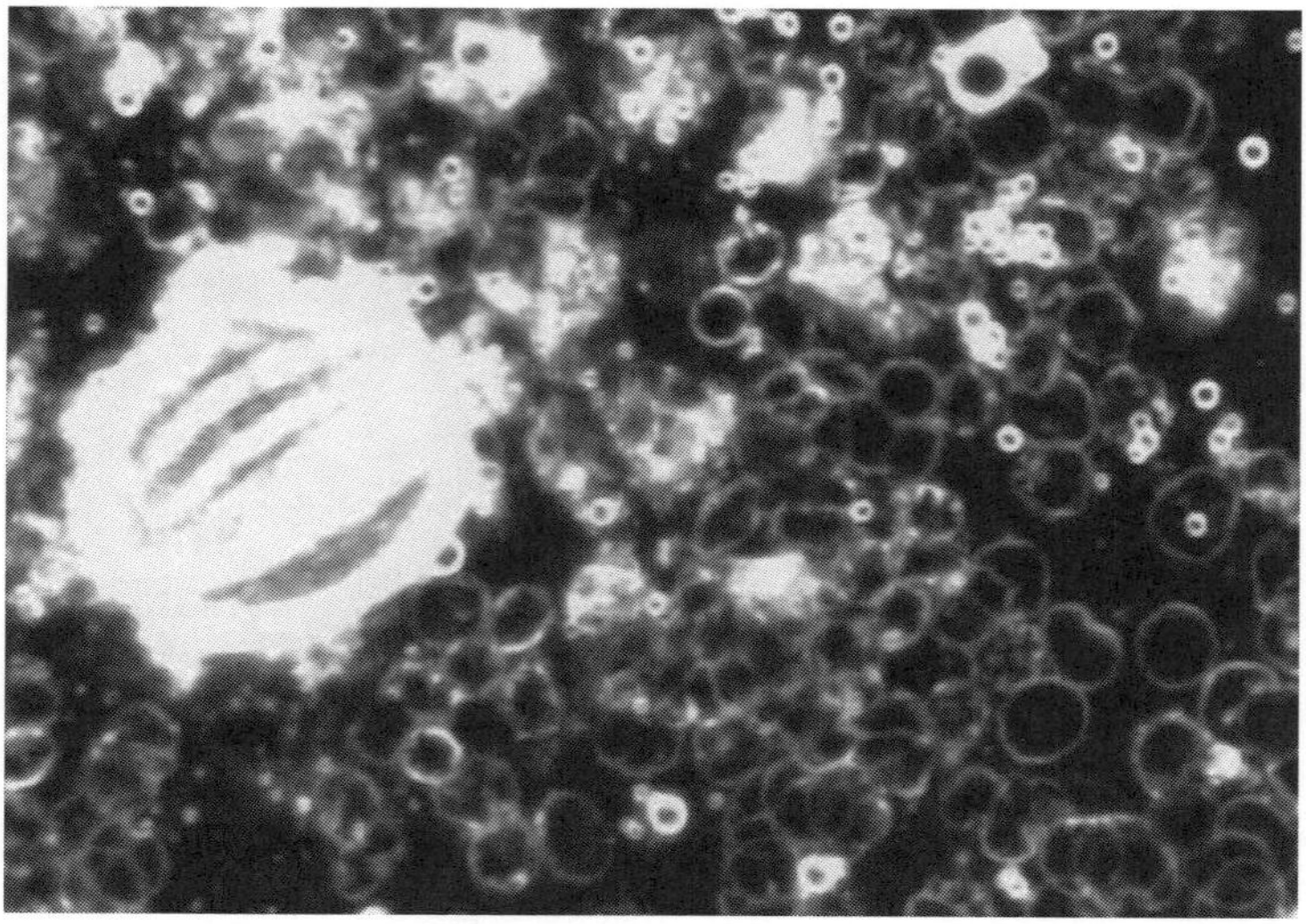

26―うつ病①第6回施術後

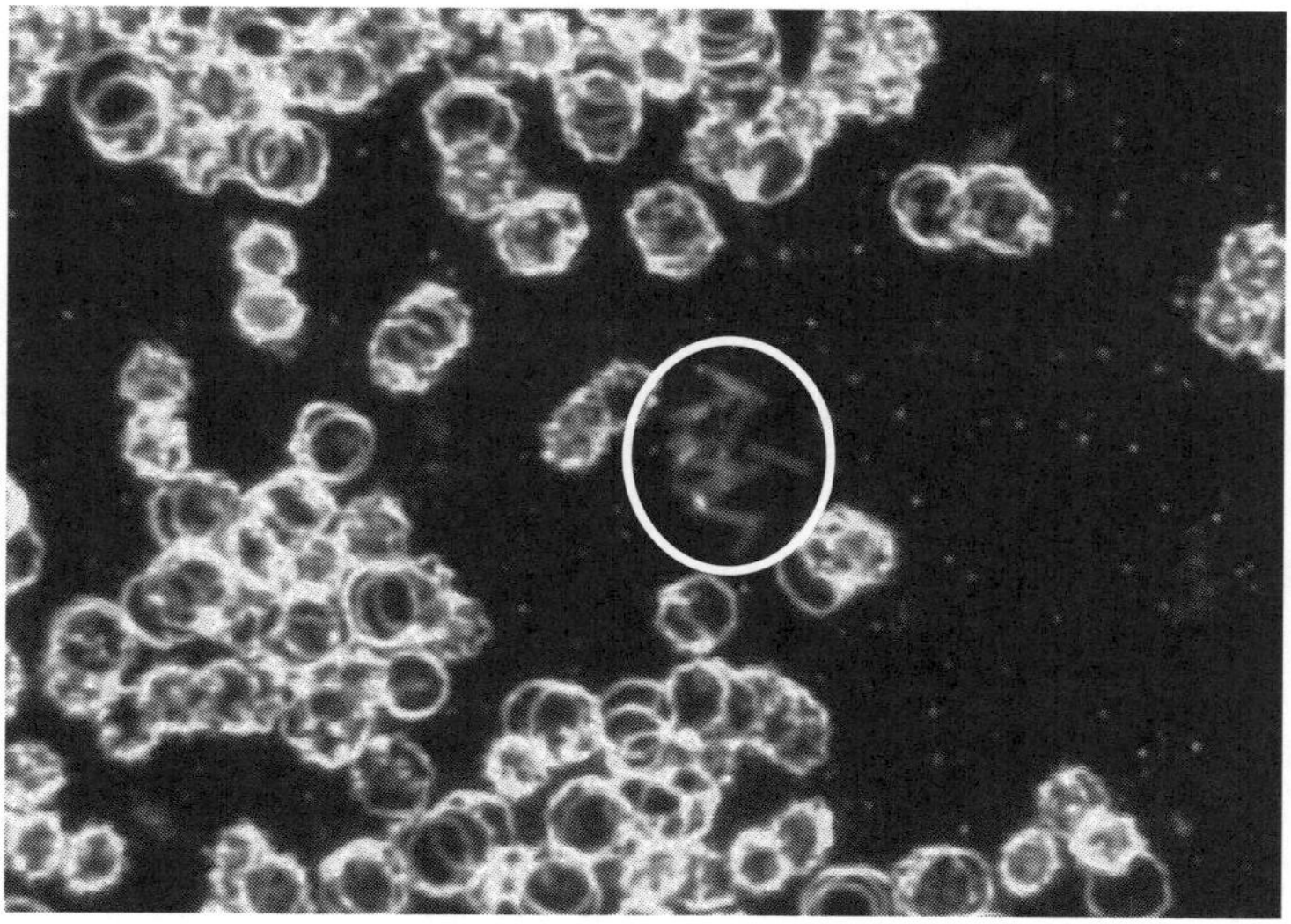

26―うつ病②第6回施術19時間後

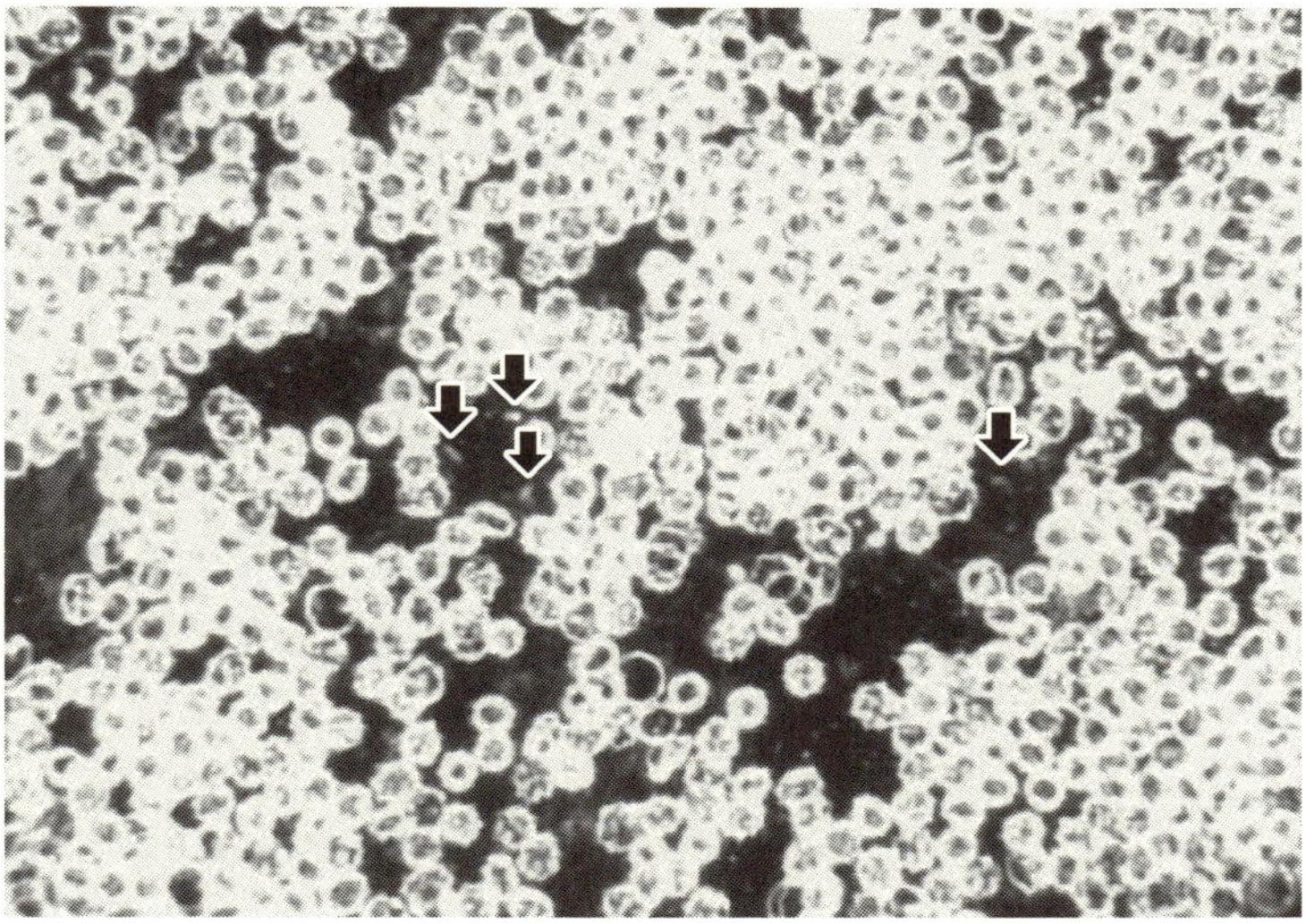
26—うつ病③第6回施術24時間後

ンダーレイン博士もネサン博士もいっさい言及していません。
ソマチッドは見えています。だからといって、この方の血液がいい状態だとはけっしていえません。ソマチッドだけ見ていてはわからないのです。

「26—うつ病②第6回施術19時間後」の血液の状態です。

うつ病は何が原因なのか、犯人がわかりにくいものの1つです。私は先に紹介したUFOの母船のようなものが原因だと思っていたのですが、19時間後に別の部分を見たら、7・5ミクロンくらいのミジンコのようなもの（○で囲んだ部分）が出てきました。

こういうものは、それまで見たことがあり

ませんでした。

「26―うつ病③第6回施術24時間後」。さらに5時間おいて観察してみたところ、静止画ではわかりませんが、動物のような動きをするもの⬇がたくさん、すごいスピードで泳ぎ回っていました。まるで運動会のようです。驚きの画像です。

うつ病の原因として、脳の血行障害やホルモンバランスの異常が指摘されたりしますが、このように動くものがニューロンに当たって刺激していたら、脳の反応が異常になるのも不思議はないと思えます。

心臓疾患

心臓の疾患そのものに対する施術は、8回から10回、基礎的なコードの施術を行ってからになります。

ほかの疾患の場合、特定の臓器にかかわる施術は各部位に直接、電極を当てて行いますが、心臓についてはは胸に直接、電極を当てることはしません。全身に対する施術と同じように、足と背中に電極を当てて施術します。

私は、シンプラストが病気を見る一番の参考になると思っています。心臓になんらかの問題のある方は、同じようなシンプラストが出ます。これについて見ていくことにしましょう。

「27―心臓疾患①60代男性Aさん」の場合は、非常に特徴的な糸状のシンプラストが見られました。

こういう固形物が体内共生微生物と一緒になって生育して心臓周辺の筋肉や血管の中にあったら、心臓の動きは当然悪くなって不整脈の原因となります。

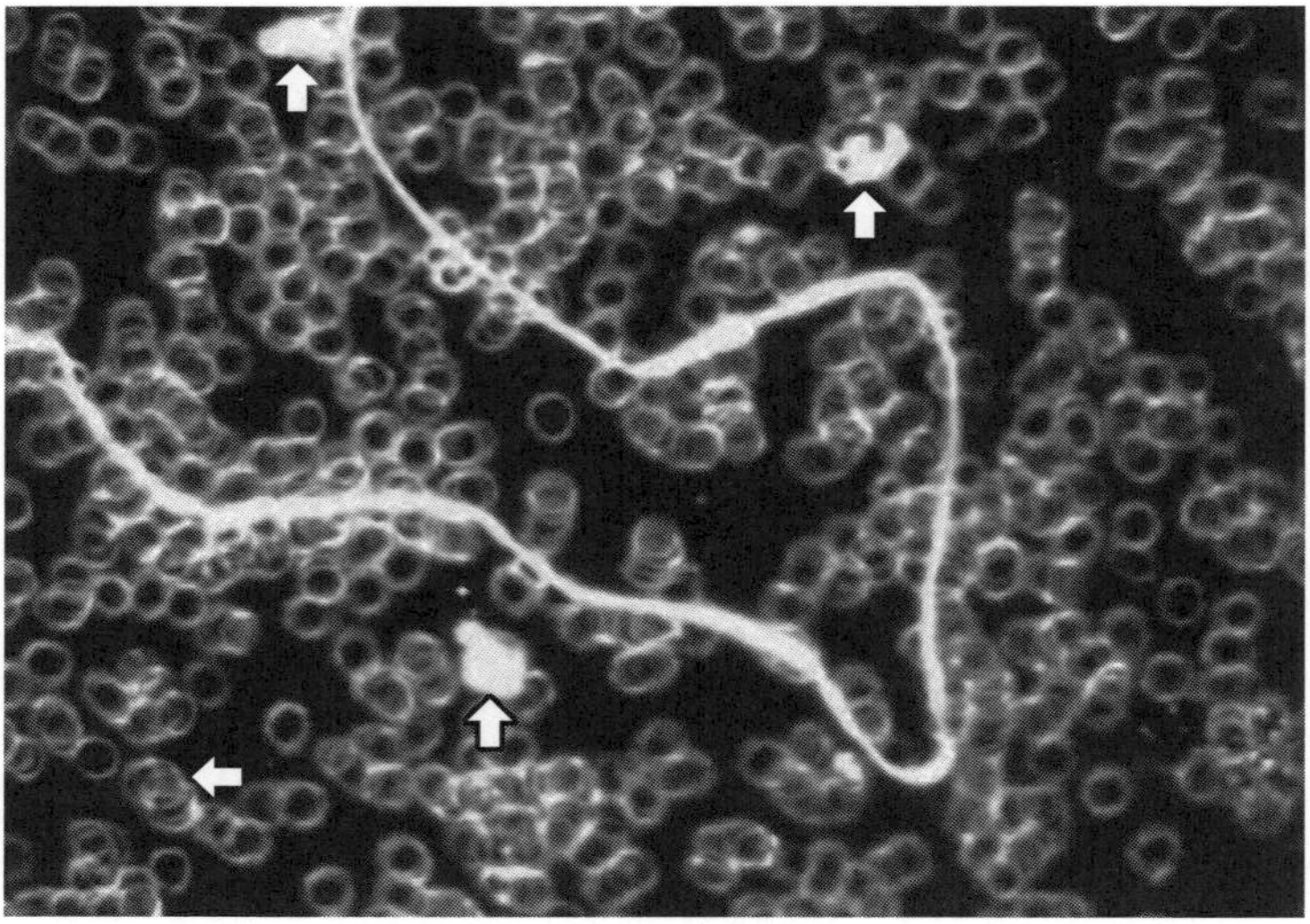

27—心臓疾患①60代男性Aさん

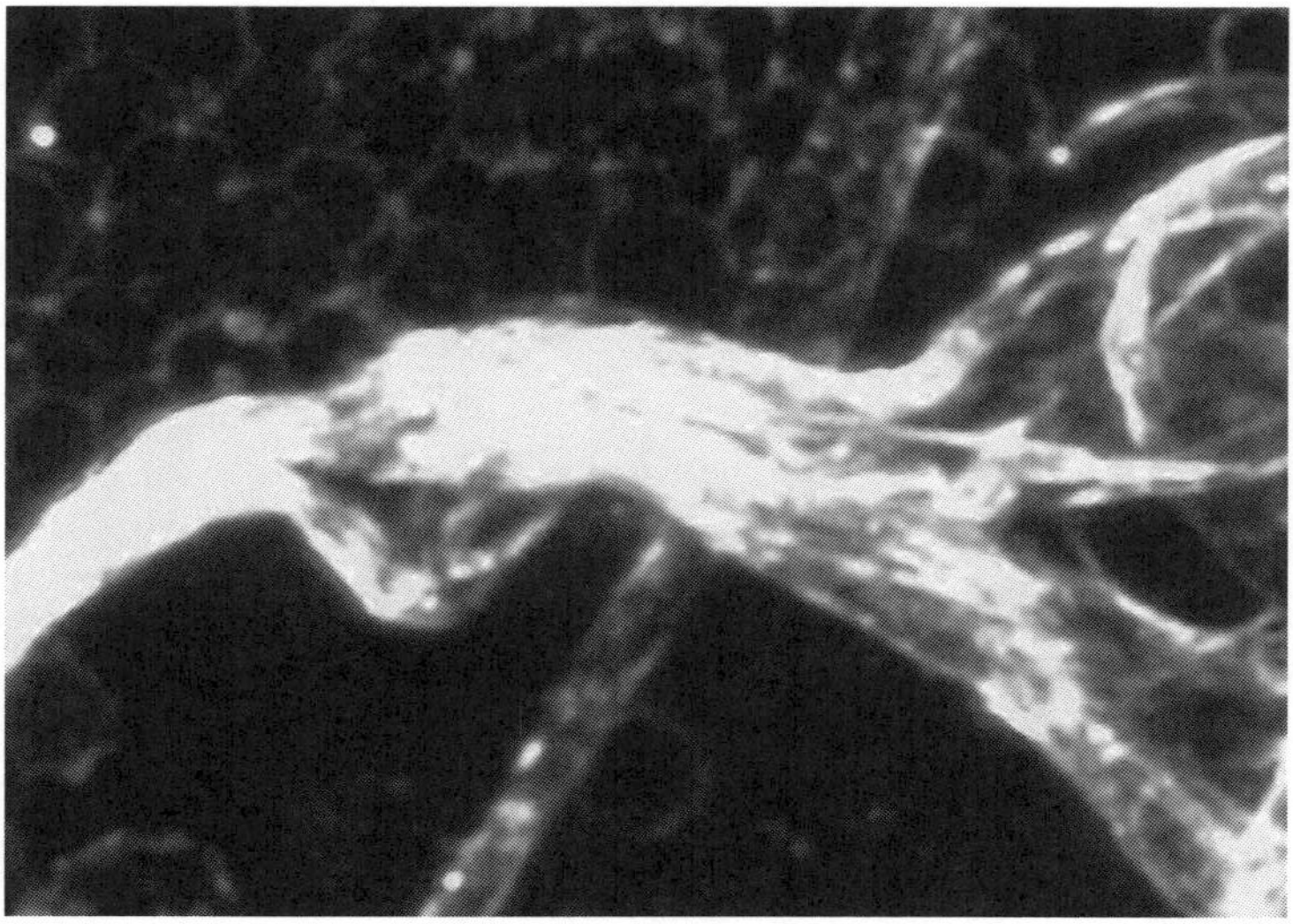

27—心臓疾患②70代女性Bさん

それと同時に、血管の詰まりも発生します。詰まったものを流さなければならないので、これは高血圧の原因にもなります。

さらに、心臓は酸素が非常に多いところなので、そういう環境を好むカビなどの微生物が繁殖する可能性もあります。

このほか、白血球⬆が3つ、リンパ球⬅が1つ見えます。

ソマチッドは、ほとんど見えません。

「27—心臓疾患②70代女性Bさん」の血液では、巨大なシンプラストが見られました。この中にはウイルスの死骸や毒素やスポロイド・シンプロティットなど、いろいろなものが入りこんでいます。

こういうシンプラストが心臓の近くにあったら、当然、血管は詰まり、赤血球をはじめとする血液内の血流も阻害されます。

ソマチッドも、まったく見えません。

「27—心臓疾患③80代女性Cさん」。まるでシラカバの木のように枝分かれしたシンプラストが、さまざまな方向に枝を伸ばしています。

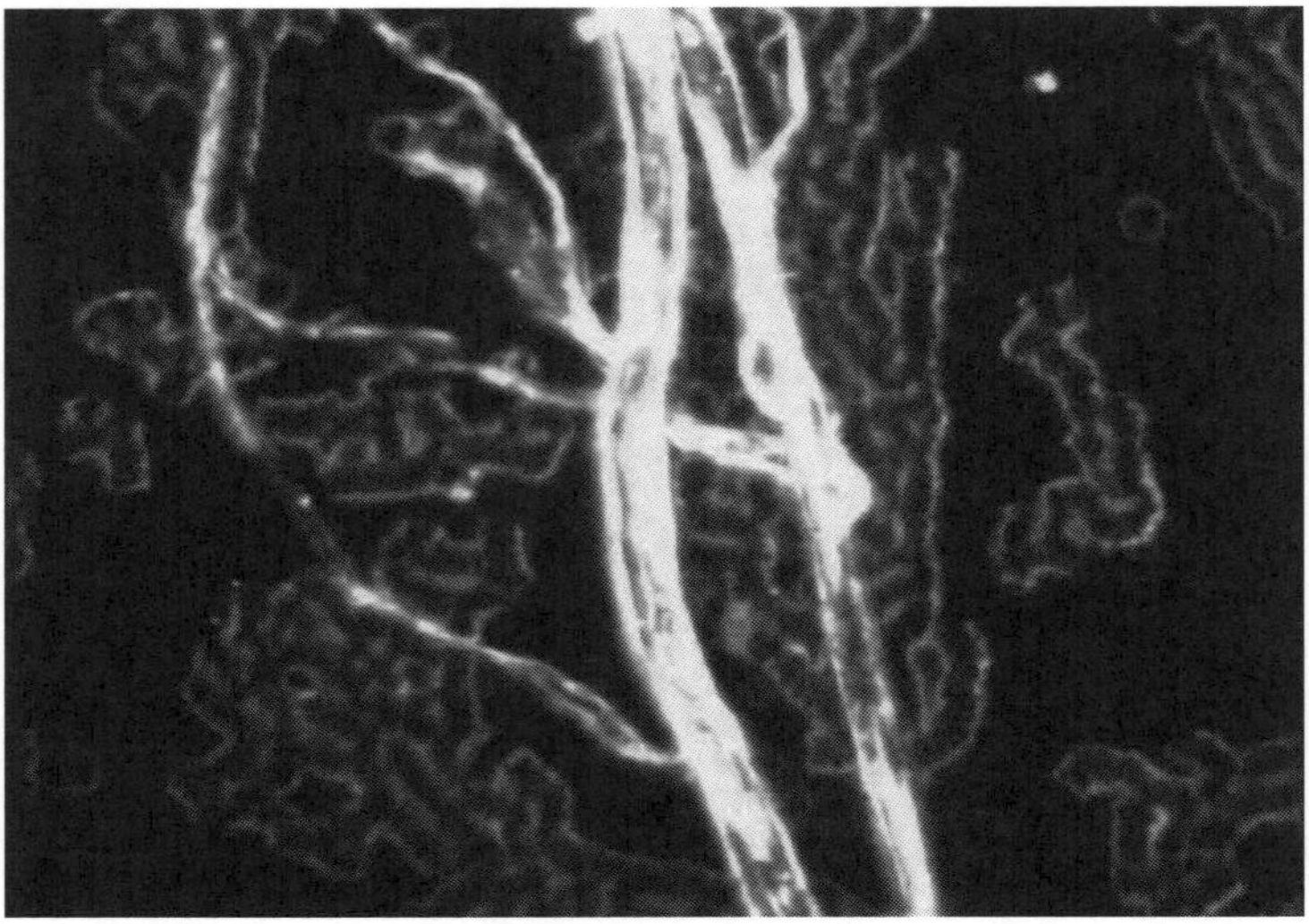

27―心臓疾患③80代女性Cさん

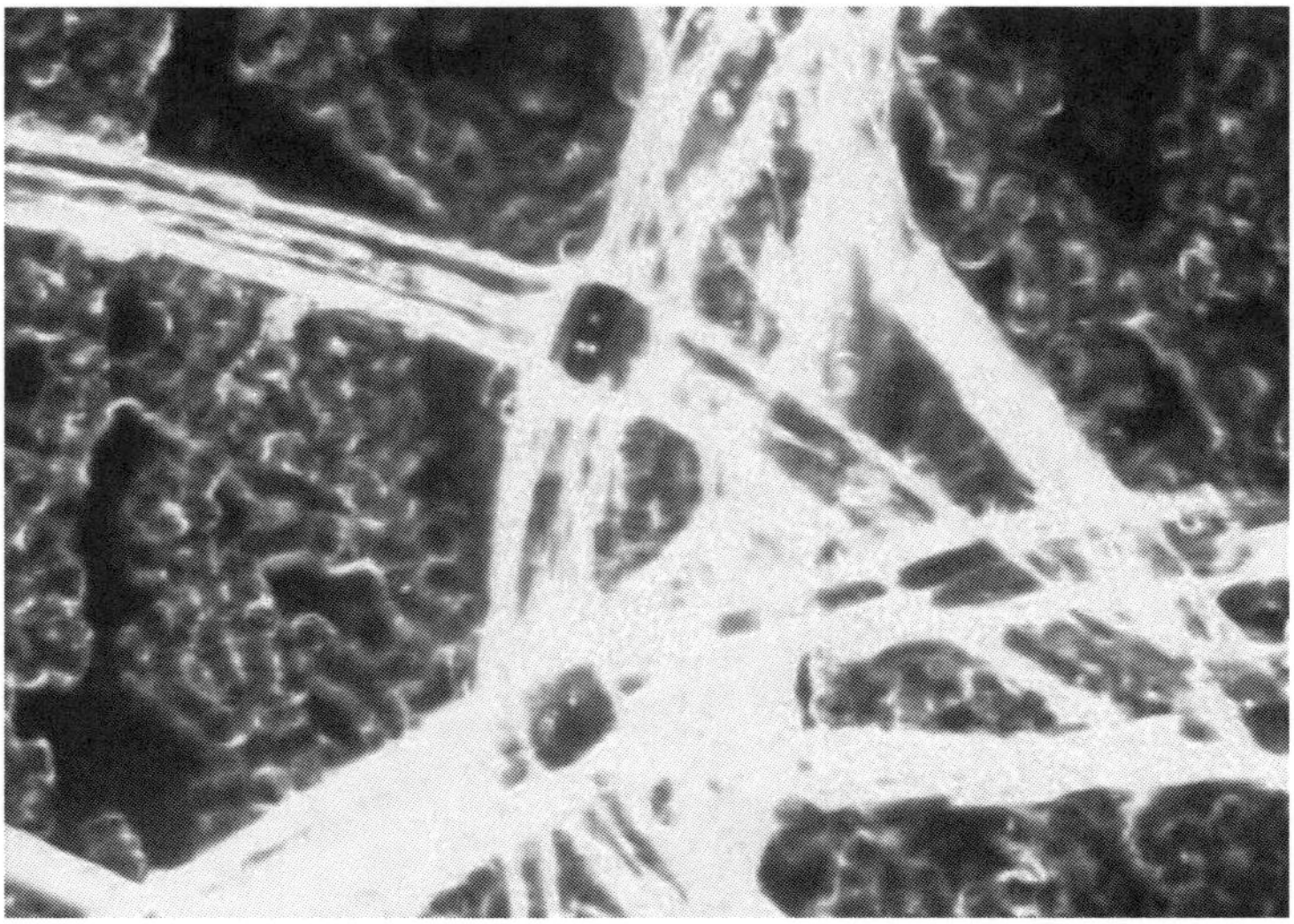

27―心臓疾患④80代女性Dさん

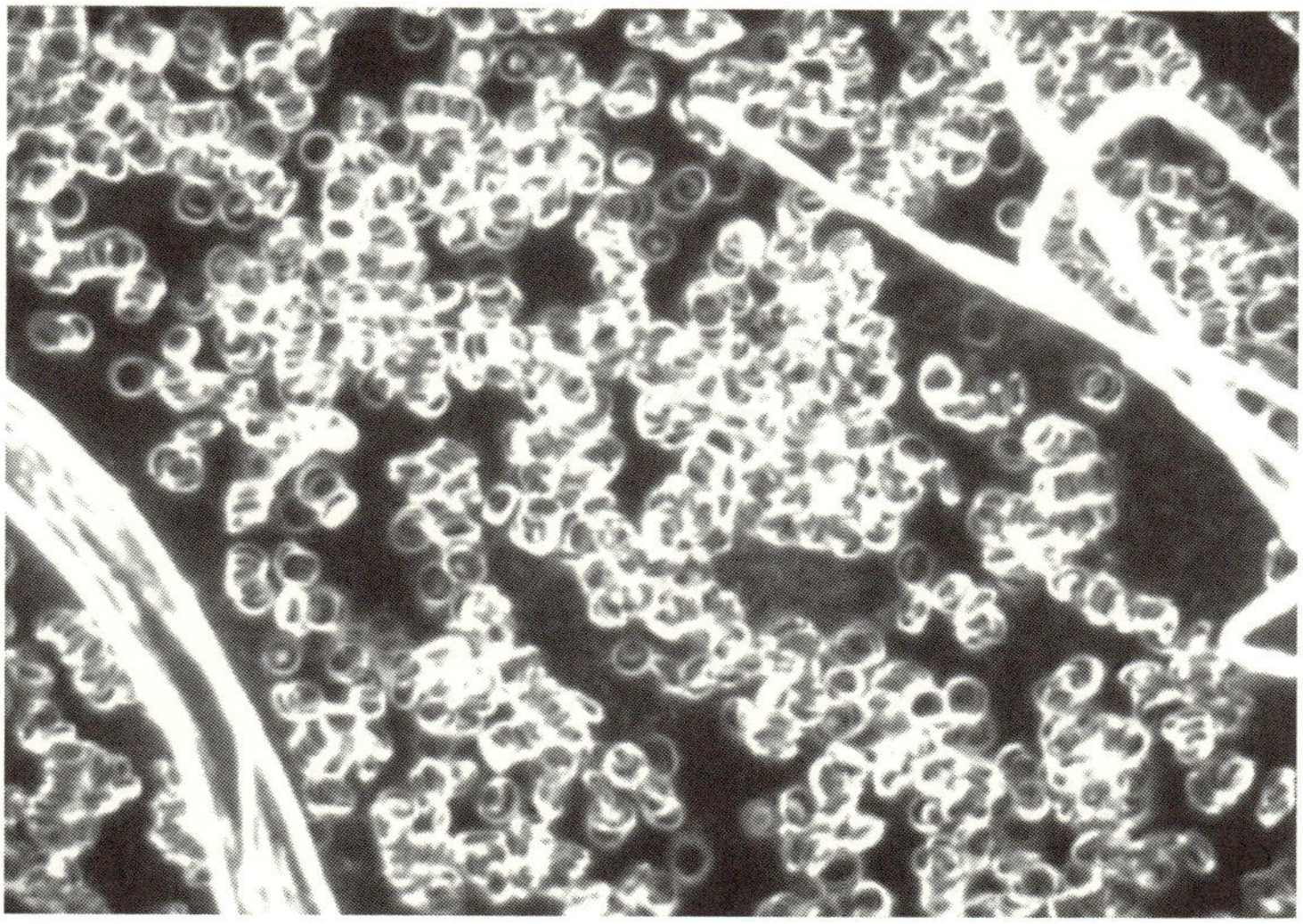
27―心臓疾患⑤70代女性Eさん

赤血球も、かなり凝集して折り重なっています。

「27―心臓疾患④80代女性Dさん」の写真でも、やはり枝状のシンプラストが交差して出ています。

赤血球の強い凝集が見られます。

「27―心臓疾患⑤70代女性Eさん」の写真でも、心臓病の人に特有のシンプラストがかなりたくさん出ています。

これら一連の心臓疾患の方々に共通するのは、特徴的なシンプラストのほか、赤血球の凝集や変形も重要なポイントだということです。

第Ⅲ部　体験編

AWG療法で症状が消えた

膠原病、肝炎、アトピー、チック、不妊……

施術期間の違いは何を意味するのか

ＡＷＧの施術を受けた方たちから、ご感想をいただきました。これらの方々の中には、長期間にわたって施術を受けられた方もいれば、数回の施術で短期間で成果があった方もいらっしゃいます。

この違いは、罹患《りかん》してからの期間の長さによるもののように感じています。これについては今後さらに検証していかなければならないと思いますが、なんらかの症状があったときにはできるだけ早めに施術したほうがいいのは確かではないかと思います。

また、なんらかの疾患の症状が改善するのはこの体験談でおわかりいただけると思いますが、同時に体調がよくなった、肌の調子がよくなったと感じられる方がいて、これはＡＷＧの未病状態に対する効果を示すものではないかと思います。

実際、施術をご体験いただいた方の中には、メンテナンスの意味も含めて改善後も定期的に来院してくださる方が大勢いらっしゃいます。

膠原病の症状がなくなった――――――Nさん

何も期待せずに受けたAWGの施術

私が、当時〝免疫力リハビリクリニック〟という名前で営業していた〝免疫整体ここ一番〟をはじめて訪ねたのは、２００４年３月３日のことでした。３年来苦しんでいた膠原病の一種の全身性エリテマトーデス（ＳＬＥ：全身性紅斑性狼瘡）に効果があるかもしれないという家族の期待に応えるために、私自身はあまり気乗りしないまま話を聞きにいったのです。

〝免疫力リハビリクリニック〟を紹介してくれたのは、叔父の友人のＫさんでした。

叔父は版画家で私が子どもの頃に脳腫瘍で亡くなっていましたが、２００４年2月20日から叔父の版画のコレクション展が開催され、そのお手伝いをしてくださった叔父の友人たちの中にＫさんがいらしたのです。

末期がんのＬさんを〝免疫力リハビリクリニック〟に連れていくというＫさんの話を聞いた

私の祖母が、「ぜひ孫も一緒に連れていってほしい」とお願いしたようでした。

しかし、〝免疫力リハビリクリニック〟で施術を行っているというAWGの話を聞いてもパンフレットを見ても、どのようなものか、さっぱりわかりません。母は、「自宅療養していて時間があるんだからいってみたら」とすすめます。

膠原病は完治することがないとされ、ステロイドが唯一の対症療法とされています。私はステロイドを減量して症状が再発して一番落胆していた時期だったので、なかなかその気になれませんでした。

それでも、1度くらいは話を聞いてみてもいいだろうと、〝免疫力リハビリクリニック〟を訪ねました。宇治橋先生のお話を聞いて「こんな熱心な人がいるんだ」、ソマチッドについても「こんな世界があるんだ」とは思いましたが、そのときはその程度にしか感じませんでした。治ることがないといわれる膠原病の治療で、何度もはかない期待を裏切られていたからです。こんなサプリメントがあるよ、梅肉エキスがいいよ、気功が効果があるよ……、こういう話を聞いてはさんざん試して期待するほどの効果がなかったので、どうせ同じようなものだろうとしか思えなかったのです。

全身性エリテマトーデスを発病したのは、2001年1月9日のことでした。

突然、足がしびれて歩けなくなったのです。右足裏の感覚がなくなり、1週間経っても2週間経っても、その状態が戻りません。足裏に小石が当たったくらいで針でも刺さったようにとても痛くて、厚底のスニーカーを履いてやっと外を歩けるかどうかという状態でした。微熱も続きました。

とりあえず病院で一般的な血液の検査をしてもらったのですが、異状はないと言われました。原因がわからなかったので、別の病院にいっては検査してもらうということを何度も繰り返しました。

少しはよくなるかと思って鍼を打ってもらったこともありましたが、そのたびにしびれるところが広がって、恐くていけなくなりました。多少効いたかなと思ったのは気功で、少し神経の感覚が戻ったかもしれないと感じたことがありました。

この間、派遣の仕事を再開したのですが、免疫力が落ちているので、職場で風邪をひいている人がいると、翌日にはすぐ自分も風邪をもらってしまいます。

「これはやっぱりおかしい。徹底的に調べてもらわないと」ということで、病院を探したのですが、なかなかベッドが空きません。やっと2カ月半くらいしたときに、母がみつけてきた近くの病院に検査入院することができました。そのときには、金曜日にはじめて診察してもらって「月曜日には入院してください」と言われるほど、炎症値が高くて白血球も少なくなっていました。

本当に大変だったステロイドの副作用

1カ月半くらい検査入院をして全身性エリテマトーデスという確定診断が出て、ステロイドで症状を抑える治療が始まりました。ステロイドの副作用が列記され、きちんと服用して絶対に自分で勝手に減らしてはならないなどの注意事項が書かれたパンフレットをもらいました。

全身性エリテマトーデスの症状が出はじめてから半年くらい経って症状が落ち着きはじめているということで、私は20ミリグラムからステロイドを始めました。膠原病でステロイドの服用を始めたら、この薬と一生縁が切れなくなります。少しずつステロイドの量を減らして、最終的に5ミリグラムくらいで症状が安定するのを目指して治療を行っていきます。

しかし、ステロイドには、さまざまな強い副作用があります。

私も、ステロイドを始めるとともにめまいがするようになり、半年くらいして生理が止まらなくなりました。また、ムーンフェイス（満月様顔貌）といわれる丸顔になり、体重増加、血圧上昇、思春期のようなニキビ、ホットフラッシュ、毛深くなる、歯の神経の炎症、睡眠障害などの副作用がじわじわ出てきました。

病気のことばかり考えていると、うつになることもあるという医師のアドバイスがあったので、全身性エリテマトーデスのことやこの先どうなるかということは極力考えないようにしました。

体重は最大で23キログラムも増加し、貧血もひどくて、ホルモン剤と鉄剤をステロイドと同時に服用しなければならなくなりました。ホルモンバランスの乱れから子宮頸がんの前がん状態にもなって、これを切除する手術も受けました。

それでもステロイドがやめられないのは、松葉杖がなければ歩けなかったり、足が痛くて家の中をお尻で歩くようにしていたりしても、この薬を服用した翌日からすぐに歩けるようになるからです。ステロイドは、それほど効き目がはっきりしている薬なのです。

そういうなかで、医師の指示に従ってステロイドの減量を進めていきました。しかし、2003年11月に8ミリグラムから7・5ミリグラムに減らしたところで、症状が再発しました。これでまた、20ミリグラムからやり直しです。

〝免疫力リハビリクリニック〟を訪ねたのはさまざまな治療法を試しつつステロイドの減量に失敗したあとだったので、AWGにも何の希望も感じていませんでした。はじめて話を聞きにいった当日も、私はホットフラッシュで汗がダラダラの状態でした。

1回目は話だけ聞いて、2回目にいったときに自分の血液がどんな状態になっているか見せてもらって実際にAWGの施術を受けました。1回目のときにLさんの血液を顕微鏡で見て話を聞いていたのですが、自分の血液がどんな状態なのか見てみたい、その好奇心から再訪したのです。

以前は、いま〝免疫整体ここ一番〟で使っている暗視野顕微鏡ではなく位相差顕微鏡だったので、白血球がちょっと見えてソマチッドが動いていたことくらいしか確認できませんでしたが、自分の血液を目にするのははじめてだったのでとても興味深かったことを記憶しています。

医師に相談しても何も解決しない

当時はステロイドで全身性エリテマトーデスの症状はほとんど治まっていて足の裏にしびれが少し残る程度だったので、実際にＡＷＧの施術を受けてもとくに症状が改善したという感じはしませんでした。でも、こんな施術だったら受けてもつらくないなと思いました。

そこから、１週間に２回くらいのペースで施術を受けはじめました。

それでも、５回くらい施術を受けたあたりで、ステロイドをのんでもとれなかっただるさがなくなって、少し元気になったような感じがしました。

ＡＷＧの施術を受けながら、「自分で薬の量を減らしたら再入院ですよ」と言う医師には内緒で、自分でステロイドの量を少しずつ減らしていくことにしました。減らすとともに深刻だったステロイドの副作用の症状が徐々になくなっていきました。

ムーンフェイスは、ステロイドの減量とともに少しずつ解消していきました。生理不順は、婦人科の医師が「こんなものは気休めよ」と言う漢方薬と併用するなかで、１カ月くらいで改善しました。ＡＷＧと漢方薬のどちらが効いたかわかりませんが、私は相乗効果だと思っています。

ステロイドで満腹感がなくなり食欲が増すので体重は増えるのですが、食事制限をしながらステロイドを減らすとともに徐々に戻りました。また、ＡＷＧにはホットフラッシュで汗だくになっているときに効果的だとされる００８３というコードがありますが、このコードで施術をしてもらったらとても楽になったのが印象に残っています。

ムーンフェイスの症状がなくなったときに、「自分でお薬の量を調整していませんか」と何度か医師に聞かれましたが、「ちゃんとのんでいます」と嘘をつきました。

医師にＡＷＧの施術を受けていることは話していましたが、「別に悪いものでもないからかまわないんじゃないか」というくらいの受け止め方でした。症状が軽くなったからといって、医師はＡＷＧのおかげかもしれないなどとは考えもしないのです。２、３回、ＡＷＧのことを話しましたが、まともに取りあってくれないので、「もうこれは、自分で考えてやっていくしかない」と思いました。

担当の医師は2年くらいで異動になって替わるのですが、ステロイドを積極的に減量してくれる医師もいれば、2年間まったく同じ量のステロイドを処方しつづける医師もいました。

そういうなかで、自分でステロイドの減量に取り組み、最終的に完全にステロイドをゼロにできたのは2007年11月のことでした。AWGの施術開始から3年半が過ぎていました。

ステロイドは麻薬のようなもので、のんでいると体調がよくなって元気も出ます。のむとエネルギーが出てくるような感じで、ステロイドに頼って生きているような状態になってしまいます。

私は7年くらいステロイドをのみつづけていたので、ゼロにしてからまったく力が出ないような感じが続きました。のまなくても生きていられるという自信がもてるようになったのは、ステロイドを完全に断って1年半くらいしてからのことでした。

ステロイドを5ミリグラムから4ミリグラムに減らした2006年頃が一番症状がつらい時期で、39度台の熱が1カ月も続きました。当時の血液はドロドロで、ソマチッドが繊維のようになって、気泡も出ていました。それがいまでは、すっかりきれいな血液になっています。

膠原病は完治しない病気とされていますが、いまやステロイドをのまなくても全身性エリテマトーデスの症状は一切出なくなりましたし、毎月病院で定期的に血液検査を受けていますが抗体値や免疫指数も安定しています。一生ステロイドの副作用とともに生きていかなければならないと思っていたときのような絶望感に苛《さいな》まれることはもうありません。

いま私が健康な生活ができているのはＡＷＧのおかげであり、このご縁をつないでくれたＫさんであり、そして宇治橋先生のおかげだと、心より感謝の気持ちでいっぱいです。

つらかったアトピーの症状が落ち着いた――Aさん（施術編139ページ参照）

いったんは食生活の改善で症状は治まったが……

45歳のときに突然、アトピーのような症状が出はじめて、２０１３年1月、近所の皮膚科でアトピー性皮膚炎と診断されました。アレルギーがかかわるものとしては20歳くらいから花粉症はありましたが、こんな年齢になってアトピーになるとは思いもよりませんでした。

しかし調べてみたら、アトピーは社会人になってからも、会社を替わるとか引っ越しをするとか、ストレスが原因で発症するということがわかりました。

私もその頃、家族構成が変わるとともに、転職と引っ越しが重なっていました。

２０１２年の12月8日に人間ドックに入ったのですが、そのときに採血したところに貼った絆創膏《ばんそうこう》の跡がかぶれたのが、いま思えば最初の兆候でした。その後、首にかゆみが出るようになって、あまり気にしていなかったのですが、やがて顔にもかゆみを感じるようになりました。やがて1日に何回も顔の皮膚がボロボロと落ちるような状態になって、お化粧もできなくなりました。

誕生日が3月なので、4月の免許の更新の期限までにはなんとか治したいと思いました。免許証の写真は、ひどい顔で写りたくなかったからです。

私の親は薬を一切のませずに私を育てましたが、社会人になって親元を離れてからは会社を休むわけにいかないので、生理痛がひどいときに鎮痛剤をのんだり、うつ傾向があったので睡眠薬を服用したり、薬をよくのむようになっていました。花粉症が始まったのは、その頃からです。

アトピーになって、それまで常用していたうつの薬や睡眠薬、頭痛薬を一切やめました。また、自然食などに詳しい友人のアドバイスを受けながら、セロリ、にんじん、パセリなどで自分でつくった野菜ジュースや酵素を飲むようにしました。さらに、白飯はやめて雑穀米にし、肉もやめて野菜だけを食べるようにして食生活を改善しました。これによって、いったん顔の症状は治まり、無事に免許の更新を済ませることができました。

そこで、身体を全部きれいにしようと思って、4月の末の連休が始まる前から歯医者に通うことにしました。しかし、そこからまた、アトピーが悪化してしまいました。肘や膝の内側、首や顔などに炎症が出て、もうかゆくて眠れないほどになってしまったのです。

ゴールデンウイーク明けに近所の皮膚科にいったのですが、アトピーの症状がひどすぎてその医院では手に負えないと言われ、大学病院を紹介されたほどでした。大学病院では、学生の前で写真を何枚も撮られて、箱いっぱいのステロイド剤を処方されました。

アドバイスしてくれている友人によると、歯医者で治療のときにかけた麻酔が原因ではないかということでした。それ以来、歯医者にいっても、麻酔なしで治療してもらうようにしています。

半年ほどの施術で症状が落ち着いた

友人の忠告に従って、病院で処方されたステロイドが入ったのみ薬はできるだけのまないようにしましたが、あまりにも症状がきつかったので、塗り薬は処方されたものを少量使いました。雑穀米と野菜ジュースは続けていましたが、症状はいっこうに改善しませんでした。

かゆくて眠れないので会社も欠勤したりで、「もう我慢できない」と友人に話したところ、

〝免疫整体ここ一番〟をすすめられました。それ以前から〝免疫整体ここ一番〟の話は聞いていたのですが、それなりにお金がかかることもあって躊躇《ちゅうちょ》していたのです。

〝免疫整体ここ一番〟をはじめて訪ねたのは、2013年7月13日、暑くなってかゆみもピークに達しようというときのことでした。

身体の外から化学物質を入れるわけではないので、AWGの施術に抵抗はありませんでした。また、母が電子で治療するほかの器械で施術を受けていて効くと言っていたので、AWGにも期待がありました。

施術を受けて「これくらいのことで治るものかな」と思いましたが、血液の状態が施術前と施術後で明らかに違うのを見て、私のアトピーの原因となっているストレスが解消されたのだろうと、勝手に納得しました。

薬をのんでもよくなったかどうかはすぐにはわかりませんが、たった1時間、AWGの施術を受けただけで血液の状態がまるで違っていたのに驚きました。

すぐにかゆみがなくなったわけではありませんでしたが、AWGでアトピーに対処していくことにしようと決めました。勤務先の同僚からいいお医者さんがいるという話も聞いていましたが、薬は絶対にのみたくなかったからです。

それから、月2回のペースで〝免疫整体ここ一番〟に通いました。そのたびに施術後の血液の状態を見て、変わりつつあることを実感しました。宇治橋先生にお聞きすると、いきなりアトピーに効果があるとされるコードではなく、〝免疫整体ここ一番〟のプログラムに沿って施術していただいていたようです。

酵素と野菜ジュースは続けて、肉も食べないようにしていました。しかし、途中でいつもアドバイスしてくれる友人から、次のように言われて肉は再開しました。

「お肉は、そろそろ食べていいよ。ただし、いろいろなものが入っているからオージー・ビーフだけにしてね」

友人の話では、オージー・ビーフはアメリカ産の牛肉などと比べて飼料の抗生物質や添加物などが少ないとのことでした。

施術を受けはじめた頃は真夏に向かう時期だったので、ノースリーブなどできるだけ肌に当たらないような衣服を身につけるようにしていました。それほど、肌の調子が悪かったのです。しかし、1カ月に2回のペースで施術を受けているうちに、スタッフの方に「お肌がきれいになってきましたね」と言われるようになり、半袖から長袖に替えた11月頃にはだいぶかゆみが引いて楽になっていました。

記憶が定かではないのですが、肌荒れがひどくてしていなかったお化粧も、2014年のお正月までにはできるようになっていたと思います。

アトピーに対する施術の経緯

あとで〝免疫整体ここ一番〟のスタッフの方に聞いたら、最初は基本コードのシリーズの施術をずっとやって、それが終わってから2、3回、腸を整えるコードの施術を行い、いくつかあるアトピーにかかわるコードの最初の施術をしたのが、ちょうど11月5日で12回目のときのことだったそうです。さらに、12月14日の15回目でアトピーにかかわるコードの2回目の施術をしてもらっています。

〝免疫整体ここ一番〟に残っている施術記録には、1回目のときは施術のあいだ中ずっと身体を掻《か》きつづけていてとてもつらそうだったのが、2回目にはあまり掻かなくなり、3回目の8月24日の施術後には好転反応が出てかゆみが増したと記録されています。

3回目の施術のときにかゆみが増したと記録されているのは、いったんかゆみがなくなったあと、また元に戻ったのでかゆみが増したと感じたのかもしれません。それでも、もっともつらい時期には毎晩2時間くらいしか眠れなかったのが、その頃には4時間くらいは眠れるようになったとスタッフの方にお伝えしていたようです。

7回目の9月20日の記録には、それまでは全身がかゆかったのが、肘、膝の関節の内側や、肩や首などのスポットだけに変化したと書かれています。13回目の11月16日の施術の際には、首などはよくなって関節の内側と肩だけになり、眠れないことは一切なくなったとお伝えしたことが記録されています。

年が明けてかなりよくなり、もう大丈夫だと思ったので、２０１４年3月29日の20回目から、ＡＷＧの施術を１カ月に１回くらいのペースに減らして、前は１時間くらいだったのを１時間半くらいで長めにしてもらうことにしました。

いまは、汗をかく季節に一番最初にかゆみが出たところだけ症状が出るくらいに治まっていて、以前の私を知っている人に驚かれるほどです。

アトピーがよくなったのでＡＷＧは何にでも効果があるような気がして、いまは生理痛があるとき、老眼が気になるときなどに、それぞれに対応するコードでＡＷＧをかけていただいています。

私はアトピーになって日が浅いうちに〝免疫整体ここ一番〟を訪ねたので半年くらいでよくなりましたが、長年にわたってアトピーで苦しんできた人はよくなるまで時間がかかるようです。

私がステロイドをのむことなしにＡＷＧの施術を受けたのも、よかったのかもしれません。お友達に皮膚科のお医者さんがいるのですが、「どうやって治したの？」と聞かれるほどです。でも、ＡＷＧの話をしても、不思議そうな顔をするだけです。お医者さんは、こうなったという事実を話しても、実際に症状の改善を目にしても、納得してくれないようです。科学的な説明がつかないと、信じることができないのでしょう。

アトピーがひどいうちは、かなり厳しく食事の内容を気にしていましたが、いまはいろいろなものを楽しむ気持ちの余裕も出てきました。

そういえば、ＡＷＧに関して面白いエピソードがあるので紹介しておきます。

歯については、その後も治療を続けていました。あるとき、ＡＷＧの施術を受けていたら、口の中がとても臭くなったのです。

「わぁ、気持ち悪い」と思っていたら、スタッフの方が「すみません。今日は周波数を間違って、歯周病のコードでやってしまったんです」と言うのです。ＡＷＧは、こんなに効果があるものなのか、と思いました。

いまではおかげ様でアレルギーを気にせず、お酒も食事も好きなものを食べられるようになり、温泉も日焼けも楽しめるようになりました。

これからも、１カ月に１度の施術のペースを維持していきたいと思っています。

不妊を克服し子宮頸がんの前がん状態も解消　――Mさん（施術編128、133ページ参照）

不妊治療は精神的・経済的負担が大きかった

31歳で結婚して、36歳のとき〝免疫整体ここ一番〟を訪ねました。

子どもは早く欲しいと思っていたので、結婚2年目くらいから「どうしてできないのかな」と思うようになって、婦人科で検査を受けたりしていました。

医師から「30歳を過ぎると子どもができにくくなる」「妊娠にはタイミングがある」と言われ、月経周期に合わせて性行為をする指導を受けました。でもそのときはまだ33歳だったのでそれほどあせりを感じることもなく、自分でもどうでもよくなって、やがて医院には通わなくなりました。

しかし、35歳になった頃、親戚で結婚、妊娠、出産が相次いで、精神的に追いこまれました。今度こそ、本格的に不妊治療専門でやっているところで診てもらおうということで、とりあえず私だけ検査を受けることにしました。

その結果、決定的なことではないということでしたが少し卵管が詰まり気味とのことで、卵管を通す治療をしてもらったり、ホルモン剤をのんだりしました。しかし、卵管を通す治療が痛かったので2カ月くらいで断念してしまいました。

その年の年末になると、いよいよ親戚中で子どもがいないのは自分だけという状況になって、どんなに大変でもいいから本格的な治療を受けようという覚悟ができました。世田谷の有名な病院から独立した医師の不妊症治療専門のクリニックが池袋にあって、そこにはじめて主人と一緒にいきました。

検査の結果、主人には特別な問題がないということがわかりました。私自身についても、妊娠というのはとても微妙なもので、ホルモンの値や卵管の詰まりもそれほど問題があるような状態ではないとの診断でした。

しかし、35歳になっているのであまりダラダラとタイミング療法で妊娠を待つようなことをしている余裕はないとの医師の話で、何回か人工授精をしてみて、それでダメなら体外受精をしてみようということになりました。

結局、人工授精は3回やったのですが妊娠せず、体外受精もしてみたのですが結果は出ませんでした。これで、とても気持ちが落ちこみました。

医師は、「そういう人はたくさんいるので1回の失敗なんて失敗のうちに入りませんよ」と言うのですが、精神的な負担、人工授精1回3万円、体外受精1回40万円という経済的負担、そして何より体外受精で卵巣から卵子をとる苦痛が大きくて体外受精を続けるのに二の足を踏んでいました。

そんなとき、友人が通っている〝免疫整体ここ一番〟の話を聞き「不妊にもいいかもしれない」と思い、通うことにしました。

たった4回の施術で見事妊娠しました

〝免疫整体ここ一番〟を紹介してくれた友人はとても信用できる人ですし、ＡＷＧは心理的な負担も、経済的な心配も医院ほど大きくないので、とりあえず施術を受けてみようと思いました。ちょうどその頃、西洋医学的な治療で効果がないのなら、東洋医学でなんとかならないかと思いはじめていたので、ＡＷＧのような変わった施術にも抵抗がなかったのです。

ＡＷＧの施術を受けると同時に、私なりにいいと思ったことにも積極的に取り組むようにしました。実際には、次のようなことをしていました。

1. それまで運動は一切していなかったのに、スポーツジムに週3回通うようにしました。
2. それまで、アイスコーヒーなどをたくさん飲んでいたのですが、冷たい飲み物は避けて常温以上のものしか飲まないようにしました。
3. 「まごわやさしい」を実践しました。これは、吉村裕之さんという医学博士の食品研究家が提唱している食事のとり方で、次の食材をなるべくとるようにしました。
ま＝豆類、ご＝ごま（種実類）、わ＝わかめ（海藻類）、や＝野菜（緑黄色野菜、淡色野菜、根菜）、さ＝さかな（魚介類）、し＝しいたけ（きのこ類）、い＝いも（いも類）
4. 西洋たんぽぽの根っこが卵巣機能にいいということを聞いたので、ネットで購入してのんでいました。
5. 私のような原因がはっきりしない不妊には東洋医学が効くということで設立された千駄ヶ谷の不妊治療専門の医院の分院で、子宮周囲の血流がよくなるというマッサージを月に1度、排卵日の直前に受けました。これは、3回してもらいました。

2009年の7月31日にはじめて〝免疫整体ここ一番〟を訪ねました。

宇治橋先生からソマチッドについて説明していただいたのですが、よくわかりませんでした。

しかし、施術前と施術後の血液を比較して見せていただいていたのですが、「カビのような

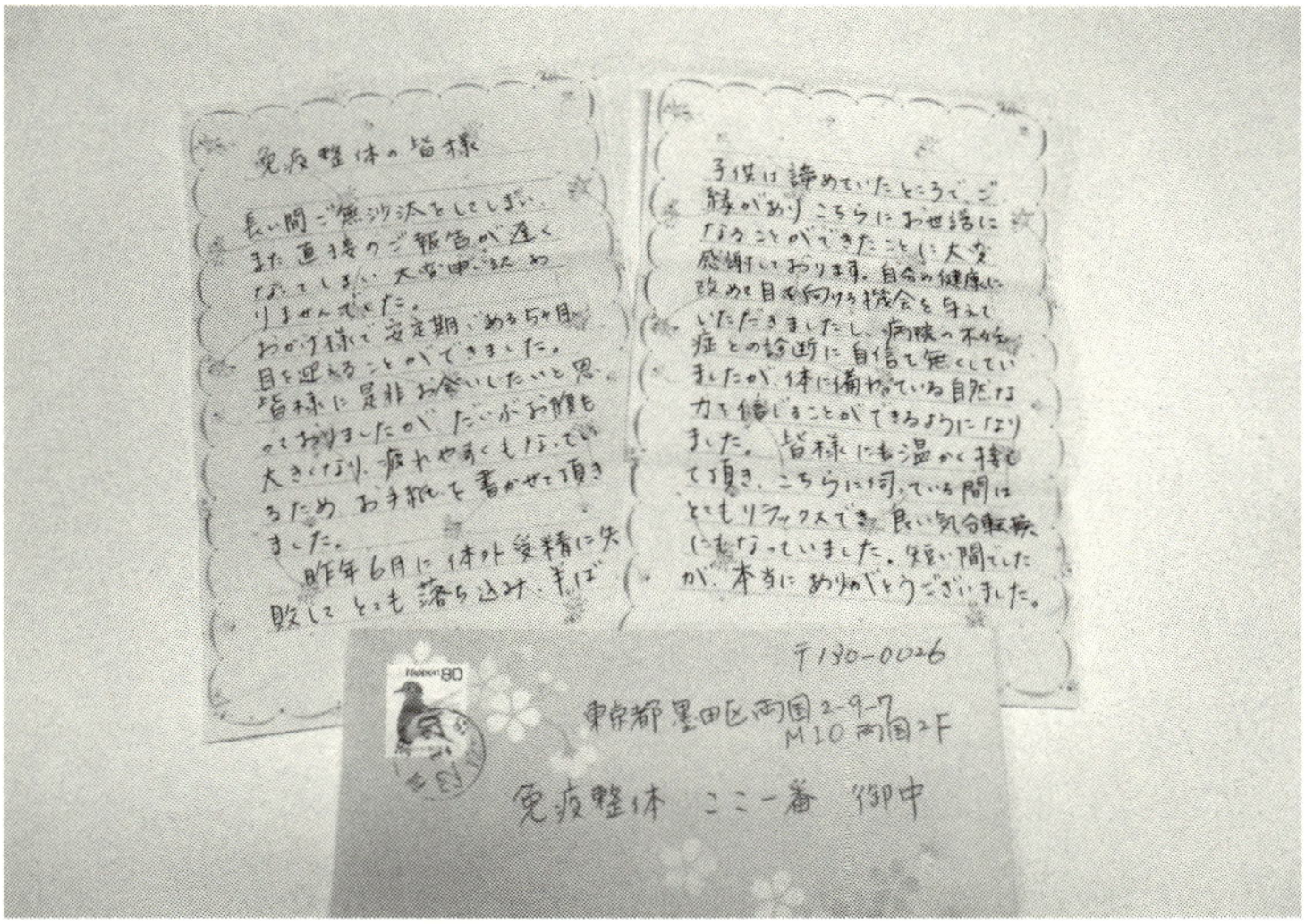

免疫整体の皆様

長い間ご無沙汰をしてしまい、
また直接のご報告が遅く
なってしまい大変申し訳あ
りませんでした。
おかげ様で安定期である5ヶ月
目を迎えることができました。
皆様に是非お会いしたいと思
っておりましたが、だいぶお腹も
大きくなり、疲れやすくもなってい
るため、お手紙を書かせて頂き
ました。
昨年6月に体外受精に失
敗してとても落ち込み、半ば
子供は諦めていたところで、ご
縁がありこちらにお世話に
なることができたことに大変
感謝しております。自分の健康に
改めて目を向ける機会を与えて
いただきましたし、病院の不妊
症との診断に自信を無くしてい
ましたが、体に備わっている自然な
力を信じることができるようになり
ました。皆様にも温かく接し
て頂き、こちらに伺っている間は
とてもリラックスでき、良い気分転換
にもなっていました。短い間でした
が、本当にありがとうございました。

〒130-0026
東京都墨田区両国2-9-7
M10両国2F
免疫整体　ここ一番　御中

施術を受けた方からのお手紙

ものが出ている」と言われて、ちょっとショックでした。しかし、何回か施術するうちになくなっていきました。

記録を見ると、次のようにして施術していただいたことになっています。

1回目（2009年7月31日）……1時間の施術
2回目（2009年8月17日）……約1時間半の施術
3回目（2009年8月25日）……約2時間の施術
4回目（2009年9月25日）……約1時間半の施術（はじめて腹部に施術）

その後、2009年10月半ばくらいに「もしかしたら」と思うようになって、10月末にお医者さんにいったら妊娠2カ月という診断でした。ですから、4回の施術で妊娠したことになります。あれだけ子どもができなくて悩んでいたのが、たった4回の施術で妊娠したので驚きました。2010年の7月7日の七夕の日に3595グラムの赤ちゃんが元気に生まれてくれました。

子宮頸がんの前がん状態が改善

私がAWGのお世話になったのは、そのときだけではありません。
2013年7月に市の子宮頸がんの検診で引っかかって、詳しく検査してもらうことになりました。そして、細胞診の結果、クラスⅢbと診断されました。子宮頸がんのクラスは、次のように分類されています。

クラスⅠ……正常
クラスⅡ……良好（6カ月後に再検診）
クラスⅢa……少し悪性が疑われる
クラスⅢb……かなり悪性が疑われる

クラスⅣ……きわめて強いがんの疑い
クラスⅤ……悪性

クラスⅢｂは「高度異形成」といわれる状態で、まだがんではありませんが、将来がんになる可能性があるとされています。病院では、とりあえずすぐ手術という段階でもないので、12月にまた検査して、悪化しているようだったら、そのときに手術するとのことでした。それまでは、特別に何もすることはありませんと言われました。

そのときに真っ先に頭に浮かんだのが、〝免疫整体ここ一番〟でした。不妊が4回の施術で解消したし、ほかの人からもいろいろ効果があったという話を聞いていたので、すぐに〝免疫整体ここ一番〟でＡＷＧをやってもらおうと思い、２０１３年10月11日から施術を受けはじめました。

まず血液を見たのですが、不妊で最初に訪ねたときほどひどい状態ではないとのことでした。このときは子どもが小さかったので、〝免疫整体ここ一番〟には月1回くらいのペースでしか通えませんでした。同時に、自分でなんとかできないかと思って、免疫力を上げるというハーブティーを飲んだり、やはり免疫力が上がるというメディカルアロマをやってみたりしていました。

12月に細胞診をしましたが、その結果はクラスⅢbで変化がありませんでした。この段階ではまだ手術は必要ないとのことで、もう3カ月空けて、様子をみることになりました。しかし、3月も現状維持でした。

結果が出たのは、さらに3カ月空けた6月の検査でした。

2段階よくなったクラスⅡとなっていて、次の検査は半年後でいい、それで問題がなければ年に1度の検診に戻していいとのことでした。

でも、2013年7月の検診で引っかかる前から若干炎症があってクラスⅡでしたから、元に戻ったということなのです。子宮頸がん検診でクラスⅠというのはあまりないといわれているようなので、これが私にとっては正常な状態なのだろうと思っています。

AWGで驚いたのは、不妊治療のときも、子宮頸がんのときも、血液中のソマチッドといわれるものがあんなにも変わるということです。スタッフの方に聞いたら、私は反応がいいほうだとのことでした。

これからも、何か身体のことで気になることがあったら、〝免疫整体ここ一番〟のお世話になろうと思っています。

網膜色素変性症、術後の痛み、敗血症が大幅に改善――――Sさん

目のかすみが消え、バイパス手術後の痛みも軽減

私がAWGの施術を受けるようになったのは、当時は〝免疫力リハビリクリニック〟という名前で営業していた〝免疫整体ここ一番〟が開業して間もなくのことでした。それ以来、家族ぐるみのお付き合いをしています。

私を最初に〝免疫力リハビリクリニック〟に連れてきてくれたのは、木酢液を使って全身のマッサージをする中国医学の療法師の方でした。

私には、前立腺肥大と網膜色素変性症という持病があります。

網膜色素変性症は、暗いところが見えにくくなるとともに、視野狭窄《きょうさく》、視力低下が起きる病気で失明の大きな原因とされ、国の特定疾患研究の対象に指定されています。

〝免疫力リハビリクリニック〟に通いはじめたのは、前立腺の腫瘍マーカーの値が高くなった

り低くなったりしていたので、それを抑えるためでした。

排尿が困難というほどではなかったので時間があるときに施術してもらっていましたが、目にも効果がありました。網膜色素変性症に加齢黄斑変性と白内障を併発していていつもはモヤがかかったような状態なのに、ＡＷＧの施術をしてもらうと視野がきれいになります。帰りの電車で、外の景色がとてもよく見えるのです。

ふつうの白内障はいまや手術で簡単に治せるようになっていますが、網膜色素変性症に伴って発症する白内障は手術できません。それでも、１度ＡＷＧの施術をしてもらうと1カ月くらいは、よく見えるようになるのです。

私はＡＷＧの施術をしてもらっているあいだ寝てしまうことが多いのですが、終わるととても爽快で身体が軽くなります。最初かかったときは、本当に夢見心地でした。実際に自分で体験していいと思ったので、弟や親、さらに取引先の人も紹介しました。

私がお連れした30代で乳がんになった人はいまも元気でピンピンしていますし、原因不明の肝炎で休職していた人もいまは立派に復職しています。

ここでは、私の家族のことについてお話しすることにします。

父は85歳のときに心臓のバイパス手術をしてもらったのですが、手術のあとに「もう2年しかもたないだろう」と医師に言われていたのが、ＡＷＧで内臓などのリハビリをして5年もちました。

父は40代に脳溢血になってそれからずっと仕事をしていなかったのですが、85歳になった元日に胸が痛いと言って休日診療所にいきました。そこでは心電図が撮れないということで昼に救急病院に運ばれたのですが、とりあえずは様子をみようということになり私たちは家に帰りました。ところが、夕方になって危篤《きとく》だと連絡が入ったのです。

私たちが着く前に亡くなるかもしれないと担当の心臓外科医に言われていたのですが、病院にいったらまだ息はしていました。カテーテルを入れようということになったのですが、入りません。こうなったらバイパス手術をするしかないということで受け入れてくれる病院を探したのですが、なにせ元日のことなのでなかなかみつかりません。

やっと夜の10時くらいに病院がみつかって、翌朝2日の朝に器具をつけたまま救急車で運びました。しかし、いざ手術という段になって、肺炎を起こしていることがわかりました。レントゲンを撮ったら肺が真っ白でした。これでは手術できません。

ありがたいことにこの病院には呼吸器外科があったので、3日にまず肺炎の治療をしてもらってからバイパスの手術をしました。

心臓に血液を運ぶ4本の血管のうち1本だけかろうじて機能していましたが、その血管も1割しか流れていないという状態でした。血管がボロボロだというので太腿から血管をとってバイパスをつくる手術を行いました。これは、8時間もかかる大手術でした。

しかし、バイパス手術をしてから、強い痛みが出るようになりました。

この痛みがとれるまで、半年くらいかかると言われました。医師にも診てもらっていたのですが、埒《らち》があきません。そこで、AWGの大きな機器をレンタルして自宅で1日2時間くらい、半年ものあいだ続けていました。

これで、痛みがずいぶん楽になったと言っていました。2年しかもたないと言われていた父が5年も生きることができたのはAWGのおかげだと思っています。

危篤になった高齢の母が敗血症を克服

次は、私の母の話です。手も足も動かず、箸も持てなくなったときのことです。

最初にかかった病院では、正中神経がマヒする手根幹症候群で、手術が必要だと言われました。しかし、東京医科歯科大学の提携病院でMRI（磁気共鳴画像）を撮ってもらったら、第1頸椎から第5頸椎まで潰れていて、神経が圧迫されたり血が固まったりしているとのことでした。

問題なのは正中神経か頸椎ということになったのですが、とりあえず頸椎の手術をしてリハビリすることになりました。これが２０１２年、母が88歳のときのことでした。

手や足の症状が完全によくなったわけではありませんでしたが、いくつかの病院をリハビリで転々としました。

そうこうしているうち、２０１４年の11月６日に突然、膀胱炎を発症して救急のお世話になり、７日未明に緊急入院することになりました。もともと12センチメートルくらいの子宮筋腫があって、それが原因だとはいえないとのことでしたが排尿が困難な状態が続いていました。尿を出すためにカテーテルを使っていたのですが、その管から尿路感染したのでしょう。母はこのとき、90歳と５カ月でした。

診断は大腰筋膿瘍後廃用症候群とのことでしたが、要は膿がたまって敗血症を起こしたということです。血圧が50くらいに下がって意識がなくなり、「危篤だから家族を呼んでください」と言われました。

膿がたまっているので抗生物質で内科的な治療をしたのですが、入院してすぐ「それでは間に合わない。左の臀部に膿がたまっている」というので外科に回されました。

しかし、左の臀部に膿がたまっていることはわかっていても、敗血症の原因となっている場所がどこかは確定できません。年齢が年齢だけにかわいそうなので、切らないことにしました。

そこで、抗生物質を投与してもらいながら、ＡＷＧを利用することにしました。

母が最初に入った内科の病棟は相部屋だったのでＡＷＧの機器は持ちこむことができませんでしたが、どうしてもＡＷＧの施術をしたかったので外科の病棟に移るときに何がなんでも個室にしてほしいとお願いしました。なんとか個室に入れてもらって、大型のＡＷＧを持ちこみました。

医師や看護師に内緒で使っていたので、施術が終わると「ピーッ」という大きな音がする大型のＡＷＧはさすがにまずいと思いました。ポータブルのＡＷＧでも大型の７割くらいの効果はあるということだったので、ポータブルの機器に替えてもらってシーツの下に隠して使っていました。

抗生物質が効くと毒素が消えるのでよくなるのですが、抗生物質はしばらくすると効かなくなります。そこで、いくつかの抗生物質を次々に種類を切り替えて使うことになります。その間ほぼ毎日、ＡＷＧをかけつづけていました。

抗生物質を投与するとともに毒素がどれだけ減ったか検査するのですが、ほかの患者さんより毒素が消えるのが早かったようで、担当の医師が不思議がっていました。

「この抗生物質がこんなに効くわけがない」

「これは、どうしてなんだ」

こうして、退院するまでに母は完治といっていい状態になっていました。これは、ＡＷＧのおかげだと思います。ＡＷＧの電子が細菌を殺してくれたのかもしれません。その後、リハビリをする病院に転院しましたが、知り合いの病院だったので個室に大型の機器を持ちこんで毎日ＡＷＧをかけていました。

高齢の母が敗血症を手術せずに克服できたのは、ＡＷＧの効果だと思います。私たち一家は、ＡＷＧによって危ないところを救われてきたのだと、いまあらためて感じています。

原因不明の肝炎の症状が落ち着いた——Hさん（施術編79ページ参照）

異常な数値に翻弄されつづけた8カ月間

事の始まりは、２０１３年10月のことでした。

喉のあたりが突然マヒして、物が飲みこめなくなりました。食べ物が喉を通らないばかりか、水も飲めません。声帯もマヒしはじめて、声もかすれるようになりました。

耳鼻科を受診したら、そこの医師が紹介状を書いてくれて大きな病院に入院して検査するようすすめられました。

その病院に2013年11月1日から15日間入院して、ステロイドの治療をしてもらいました。1000ミリグラムの点滴を3日間、500ミリグラムの点滴を3日間行い、その後、服薬で60ミリグラムを2日間、40ミリグラムを2日間、20ミリグラムを2日間というように減らしてゼロにし、落ち着いたところで退院しました。

ところが、嚥下《えんげ》障害は完治したのですが、退院してからずっと消化不良が続きました。食事は飲みこめるのですが、内臓が受けつけないようで、下痢がおさまらないのです。1週間くらいして白い便が出るようになったので心配になって病院にいきましたが、そのときに調べた血液検査では肝臓の値はとくに問題ありませんでした。

原因不明のまま消化不良が続くなかで、12月の中旬くらいから身体がだるいと感じるようになりました。さらに年末年始も消化不良が続き、1回食べるとしばらく食べられなくなります。そのうち、お小水がコーヒーみたいな色に変わってしまいました。

これはちょっとまずいかもしれないと思って、胃が悪いのかもしれないから調べてもらおうと、とりあえず会社の近所の胃腸外科にいきました。

すると、AST（アスパラギン酸アミノトランスフェラーゼ）やALT（アラニンアミノトランスフェラーゼ）がとんでもなく高い数値になっていました。AST、ALTというのは、かつてGOT、GPTと呼ばれていた数値です。

たまたまそこの医師が肝臓の専門医で、家に帰り着く前に電話がかかってきて、再検査することになりました。すぐに戻って再度ASTとALTを測ったのですが、高い数値に間違いありません。とても外来で診ていられるような状態ではないとのことで、すぐに入院するように言われました。でも、仕事をしているのですぐに入院は無理なので、しばらく検査だけ受けていました。

それでわかったのは、肝炎の症状は出ているのですが、A型、B型、C型などをはじめとするウイルスが原因の肝炎ではないということでした。いまはウイルスが検出されなくても過去にかかったことがあったのではないかと調べたようですが、それもありませんでした。一時的にステロイドが効いたので自己免疫についても疑ったようですが、それもなかったそうです。

そうこうするうち、PT（プロトロンビン時間）の値が70にもなってしまいました。

PTというのは、血液凝固すなわち血が固まるまでの時間を示す数値です。血が固まらなくなってしまうので万が一のことを考えると、ICU（集中治療室）のある病院でなければ対処できないとのことで、1月30日に、先に入院していた病院に再度入院しました。このときには、ASTが1433、ALTが930にもなっていました。

とても病気の進行が早くて、このまま肝臓が働かなくなるようだったら、肝移植しかないとまで言われました。

当面の治療として、ＰＴを上げないと昏睡状態になってしまうということで、２月６日から２日間、数値を上げるために輸血をしました。薬もいろいろ替えて試していたようですが、副作用が大変でした。お腹が痛くてたまらなかったこともありましたし、血小板が減少したり、いろいろありました。

それでも、とりあえずＰＴの数値が３月12日あたりから改善したので、３月25日には退院しました。

退院して１回目の外来の診察を４月７日に受けたのですが、数値が戻ってしまっていて、その場で即刻入院してくださいと言われました。しかし、仕事の関係で無理だったので、毎日血液検査をしてもらってから会社に出ることにしました。

様子をみていたのですが、４月11日にはビリルビンの値が５になって、これはもう黄疸が出る数値なのですぐに再入院してステロイドの治療を開始しました。

ステロイドは２度目なので肝臓が弱っていることもあって効きが悪く、ネオーラルという免疫抑制剤と併用することになりました。これによって数値が改善したので、５月31日に退院しました。

血液をきれいに保てばダメージは回復する

２０１３年12月に、友人のMさんから〝免疫整体ここ一番〟のことを聞くとともにポータブルのＡＷＧの機器を見せてもらい、年が明けてからパンフレットをいただきました。

私はもともと身体が捻れやすいたちで、整体に通っていて、西洋医学はそんなに信用していません。血流が悪いと病気になりやすいのだろうと感じていたので、MさんからＡＷＧの説明をしてもらい、さらにお母様のお話を聞いてなんの疑いもなく施術してほしいと思いました。予約がとれて、はじめて〝免疫整体ここ一番〟を訪ねたのは２０１４年1月25日のことでした。

消化不良でまったく食欲がない時期でしたが、ＡＷＧの施術を受けた帰りからとてもお腹が空いて、久しぶりに夕飯がおいしく食べられました。「これは、いい」と思って次の予約を入れたのですが、ＰＴの数値が下がって入院することになってキャンセルしました。

結局2度目の施術を受けたのは2月28日で、このときは免疫を上げるコード、ウイルスやカンジダに対するコード、脾臓の調整などのコードの施術を受けました。病院から抜け出して施術していただいたのですが、ステロイドの投薬で便秘がひどかったのが一気に解消しました。

病気の原因がわからない以上、病院では治療の方針も立てられません。薬が何度も替わって、副作用がきついものもありました。とにかく薬はやめたいと思っていましたし、お医者さんにだけ頼っているのも嫌でした。そういうなかで、効果を感じたＡＷＧを続けていこうと、そのとき決めました。

入院していても外出ができたので、〝免疫整体ここ一番〟に通いました。３回目は３月４日、さらに11日、15日、20日、25日と施術を受け、25日に退院しました。

しかし、退院してすぐ再発しました。背中が痛くて身の置き場に困るほどで、椅子の背もたれに背中をつけただけでも圧迫されているようでした。病院からもらった薬が合わなくて吐いたりもしていたので、治療を受けてかえって悪くなっている感じさえありました。

〝免疫整体ここ一番〟での施術についてもこの時点では効いている感じはあまりしませんでした。でも、入院しながら〝免疫整体ここ一番〟に通うもどかしさも感じていて、ＡＷＧのような代替医療はすぐに結果が出るものではないので続けてみようという意思に変わりありませんでした。

退院してからは、３月27日、29日、４月に入って３日、５日、７日と立て続けに〝免疫整体ここ一番〟で施術を受けています。

４月11日に黄疸が出て入院するとともに、ネオーラルを始めたので外出できなくなりました。

この薬とステロイドを併用していると感染しやすくなるので人混みは歩けなくなるのです。〝免疫整体ここ一番〟にも、通うことができなくなりました。

5月31日に退院しましたが、しばらく外出は控えるように言われていたので、〝免疫整体ここ一番〟にまた通うようになったのはステロイドをかなり減らした7月24日になってからのことでした。

医師も私が薬が嫌いなことを理解して「ステロイドは少し下げて、いずれゼロにしましょう」と言ってくれていたので、完全にゼロにするためにもAWGの施術を受けたいと思っていました。ほかの医師のセカンドオピニオンを聞いたこともあったのですが、原因がわからなくても炎症はあるのだから一生ステロイドはやめられないだろうと言われていました。

それから週1ペースで〝免疫整体ここ一番〟で施術していただき、12月初旬にはステロイドをゼロにして、2015年4月中旬にはネオーラルもやめることができて、薬とは完全に縁が切れました。血液がきれいでなければ病気は治せないので、AWGの施術を受けたのでゼロにできたと私は感じています。

肝臓が悪いと眠れなくて、さらにステロイドの興奮作用もあって1日2時間くらいしか眠れないことがありました。入院中は夜のあいだずっと目が覚めていて、誰がナースコールしたかも全部聞こえていました。

ステロイドを減らすとともに不眠も少しはよくなったのですが、〝免疫整体ここ一番〟ではＡＷＧの施術を受けているうちに眠りに落ちてしまいますし、施術を受けたあとは自宅に帰ってからもよく眠れました。ＡＷＧの効果をしっかり実感していたのです。

私は電流に敏感なので、ＡＷＧの施術を受けるとかなりビリビリ感じます。しかし、整体をしてもらったあとはＡＷＧの施術を受けても電流をあまり感じなくなります。そこでＡＷＧを受ける日は、午前中に整体にいって、午後から〝免疫整体ここ一番〟で施術を受けることにしています。

ネオーラルをゼロにしたあと病院の1カ月検診を続けていたのですが、7月末に数値が正常の範囲に収まるようになりました。いまから思うと、原因不明の肝炎は「あれは、いったい何だったんだろう」という感じです。

しかし、肝臓に相当なダメージがあったことは間違いありません。

整体とＡＷＧの相乗効果で施術を受けた日はとてもよく眠れて快調ですし、血液をきれいに保っていればいずれ肝臓も修復するだろうと思うので、ＡＷＧの施術はいまでも2週間に1度のペースで続けています。

チックの症状が1度の施術で半減した——Tくん（施術編165ページ参照）

リラックスしているときに症状が出る

２０１４年のクリスマスのあとくらいから息子のTのまばたきが多くなり、２０１５年のお正月に親戚が集まったときには私の両親もまばたきが多いことに気づきました。まばたきが多くなるのはチックの典型的な症状ですが、そのときは半月くらいして治まりました。

しかし、1月の中旬過ぎ、テレビを見ていたTがすごいしゃっくりをしていました。そのときは食べすぎたのかなと思って水を飲ませたりしましたが、その後何度もしゃっくりをするようになりました。

しゃっくりがあまりに多くなったので注意して見ていると、しゃっくりと同時に足をビクッとさせています。テレビなどを見ていて、完全にリラックスして集中しているときに起きているようでした。

幼稚園のときに、男の子は10人に1人くらいの割合でチックになること、7歳くらいに始まって10歳くらいで消えるということを聞いていました。Tもちょうど7歳から始まりました。まばたきしていたことを思い出して、「チック」と「まばたき」で検索したら、いろいろ情報が出てきました。

チックについて、昔は母親が口うるさいとなると言われていたりしたようですが、家では他と比べて自由にさせていました。また、遺伝があるかもしれないとの説もあり、夫に聞いたら小さい頃、一時期まばたきのチックがあったと言っていました。

もともと私は健康志向で玄米菜食を心がけていて、具合が悪くなってもあまりお医者さんにいくことがありませんし、もともと健康なので何か症状が出たときでも薬で止めようなどとは思いません。また、原因がよくわからないのに、ただ反応を抑えるために子どもに薬をのませるのは怖いと思っています。

原因もわからない、いつまで続くかもわからない、治るかどうかもわからない——わからないことだらけでした。

ネットで検索した情報の中に、チックによく効くという漢方の紹介がありました。自宅から比較的近くて伝統のある漢方薬局なので、電話して訪ねてみました。

チックで悩む方はとても多いとのことで、とくにお母さんが息子さんについて心配するようです。とても丁寧に話を聞いてくれて、チックでそのお店に通っている方も多かったので、処方してもらうことにしました。

子どもはまずい薬だと言っていましたが、3月から9月後半くらいまで、朝と夜、1日2回服用を続けました。

筋子のようだった血液がサラサラになって……

AWGは、私が信用している人が「AWGはすごい」とブログに書いているのを読んで知りました。チックのことについてはとくに書いていなかったのですが、さまざまな病気で実際に施術を受けて症状がよくなった人の話がたくさん書かれていました。

そのコメントを読んでピンとくるものがあって、AWGをつくっている浜松のメーカーに電話しました。

「自分の子どもにしてみたいのですが、子どもでも受けられますか」

と聞いてOKとのことだったので、東京で施術を受けられるところをお聞きして、府中の治療院と、両国の治療院すなわち〝免疫整体ここ一番〟をご紹介いただきました。

自宅から通いやすい〝免疫整体ここ一番〟に電話したら、「チックに対する施術はしたことがない」と言われました。しかし、一般論として子どもへの施術は早く効果が表れることが多いとのことだったので、とりあえず受けてみることにしました。

２０１５年8月21日に〝免疫整体ここ一番〟を訪ねるまで、コードがいろいろあることや、何回くらい受けたらいいのかなど、まったく情報がありませんでした。

血液については、かつて玄米菜食をやっていたときに自分のものを顕微鏡で見せてもらったことがありました。〝免疫整体ここ一番〟のような精度の高い顕微鏡ではありませんでしたが、赤血球のバラつき具合を見せてもらって、自分の血液はとてもサラサラしていたという記憶がありました。

ところが、Ｔの血液は赤血球が筋子のような塊になっていたので驚きました。

妊娠する前から食べ物に気をつけていましたし、生まれてからも、とくに東日本大震災のあとは水や食材は全部取り寄せていました。

口に入るものだけでなく石鹸もすべて無添加のものにしていましたから、当然Ｔも血液サラサラだと思っていたのでショックでした。

幼稚園のときに鼻炎があって抗生物質を長期間にわたって服用させたことがあったのでそのせいかもしれないなどと考えもしましたが、理由はわかりません。

コードのこと、血液の電荷がプラスに傾いているところにマイナスの電流を流して調整すること、どういうプログラムで施術を進めていくかなど、説明を受けてからＡＷＧの施術をしてもらったのですが、施術後の血液の赤血球が明らかにバラバラになっていたので効果があったのかなと思いました。

しかし、本当に効果を実感したのは家に帰ってからでした。その夜、明らかにチックの回数が半減していたのです。

ＡＷＧについて、効果があるという確信もありませんでしたし、贔屓目《ひいきめ》に見ていたわけでもありません。しかし、主人も「確かに減ったね」と言っていたので、もう１回受けてみようということになりました。

本人に聞いたら、「すごくすっきりした」「身体が温かくなる」と言っていました。それ以降、２週間に１度施術してもらうようになりました。

何度か施術を受けるうちに、ソマチッドの数が増えて、血液の状態がよくなってきたので続けています。

いま、チックの症状は九割がた出なくなっています。主人は、10月はじめくらいに「ほとんど出なくなったね」と言っていました。もともと症状が出るのはリラックスしているときだけなので、学校の関係者の方たちも気づいていませんし、私の両親も２０１５年のお正月のときに心配したくらいです。

チックが治まってから漢方はやめようかと思いましたが、薬局の方に相談したら急にゼロにしてしまうのはこれまでの経験上よくないので少しずつ減らしていきましょうとのことでした。漢方薬局の方には、AWGと併用していることは言っていません。

ほとんど症状がなくなった10月中旬くらいから、漢方は2日に1回、朝だけにしています。いま、AWGの施術は10回終わったところですが、あと2回くらいしたらご相談させていただいて、1カ月に1度から2カ月に1度で維持したいと思っています。

バセドウ病の症状が消えて楽になった
――Yさん（施術編89ページ参照）

一生薬をのみつづけるのかと思っていました

私の病気は、わかりやすく言うとバセドウ病、甲状腺機能亢進症です。脳下垂体から甲状腺ホルモンが出すぎていて、それがたまって首の前のあたりが腫れてきます。同時に、目の奥の脂肪が厚くなって目が突き出てきます。

このほか、更年期障害のような感じで新陳代謝が異常に活発になります。よく汗をかくし、階段を1階上がっただけで動悸が激しくなったり、トイレにも頻繁に通うようになります。

こんな症状が出はじめたのは2002年か2003年のことだったでしょうか。40代前半のときのことでした。

まず、あまりにも便意を催す回数が多いので、腸がおかしいのかなと思って大腸検査をしてもらいました。また、とても元気なのですが、元気すぎて何日かそういう状態が続くと、消耗してパタッと動けなくなってしまうのです。そんなことを何度も繰り返すようになりました。

大腸検査では「とてもきれいです」と言われたのですが、2003年の初夏の頃から汗がダラダラと出るようになって「これは、おかしい」と思いました。

当時は地方の高地に住んでいたので、冬のあいだは寒いのであまり感じないのですが、少し暑くなって湿気が出てくると大変です。身体だけでなく頭にも汗をかくようになって、いくつか病院を回ったのですが、その頃は首の腫れもそれほどではなかったためか、どこでも甲状腺の診断は出ませんでした。

病院ではどこにいっても「異状ありません」と言われるのですが、本人は大変でした。当時は更年期障害かもしれないと思っていたので、たまたま見た雑誌にのっていた銀座の漢方医にもかかってみることにしました。

私が「更年期障害で……」と相談したら「違うと思う。早すぎる」と言って触診してくれて、そのときはじめて甲状腺ではないかと言われました。でも、漢方で甲状腺はよくならないとはっきり言われて、甲状腺の治療で有名な六本木の医院と都内の大きな病院を紹介してくれました。

まず小さな医院にいって血液検査をしてもらったのですが、かなり数値が高いとのことでメルカゾールという薬を6錠ずつのむことになりました。

しかし、薬をのんでも症状はさっぱり治まりません。そこで先に紹介してもらった大きな病院で、放射線治療を受けることになりました。ここは甲状腺の専門病院で、患者さんは同じような病気の人ばかりでした。地下のアイソトープの部屋で何をやるんだろうと思っていたら、薬のようなものをのまされるだけでした。これが放射線を含んだヨードで、それをのむだけなのです。

こんなものなのかなと思って帰ってきたのですが、翌日、まったく起き上がることができませんでした。放射線に被曝したからしいのですが、もう死ぬんじゃないかと思うほどつらくて、近くの病院で点滴をしてもらいました。1週間くらいしたらふつうに戻りましたが、放射線治療は2度としたくないと思いました。

その後何年もメルカゾールはのみつづけて、少しずつ減らしていきました。血液検査の数値を見ながら6錠から4錠、そして2錠まで減らしたのですが、そこからはどうしても減らせません。その状態が5年くらい続いて、薬の副作用があるわけでもないのですが、自分でも嫌になってメルカゾールをやめたりしました。バセドウ病の症状が出なくなっているので、気分的に続けられなくなるのです。

でもそうすると、血液検査の数値がてきめんに上がってしまいます。そして、更年期障害のような症状が出たり、心臓がバクバクいったり、疲れやすくなったりします。そして、しようがないからメルカゾールをまた始めるのですが、ちょっと増やして3錠からやり直しです。

先の都内の病院に定期的に通って、メルカゾールは2カ月か3カ月分をもらってということを続けていたのですが、薬はやめたいとずっと思っていました。しかし、いろいろ調べても、代替療法はないようでした。一生メルカゾールのお世話になるのかとあきらめていました。

好転反応とともに症状が出なくなっていった

そんなとき、スピリチュアル関係のセミナーでご一緒した男性から数年ぶりにメールがきました。

「甲状腺の病気をおもちでしたよね。面白い療法があるのですが、ご興味はありますか」

こうして紹介していただいたのが、ＡＷＧだったのです。

この男性はＡＷＧの施術は受けたことがないとのことでしたが、ＡＷＧを開発した松浦先生のところに大勢の患者さんが殺到した話をブログなどで読んで私のことを思い出したということでした。

男性からのメールには、ブログと〝免疫整体ここ一番〟のアドレスが添付されていました。ブログには開発者の松浦先生のエピソードが紹介されていて、ＡＷＧの施術でいろいろな病気がどんどんよくなったという話や、無料で施術していたので症状がよくなった人たちが感謝の気持ちをこめてザルにお金を入れて帰った話などが書かれていました。

一条の光を感じたように思い、ＡＷＧの施術をしてくれる治療院が〝免疫整体ここ一番〟のほかにもないか探してみました。都内にいくつかありましたが、整体院に併設されているところばかりで、施術前の血液と施術後の血液を比較して見せてくれるところは〝免疫整体ここ一番〟だけでした。

血液を見て比較できることに興味を引かれて、とりあえず1回いってみようと、２０１４年5月30日に〝免疫整体ここ一番〟を訪ねました。そして、宇治橋先生にお会いして、「ピピピッ」と感じるものがありました。

血液を見せていただいたら、赤血球がまるで筋子のようにぐしゃっと固まってまったく動きがありませんでした。ソマチッドもまったくありません。この殺伐とした血液はなんだろうと思ったほどです。

施術後は筋子のようになっていたものが少しだけばらけて、中から繊維のような細い線状のものが出てきました。白血球も出てきて、病原性のものを食べてくれるようになったようでした。

AWGの施術を受けたあとだるい感じがあったのですが、これははじめての感覚で、身体が反応しているのだからいいかもしれないと思いました。それまで身体が固まっていて冷めた感じだったのが、身体の中から緩んでくる感じがしました。

子どもの頃はしょっちゅう熱を出したりするものですが、大人になったらあまり熱などは出なくなります。活発に免疫が働いていた幼い頃の感覚を取り戻したような気がしました。甲状腺機能亢進症では交感神経の働きが過剰になりますが、それが緩む感じです。

バセドウ病の症状が出はじめた当時、ストレスがきつかったことなどを思い出しました。もっとも、バセドウ病は遺伝性だといわれていて、同じ病気の叔母がいましたし、兄や兄の娘にも軽い症状が出たりしています。そういう気質があって発病したのだろうと思います。

さらに施術を受けて帰ってから、自分で鏡を見た感じですが、目が引っ込んだようでした。

バセドウ病で目が突き出てくると、目にゴミが入りやすくなります。甲状腺の専門病院ではそのために目薬を処方するほどです。それが少し引っ込んだように感じたので、ホッとしました。血液を見て宇治橋先生の説明も納得できたし、自分なりの体感もあったので、AWGの施術をとことん受けてみようと思いました。

ちょうど6月に入るところで、毎年、暑くなって湿度が高くなるとともに症状が強く出る季節なので、いいタイミングでAWGを始めたと思います。

それから3カ月くらい、週2回、1時間半の施術を受けつづけました。2回目は6月5日、3回目は9日、4回目は12日でした。

4回目の施術を受けたあと、好転反応が出ました。2日間、食事をとることができず、甲状腺が一時的に腫れましたが、3日目から元気が戻り、いらないものが全部出てくれたような感じがありました。

子どもの頃から、熱が出るのは悪いことではなくて身体の正常な反応で、具合が悪いときは無理して食べなくてもじっくり回復を待てばいいと親に言われて育ちました。私自身そう思っていて、このときは久しぶりに子どもの頃のような感覚が戻って、しばらくしたらよくなるという確信があったので不安はありませんでした。

あとで宇治橋先生にお聞きしたら、甲状腺に直接作用するコードで施術していただいたのは

6月17日の5回目のことだったようです。宇治橋メソッドの基本的なプログラムに、甲状腺のコードが含まれているとのことでした。

甲状腺の薬、メルカゾールは、この頃からのまなくなりました。やめたらいろいろな症状が出てくるだろうとは思っていましたが、のみたくないという気持ちがとても強かったので全部捨ててしまいました。

そのせいか、6月27日の8回目が終わったあと、38度くらいの熱が出ました。また、7月3日の10回目のあたりの頃には甲状腺が元気すぎる感じがしたりしていました。しかし、甲状腺ホルモンが過剰に出て新陳代謝が激しくなるときとは違う、自然に湧き上がるような元気さを久しぶりに感じていました。

7月25日の13回目のときの施術記録に、「薬をやめて1カ月、調子いい」と私が言ったと書かれていました。

その後、8月くらいから週1回、さらに11月からは月1回くらいのペースに減らして施術してもらいました。血液は毎回、見せていただくたびにいろいろなものが出てきましたが、これは完全にはなくなりませんでした。

年が替わってからは、ポータブルのAWGの機器を購入して、自分なりにいろいろなコードを試しました。機器が手元にあるということで安心してしまってあまり頻繁には利用していないのですが、いまはいたって快調です。

第Ⅳ部　実践編

宇治橋メソッドに秘める思い

独自の施術を生みだした情熱がさらに燃えあがる！

〝宇治橋メソッド〟と呼ばれる施術のプロセス

〝免疫整体ここ一番〟では、医師の診断を受けて当院を訪れた方に対して、いきなりその痛みや症状にかかわるＡＷＧの施術をするのではなく、血液の状態をきれいにしたり、腸内の造血環境などを整えるコードの施術を何回かしたあと、痛みや症状に直接働きかけるコードの施術をするようにしています。

身体の環境をしっかり整えてからでなければ、ＡＷＧはその能力を十分に発揮しないからです。

私のこのやり方を〝宇治橋メソッド〟と呼んでくださる方たちもいて、私自身、この方法論は正しかったのだろうと感じています。

しかし、最初からこのような方法論を確立できていたわけではありません。

当初は、ＡＷＧのマニュアルに沿った施術をしていました。

はじめて当院へこられた方に、初回1時間30分〜2時間の施術を行い、２回目からその病気に直接関係のあるコードの施術を2時間ほど行っていました。

しかししばらくして、何回施術を行っても疲労が蓄積していくばかりでいっこうに症状が改善しない方がいらっしゃることに気がつきました。そこで、私なりにどうしたものかと考えました。

当時、私のところを訪ねていらっしゃるのは、比較的、症状が重い方が多かったのです。ですから、しっかり身体の根本、ベースから整えなければ、効果が出にくいのではないか……。

このように考えた私は、内臓機能の基礎的な要素を整えることから始めることにしました。

そして、あるときさらに気がついたのです。これこそ、千島学説に沿ったやり方だったのではないかと……。

生活習慣病や慢性疾患の方は、身体中が病気になりやすい環境になっています。こういう状態のときに、その病気や症状に直接働きかけるコードで施術しても、血液中に老廃物や毒素がいっぺんに出てきて処理できなくなってしまいます。

どんな治療や施術においても言えることですが、身体がよくなろうとする前には好転反応として、さまざまな症状が出てくる場合があります。

それまでため込んできた毒素や老廃物を排泄する出口の処理能力を上げるためにも、根本的な身体の働きにアプローチする必要があると、私は考えています。

多くの事例を重ね、個別に全身の症状を見ながら施術するうちに、現在のような身体の根本を整えるコードの組み合わせ（基本プログラム）に落ち着いてきました。これにより、症状改善の成績がどんどん上がってきました。

人間の身体は、すべてつながっています。ですから、血液や腸内環境だけでなく、ホルモンの調整にかかわるコードでの施術も行います。さらに男性と女性はホルモンのバランスがまったく違うので、これを考慮して施術を行うようにしています。

このほか、排出にかかわる臓器もとくに念入りに施術します。

ＡＷＧの施術で分解された老廃物や毒素は、尿や便、そして汗などから排出されるので、腎臓や肝臓、腸の機能もうまく働いていなければなりません。そういうところをきちんと整えていきます。

要するに「急がば回れ」で、排出する部分を時間をかけてきちんと手入れしてから痛みや症状にアプローチしたほうが、結局は症状の改善が早いのです。

ＡＷＧの施術のもっとも大切なポリシー

ＡＷＧの施術に関して、私が絶対のポリシーにしていることがあります。

私は医師ではありませんので、診断や治療はできません。あくまでも医師が診断した病名に従って痛みを緩和するコードや体調を整えるコードで施術を行って、術前術後の血液の変化を暗視野顕微鏡で確認していただくだけです。

それだけでご納得いただけるものがあると思っていますし、これまで実際にそうして大勢の方に喜んでいただいてきました。

代替療法をすすめる方の中には、医師の治療を拒絶するように言う方もいるようですが、あまり賢い方法ではないと思っています。

なんらかの異状を感じたら、まず医師を訪ねることになります。どのような治療を行うにしても早期発見が大切なので、異状を感じたらできるだけ早い受診をおすすめします。そして医師の診断が出たら、そこからいろいろな選択肢が出てきます。

近所の医院で薬を処方されることもあるでしょうし、重症の場合は病院を紹介してもらって精密検査を受けることになるかもしれません。さらに、手術や化学療法、高度な医療の適応になる場合もあるかもしれません。

明らかな病巣があって切除できる場合は、手術をするのが最善の治療かもしれません。がんなどでは放射線療法もありますし、結石などでは衝撃波で石を砕く治療も一般的になっています。また、侵襲の少ない内視鏡による手術で数日で退院することもできるようになっています。

私は医師ではありませんから、来院された方が選択肢としてお考えになっている医学的治療や代替療法とあわせてＡＷＧで対応できるものについてその施術のサポートをするだけです。あと、もう一つ大切なことは、未病の状態から健康を取り戻し、それを維持していくことです。病気予防にも、ＡＷＧはとても効果があります。

身体のことが心配な年齢になったら、定期的にＡＷＧでメンテナンスして、体内共生微生物が病原性の低い状態に維持する。すなわち、体内環境のいい状態を維持してバランスを保つことが大切です。

当院にも病気予防のために健康管理で通われている方が多数いらして、月1~2回ＡＷＧの施術でメンテナンスして健康を維持されています。

ＡＷＧの施術で症状がなくなった方はその後、来院なさらなくなってしまう方もいますが、ある程度の期間が空くと、毎日の食生活や生活環境によってまた体内環境が悪化してしまうことがあります。これによって症状が再発してしまうことも少なくありません。

未病の状態を改善し、再発を防ぐためにも、ＡＷＧで定期的に体内環境を整えて、健康を維持していただきたいものだと思います。

日本の財政は医療費で破綻するとも言われていますが、ＡＷＧで健康を保つ人が増えたら医療費の増大は大幅に抑えられるのではないかと期待しています。

断食には健康効果があることが証明された

健康のため断食をするのが静かなブームになっています。

3日間、断食をするので、その効果を証明してほしいというお話がありました。断食をなさったのは、28歳の女性A子さんと26歳の女性B子さんです。

「28—①断食前A子さん・7月30日」の血液は、まさにドロドロの状態で、体内共生微生物がほとんど糸状のフィラやフィリットになっています。

これは栄養過多で、体内共生微生物が異常に繁殖している状態です。若い女性はおいしいものを食べるのが好きですから、こういう傾向が強く出ます。適正な状態ではありませんが、若いのでなんとか代謝はできているのでしょう。

赤血球は凝集していますが、粒子は結構しっかりしています。本当に状態が悪かったら、赤血球はギザギザになっています。

ソマチッドは、まったく見えません。

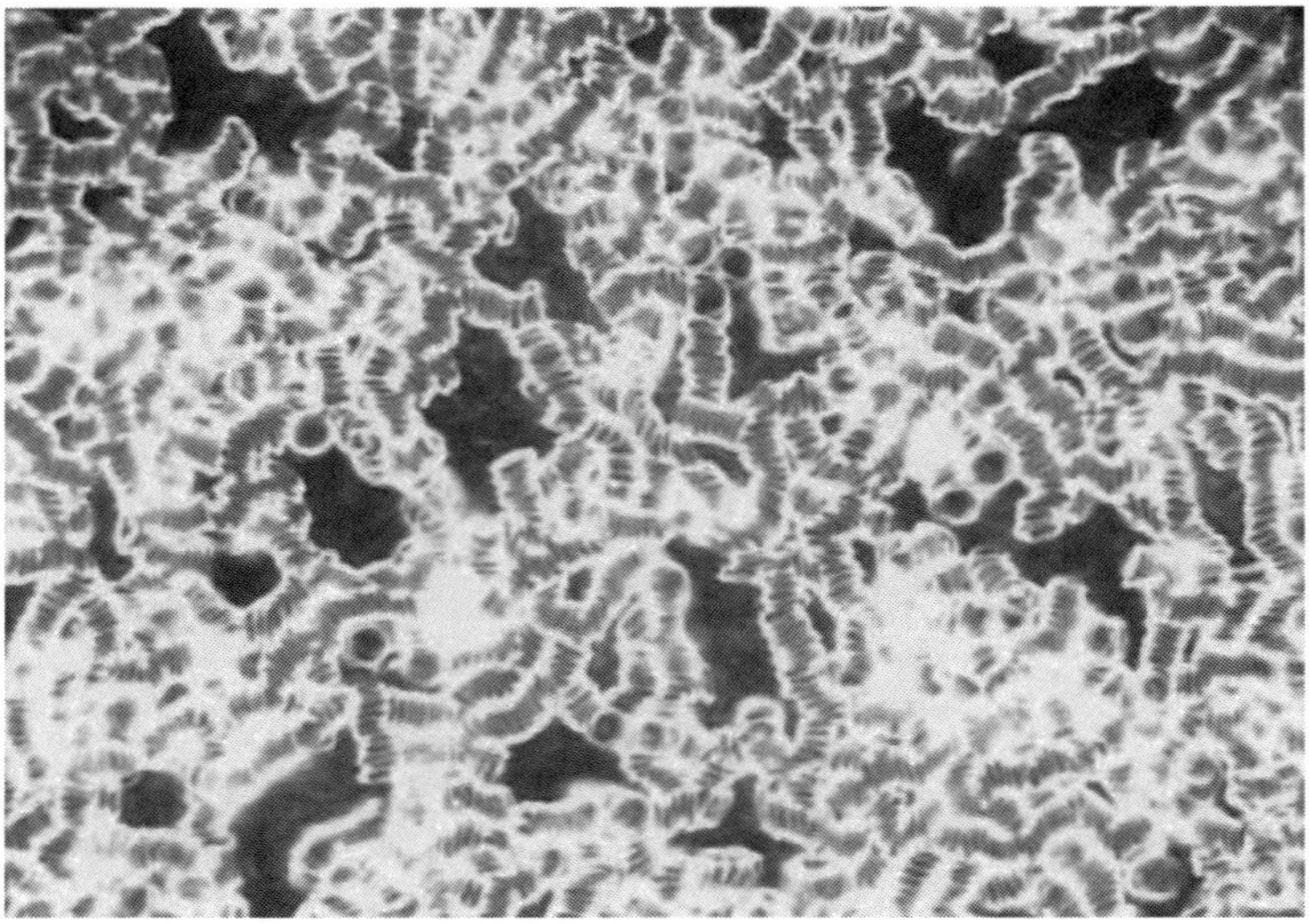

28—①断食前A子さん・7月30日

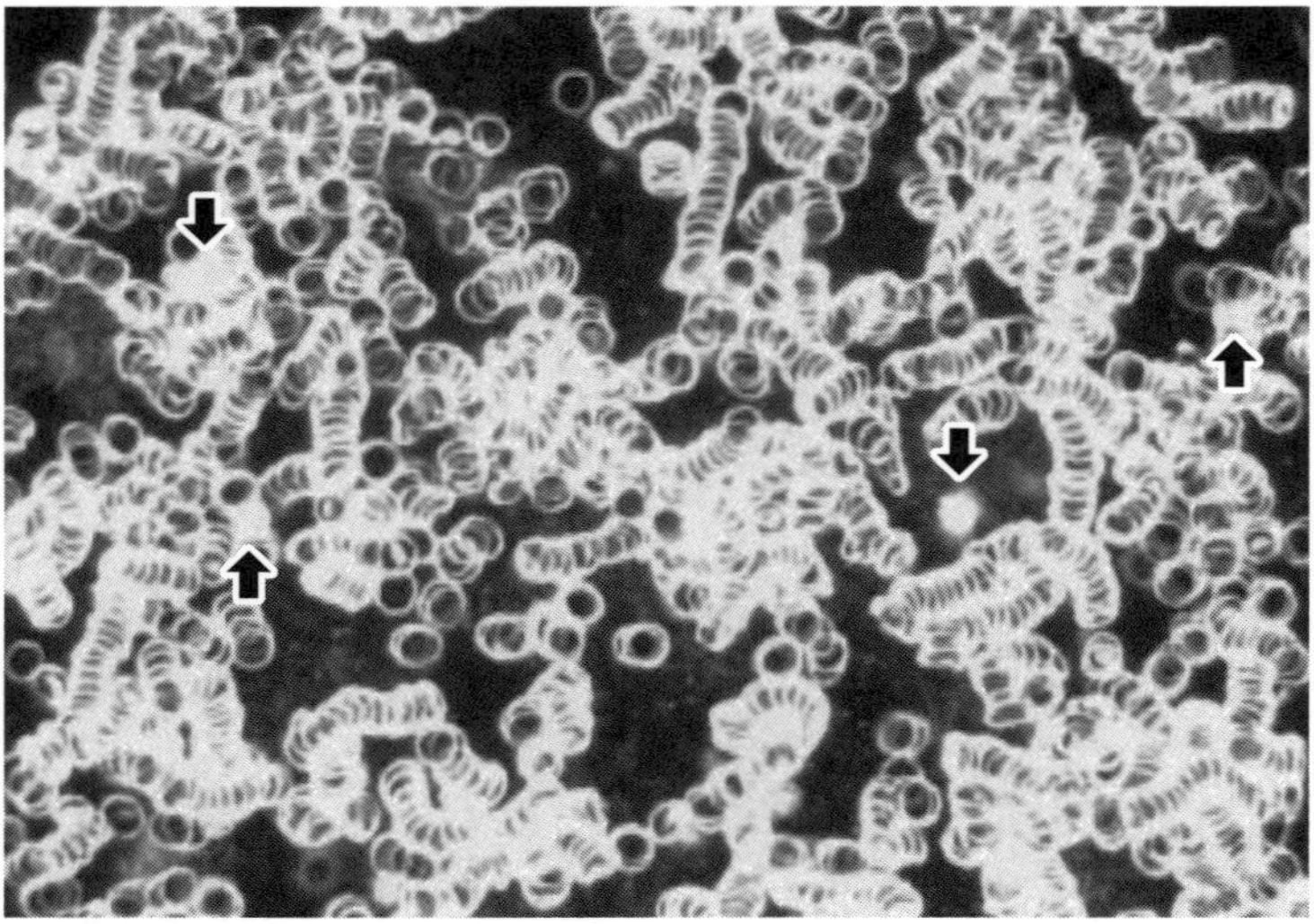

28—②断食後A子さん・8月5日①

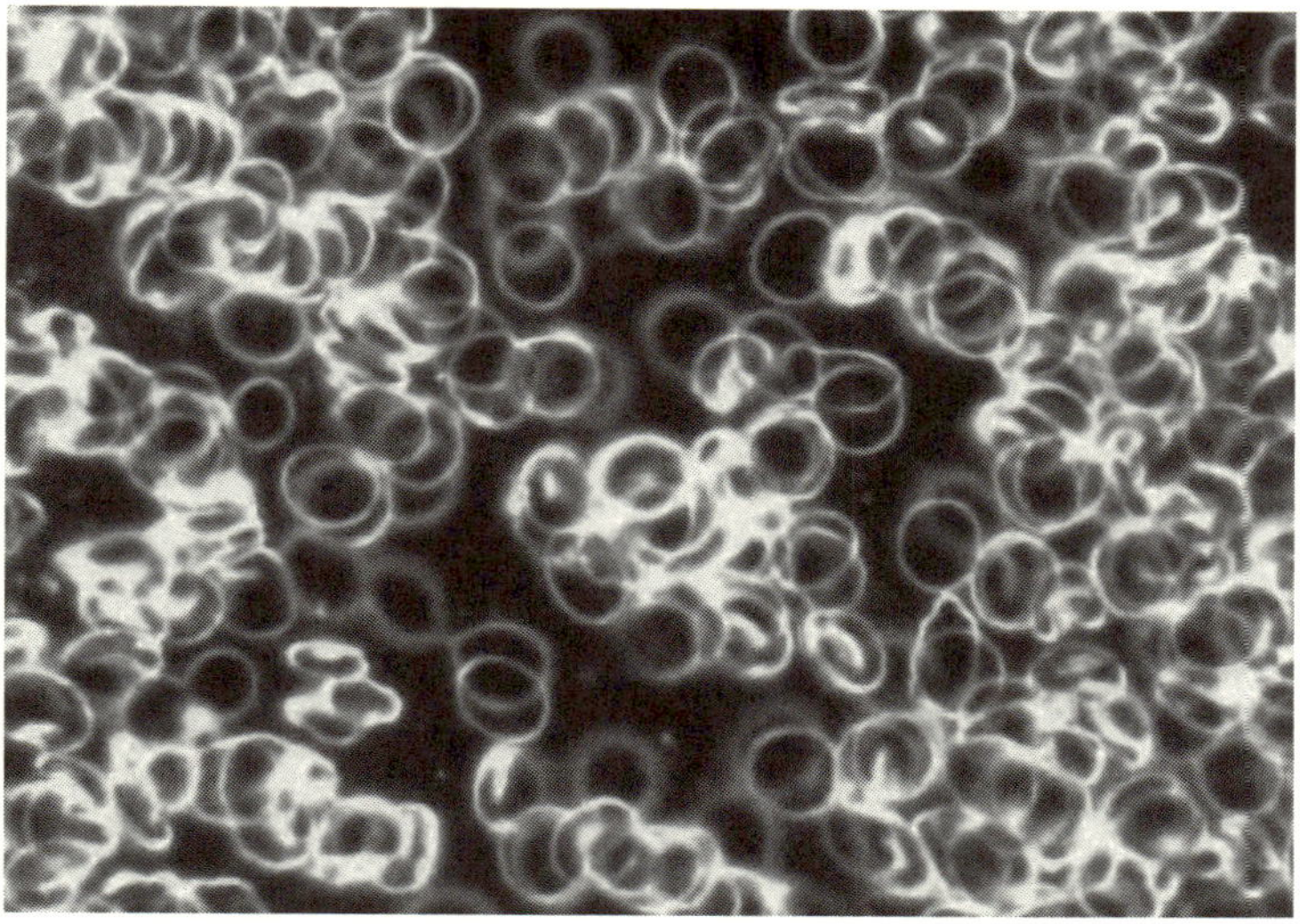

28―③断食後A子さん・8月5日②

「28―②断食後A子さん・8月5日①」では、断食前と比べてかなり赤血球がバラけてきています。特記すべきは、ソマチッドが見えだしたことです。また、白血球⬇が2つ、リンパ球⬆も見えます。免疫がしっかりしてきたと思われます。

「28―③断食後A子さん・8月5日②」は、「28―②断食後A子さん」と同じときに別の部分をズームアップしたものです。赤血球はばらけていますし、ソマチッドが出てきていることがわかります。

血液の面からは、断食の効果があったといえるでしょう。

次に、B子さんの血液を見てみることにしましょう。

「28―④断食前B子さん・7月30日」の血液は、まさにドロドロのロック状態で、ソマチッドは見えません。

白血球⬇が少し見えるので、かろうじて免疫は機能しているようです。

フィラやフィリットが出かかっていますがロックされていて、そのままの環境が維持されている状態なのでしょう。

「28―⑤断食後B子さん・8月5日①」では、A子さんと同じようにソマチッドが見えだしています。赤血球はA子さんよりさらにばらけています。

「28―⑥断食後B子さん・8月5日②」は、「28―⑤断食後B子さん」の写真を拡大してみたものです。

赤血球はだいぶばらけてきて、真ん中がへこんでいて本来のいい形になっています。ソマチッドもしっかり姿を現してきています。

断食の効果は、確実にあったといえると思います。

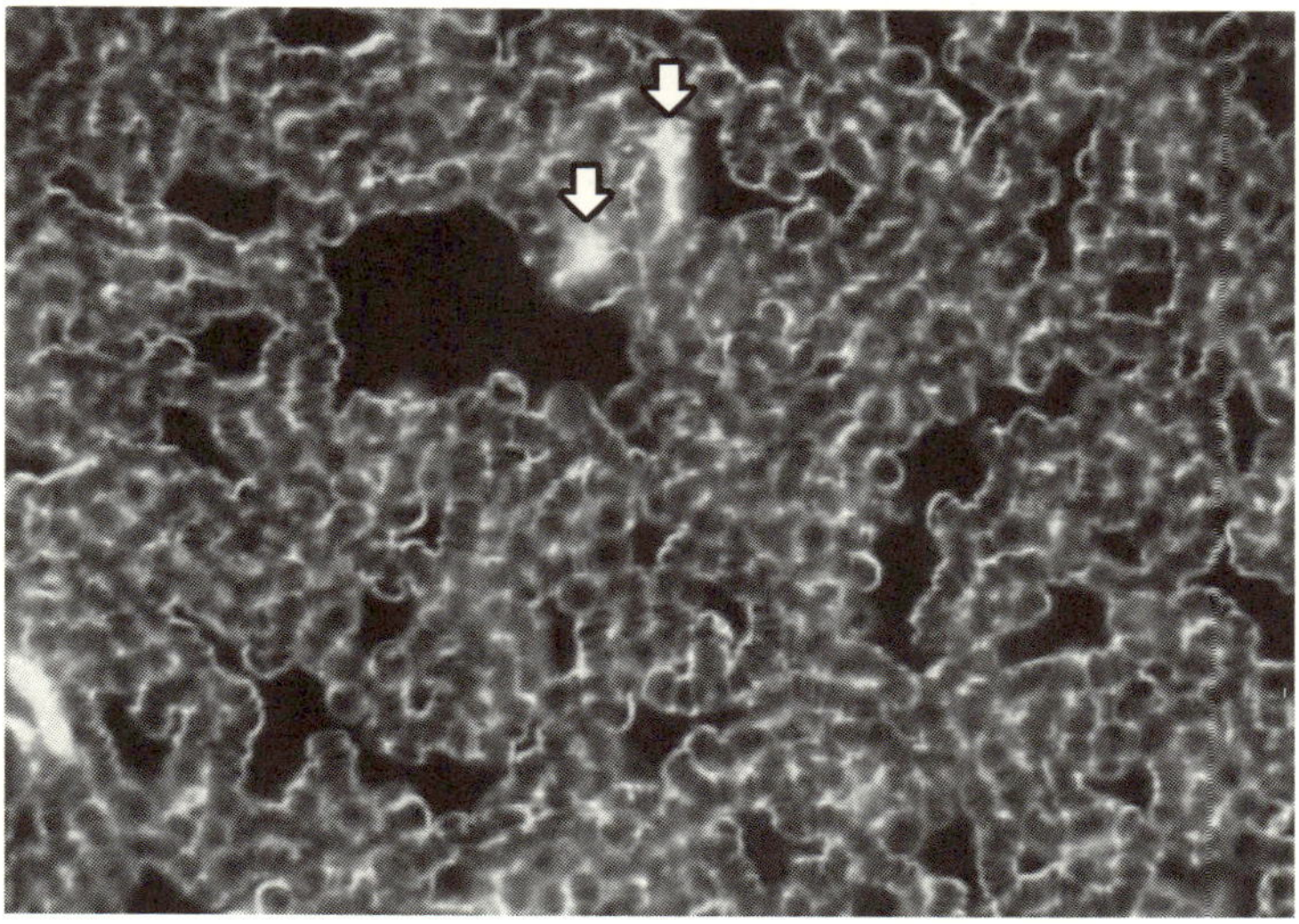

28―④断食前B子さん・7月30日

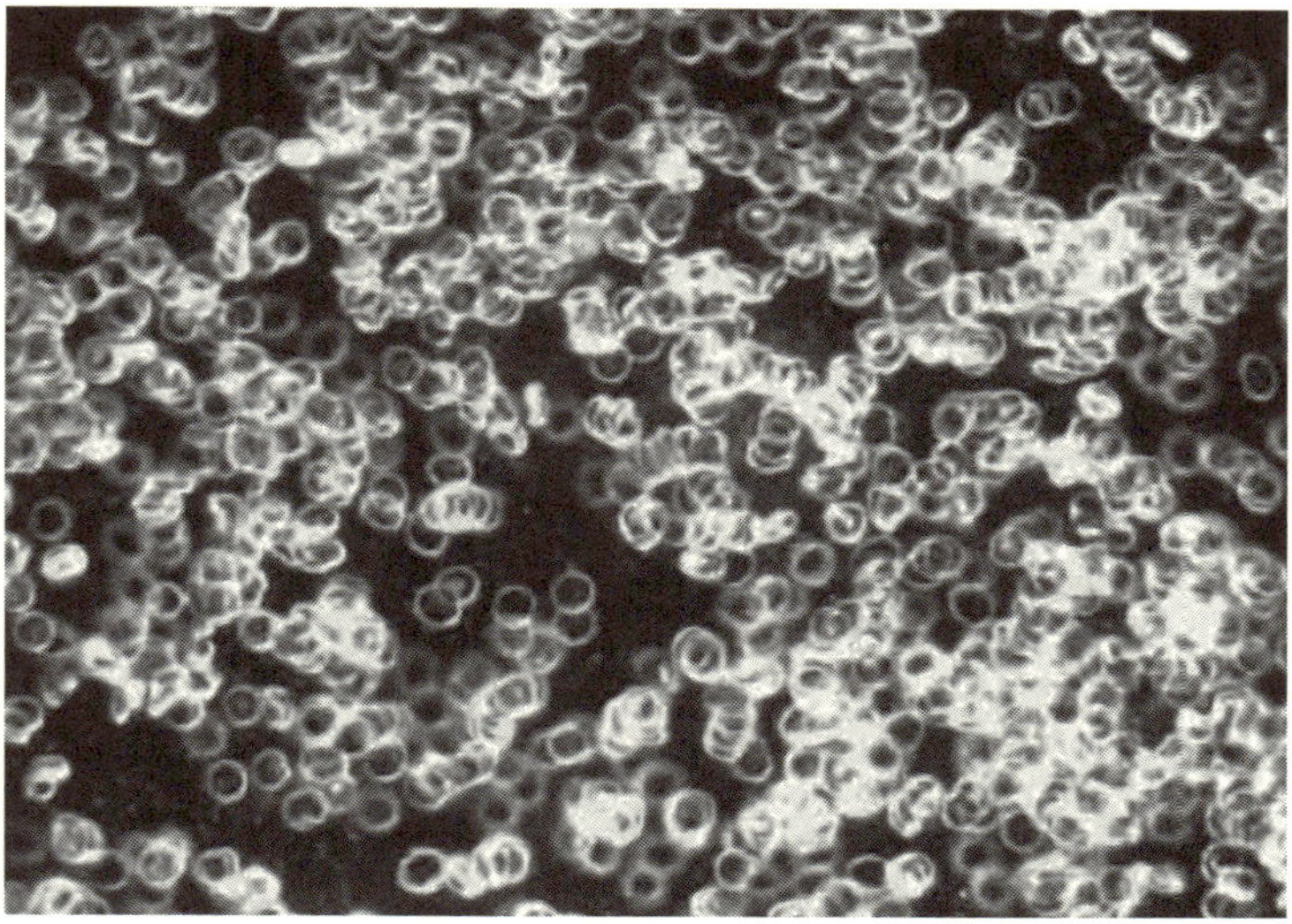

28―⑤断食後B子さん・8月5日①

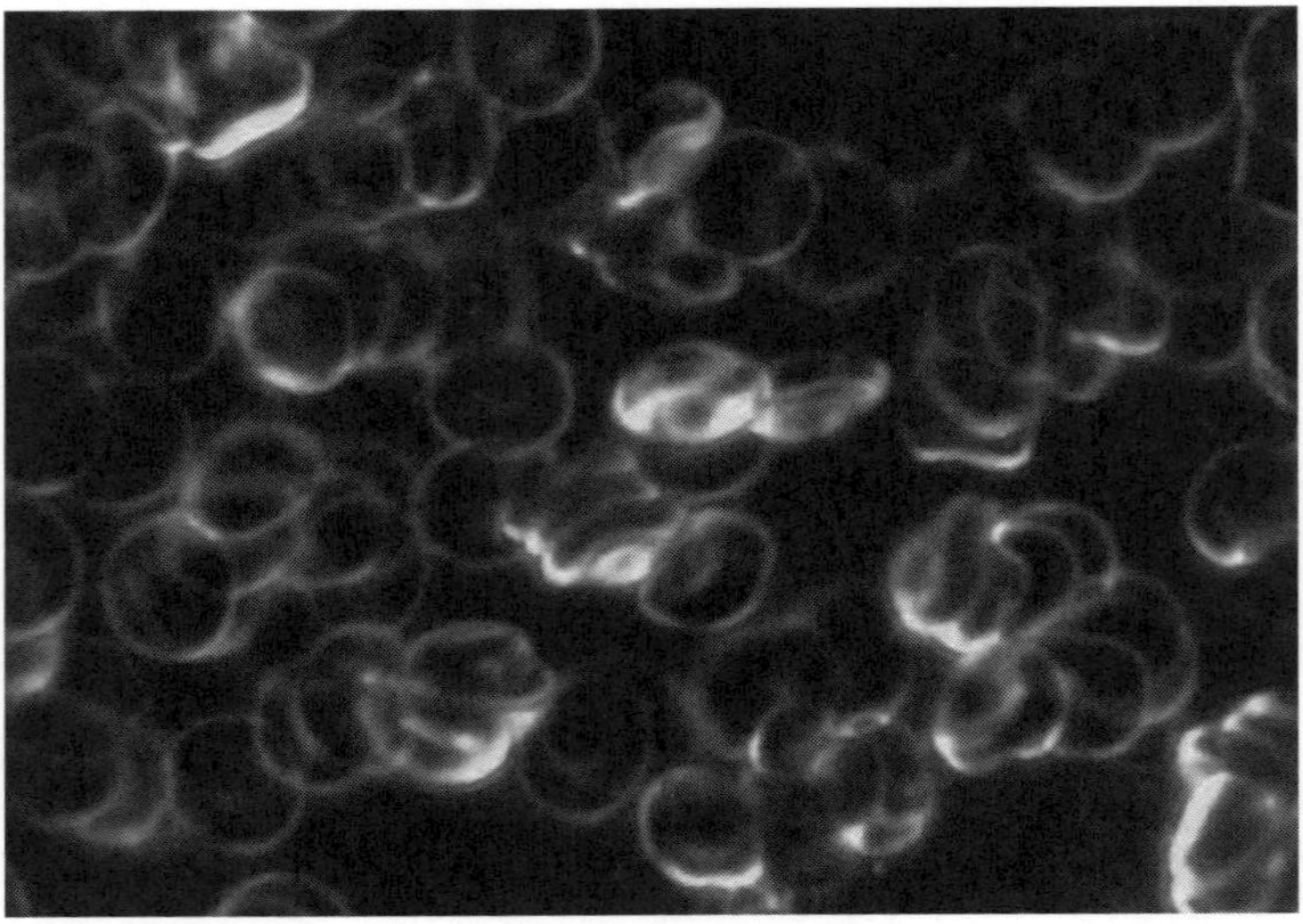

28―⑥断食後B子さん・8月5日②

A子さんやB子さんの断食前の状態は、体内のpHが酸性に傾いて体内共生微生物が病原性の高い方向にいこうとするのを若さでなんとか食い止めているところでしょう。

断食では、水は飲みますが食べ物は摂らないので、蓄えた養分が全部使われて、血液の中がだんだんきれいになっていくということです。

栄養過多が、赤血球凝集の原因なのです。

エンダーレイン博士も、近代になって慢性疾患が多くなったのは栄養過多が原因だと言っています。栄養がありすぎると、体内共生微生物はどんどん繁殖してしまうのです。

栄養過多の人にとって、断食は身体にいいということの証明です。

水には知られていなかった〝第4の相〟があった

私なりの思いをもってＡＷＧの施術とソマチッドの研究に取り組んできたことは、すでにご理解いただけたのではないかと思います。

ガストン・ネサン博士、そしてギュンター・エンダーレイン博士の業績を追うようにしてソマチッドの観察を続けてきましたが、どんどん新しいことがわかってきています。

ソマチッドは、水の中で発達したり、周期を逆戻りしたりしています。水がとても重要なポイントなのです。水がなかったら、生命は存在できません。また、私たち自身も、さらにいま地球上に存在しているほかの生命も、誕生しなかったと思います。

私は波動についていろいろ調べていた時期があって、水への波動転写などについても知見を広めていました。しかし、人間の体質や症状を改善する効果に限界を感じて波動の探求はやめてしまいました。

しかし最近、水に関してまったく新しい理論が出てきました。ソマチッドがどのように変化していくか、新たな発見の糸口になる可能性があるのでここで紹介しておきます。

ワシントン大学のジェラルド・ポラック博士が『The Fourth Phase of Water: Beyond Solid, Liquid, and Vapor（第四の水の相：固体、液体、気体の向こうに）』（2013年5月、Ebner & Sons刊）という本で、固体すなわち氷でもなく、気体すなわち水蒸気でもなく、液体の水でもない、第4の相があるということを証明したのです。

コロイドなどの粒子を含んだ懸濁液《けんだくえき》を凍らせると、粒子は氷に含まれずに純粋に水だけの氷になることはよく知られています。これと同じことが、親水性の物質の表面に触れている水でも起きていたのです。

ポラック博士の観察により、親水性の物質に触れているところから0・1ミリくらいの範囲の懸濁液だったはずの水から粒子が排除されて、純粋に水だけの層ができることがわかりました。

そして、この層では水の分子がハニカム構造、すなわち六角形に連なる独特な構造となっていました。さらに、この構造ができるにあたって水の分子構造が変化し、ふつうの水の分子（H_2O）ではなく、特殊な構造（H_3O_2）となっていたのです。

これにより、六角形のハニカム構造の部分では電子1個だけマイナスの電荷をもつことになります。この特殊な構造の部分について、ポラック博士は〝第4の相〟だとしているのです。

私たちの体内は血管も臓器もほとんどが親水性の物質でできていますから、血管や臓器と接する水分はマイナスの電荷をもっているのかもしれません。これが赤血球や白血球が毛細血管の先で細胞となるとする千島学説とどんな関係があるのか、考えるだけでわくわくしてきます。

ちなみに、電子1個分だけマイナスの電荷をもつことになったこの〝第4の相〟ができるとともに、このマイナスと釣り合うプラスの電荷をもったヒドロニウムイオン（H_3O^+）がこの〝第4の相〟の外側にできて、水全体では中性を保つことになります。

生命の源の水の真の姿がこれから解明される

私は、心臓のポンプの力だけで全身の血液が循環しているはずがないと考えていました。毛細血管の細い部分は8マイクロメートルの太さしかありませんが、赤血球は10マイクロメートルもの大きさがあります。赤血球が毛細血管を通るときには変形して細くなりますが、それにしても血管の長さは10万キロメートル、地球2回り半もの長さがあるのですから、とても心臓だけでこれだけの距離の血液を送りつづけるのには無理があります。

しかし、血管の中の水分が血管のすぐ内側ではマイナスの電荷を帯びていて、さまざまなものが溶けこんでいる中心部の血液がプラスの電荷を帯びているとしたら、血液が心臓のポンプの力だけなく電荷による運動で自発的に流れている可能性があります。

生命がどういう仕組みで維持されているかわからないことは多々ありますが、こういったことは徐々に解明されていくでしょう。水は生命に関してもっとも重要な要素ですが、これからいろいろなことがわかってくるに違いありません。

雲がどうして浮いているかについても、現在の科学で考えられている浮力の理論以外に、宇宙的・電気的な作用があるかもしれません。

旧約聖書の「出エジプト記」にモーゼが海を割ったと解釈される話がありますが、海が割れたのにもなんらかの電気的な働きがあったのかもしれないのです。

私たちが身体を自由に動かすことができるのも、電気の働きがあるからかもしれません。マイナスの電荷同士が反発し合ってくっつかないようにしているからこそ、自由に動けているかもしれないのです。

ですから、水があるからこそコロイド状になって溶けこんでいるものが自由に動いて作用し合い、生命に発展しているのかもしれないのです。

かつて産油プラントからメキシコ湾に原油が大量に流れ出した事故がありました。しかし、3カ月か6カ月経ったら、信じられないことにきれいな水に還ったのです。

そのときは、なんらかの化学反応を起こしているのだろうと思いました。

その後、ソマチッドのことを研究するようになってそのときのことを思い出しました。そして、実験してみたのです。

海水と油を混ぜて暗視野顕微鏡で見ていたら、油の粒子がソマチッドのような細かい粒子となってシュワシュワと海水の中に溶けこんで消えていきました。驚くとともに、納得もしました。このように海水に溶けこんだものが、コンブなどの栄養になっていくのでしょう。生命の連鎖を感じました。

江本勝さんが水は記憶をもっていると述べましたが、そういうこともこれから証明されていくに違いありません。

人間の身体は70％以上が水です。その中で小さな粒子がどのように運動し、どのように変化していくのか、これから解明されていくのが楽しみです。

ソマチッドの研究が新しい世界を拓く

最後に、ソマチッドの研究が今後、どのような方向に進んでいくか、また私がどのようなことを期待しているかについても述べておきたいと思います。

私は化学工場に勤めていたので触媒をよく使いました。

触媒というのは、自身は変化せずにほかの物質の化学反応を促進する物質です。もしくは、一時的に自身が変化しても、ほかの物質の化学反応が完了するとともに元の状態に戻って化学反応の前後で量や形態が変化しない物質です。

よく知られているのは、自動車の排気ガスの中の炭化水素、一酸化炭素、窒素酸化物を除去するために用いられている触媒です。これには、白金、パラジウム、ロジウムなどが使われています。

私は、触媒として一番素晴らしい力をもっているのは白金だと考えています。そもそも触媒という存在が知られるようになったのも、ヨハン・デーベライナーというドイツの化学者が１８２３年に、水素を白金に吹きつけて火がつくことを発見したからです。

白金をコロイドにしてＡＷＧで電流を流してから暗視野顕微鏡で見てみると、ソマチッドが激しく動いています。同じくコロイドにした鉄など、ほかの金属とはその動きがまるで違います。

肌がきれいになるという白金入りの化粧品や、どんな病気でも治るという白金が入った健康食品などがありますが、これは白金の触媒としての性質を利用したものです。

しかし私は、白金は触媒としての能力が高すぎるので、人体に使用するのは危険だと考えています。予想しえない反応を引き起こす可能性があるからです。

また、バナジウムを含む富士山の水は、糖尿病に効果があるといわれています。

さらに、金は不活性なのでかつては触媒としての力はないといわれてきましたが、近年、首都大学東京の春田正毅《まさたけ》博士が5ナノメートル以下の〝金ナノ粒子〟が触媒として役立つことを発見して注目されています。

かつて私の友人が金属をコロイド化する研究をしていましたが、亡くなってその技術がどのようなものだったのか、いまとなってはわからなくなってしまいました。

私は、白金のコロイドを血液に混ぜるとどうなるかについても観察しています。今後、私の研究を引き継いでくれる若い人が出てきたら、いまの私たちには想像もつかなかったようなことがわかってくるかもしれません。

金属コロイドについても、ソマチッドの研究が進むなかで、新たな世界が広がっていくかもしれないと思います。今後の研究者の活躍を楽しみにしています。

参考文献

『暗視野顕微鏡での血液観察概論』（コーネリア・シュベルツル／フランツ・アーノウル著、伊藤康雄／伊藤明子訳、２００２年9月、ウイスマー研究所刊）
『暗視野顕微鏡による血液観察』（マリア・M・ブリーカー著、伊藤明子訳、２００２年3月、創英社発行、三省堂書店発売）
『完全なる治癒』（クリストファー・バード著、上野圭一監訳、小谷まさ代訳、１９９７年11月、徳間書店刊）
『超微小生命体ソマチットと周波数』（増川いづみ／福村一郎著、２０１７年3月、ヒカルランド刊）
『血液と健康の知恵』（千島喜久男著、１９７７年11月、地湧社刊）
『沈黙の血栓』（J・プリビテラ／A・スタング著、氏家京子訳、２０００年12月、オフィス今村&中央アート出版社刊）
『生涯教育シリーズ6 微小循環』（武見太郎／沖中重雄／山村雄一総監修、東健彦／土屋雅春

／三島好雄編集、１９７９年9月、中山書店刊）
『ソマチッドと７１４Xの真実』（稲田芳弘著、２０１１年5月、Ｅｃｏ・クリエイティブ刊）
『「ガン呪縛」を解く――千島学説的パワー』（稲田芳弘著、第5版、２０１１年5月、Ｅｃｏ・クリエイティブ刊）
『ソマチット　地球を再生する不死の生命体』（福村一郎著、２０１０年6月、ビオ・マガジン刊）
『生物と無生物のあいだ』（福岡伸一著、２００７年5月、講談社刊）
『医真菌学辞典』（宮治誠／西村和子著、１９９３年2月、協和企画通信刊）
『「ＡＷＧ」は魔術か、医術か？』（俊成正樹著、２０１３年4月、五月書房刊）
『アイソパシーレメディで治すアレルギーと慢性疾患』（コンラッド・ワースマン著、アンゲリカ・ワースマン英訳、伊藤康雄／伊藤明子和訳、２００２年10月、ウイスマー研究所刊）
『セイナム　アイソパシーレメディ　マテリア・メディカ』（コンラッド・ワースマン／ピーター・シュナイダー著、ウイスマー研究所訳、２００２年6月、ウイスマー研究所刊）
『病気の８割は腸とミトコンドリアで治る！』（西原克成／田中保郎著、２０１５年12月、ヒカルランド刊）
『「はまなこ健康ビアーラ」の奇跡』（髙橋佐智子著、２０１５年3月、五月書房刊）

『生命の力で、がんに打ち克つ』（高原喜八郎著、２００６年６月、本の泉社刊）
『がん予防に役立つ食事・運動・生活習慣』（菊池真由子著、２００７年５月、同文書院刊）
『末期がん、最後まであきらめないで！』（白川太郎著、２０１０年９月、ＰＨＰ研究所刊）
『魂の癒し　体の癒し』（帯津良一著、２００１年９月、海竜社刊）
『経穴マップ／イラストで学ぶ十四経穴・奇穴・耳穴・頭鍼』（森和監修、王暁明／金原正幸／中澤寛元著、２００４年４月、医歯薬出版刊）
『脳と心の量子論』（治部眞里／保江邦夫著、１９９８年５月、講談社刊）
『水は答えを知っている』（江本勝著、２００１年11月、サンマーク出版刊）
『新型ウイルスの正体とわが身の守り方』（中原英臣／佐川峻著、２００３年７月、中経出版刊）
『給食で死ぬ!!』（大塚貢／西村修／鈴木昭平著、２０１２年９月、コスモ21刊）
『抗ガン剤で殺される』（船瀬俊介著、２００５年３月、花伝社発行、共栄書房発売）
『高血圧の予防と改善に役立つおいしい食べ物』（佐藤ミヨ子監修、２０１０年３月、同文書院刊）
『糖尿病の予防と改善に役立つ食べ物』（臼井史生監修、２００３年４月、同文書院刊）
『治る力、治す知恵』（広瀬滋之著、１９９９年２月、文芸社刊）

『がん治療に苦痛と絶望はいらない』（前田華郎著、2014年5月、講談社刊）
『安保免疫理論と上野式代替医療でガンは治る』（安保徹／上野紘郁著、2004年9月、現代書林刊）
『末期ガン究極の治療』（横山正義監修、最先端医療取材班著、2003年1月、光雲社刊）
『水から学ぶ健康法』（大坪亮一著、2000年11月、現代企画発行、リム出版社発売）
『ウイルスの時代がやってくる』（菅原明子著、2001年4月、第二海援隊刊）
『癌！　漢方併用治療で生き抜く2』（広瀬滋之著、2003年4月、光雲社刊）
『「余命3カ月」のウソ』（近藤誠著、2013年4月、ベストセラーズ刊）
『緑の健康革命』（鈴木徹也著、2006年1月、東洋医学舎刊）
『量子論の宿題は解けるか』（尾関章著、1997年11月、講談社刊）
『金属の科学』（徳田昌則／山田勝利／片桐望著、2005年12月、ナツメ社刊）
『宇宙エネルギーの超革命』（深野一幸著、1991年9月、廣済堂出版刊）
『超微小知性体ソマチッドの衝撃』（上部一馬著、2015年11月、ヒカルランド刊）
『古代生命体ソマチットの謎』（宗像久男／福村一郎著、2004年12月、冬青社刊）
『善玉カルシウムとソマチットの「奇蹟」』（谷内敏雄監修、川村昇山著、2009年4月、風大和研究所刊）

あとがき

私が血液を観察した結果は、ギュンター・エンダーレイン博士の研究、千島喜久男博士の千島学説、そしてガストン・ネサン博士の発想の正しさを検証することとなったと思います。素晴らしい先達の研究と努力に感謝いたします。

この観察の過程で、エンダーレイン博士やネサン博士が見ていないような体内共生微生物の変化や、千島学説では説明できないのではないかと思われる現象も見ることになりました。しかし、これらの現象について、私はまだ自分の意見としてまとめる段階ではありません。

エンダーレイン博士はムコール・ラセモサス系とアスペルギルス・ニガー系の2系統の体内共生微生物がいるとしていますが、これ以外の系統もあるのではないかと私は思っています。また、体内共生微生物の変化の道筋も、さらにほかにあるのではないかと感じています。

千島学説については、私の血液観察の方法の限界もあり、赤血球が腸粘膜の絨毛《じゅうもう》でつくられ、毛細血管の末端で細胞になるという核心部分について検証できていません。

今回、この本を出版することにしたのは、病気で苦しむ方々の症状を少しでも緩和したいという思いもありましたが、私が観察した事実を知っていただき、さらなる研究の足がかりにしていただきたいという願いも強くあったからです。私の観察したことを叩き台として、次の世代の方たちが新しい道を拓《ひら》いてくれることを切に望みます。

ＡＷＧで施術を行い、暗視野顕微鏡で血液を観察し、本書をまとめるにあたっては、多くの方々に気づきをいただき、支えていただきました。

ＡＷＧを開発した松浦優之博士、そして松浦博士を紹介してくださった西尾貞男さん、この２人がいなければ私の血液観察はそもそも存在しませんでした。さらに、ソマチッドの存在を知らせてくれた福村一郎さん、エンダーレイン博士の研究を知らせてくれた関泰一さんが、私の研究を発展させてくださいました。

また、ＡＷＧと私を信頼して施術を受けてくださった方々、なかでも本書の出版の取材に協力して下さった方々には、本当に感謝しています。これらの方がいなければ、私の血液観察・研究はできませんでした。

そして、〝免疫整体ここ一番〟のスタッフとして施術をともにしデータのとりまとめや執筆を支えてくれた中川博絵さんと前島さゆりさん、施術と血液の観察に没頭する私の心の支えでありつづけた妻と家族に感謝しています。

２０１７年３月７日

宇治橋泰二

宇治橋泰二　うじはし たいじ
1942年、長野県塩尻市で宮司の二男として生まれる。
1960年、丸善石油高等工学院を卒業。丸善石油（現コスモ石油）に入社し、技術職から丸善クリエイト常務などを経て1995年に退社。その後、土壌改良や健康食品などの仕事に携わりつつ波動について研究。2003年に AWG を用いた「免疫力リハビリクリニック」を両国で開業し、2005年に「免疫整体ここ一番」に改組。独自の方法論で行う AWG の施術は〝宇治橋メソッド〟と呼ばれ、さまざまな症状で苦しむ多くの人の絶大な支持を得ている。2011年に東久邇宮文化褒賞受賞。日本予防医学推進委員会会員。

免疫整体ここ一番 HP：http://www.coco-no1.com

もうわかっている！

ソマチッドがよろこびはじける秘密の周波数

AWG波動機器と血中ソマチッドの形態変化

第一刷　2017年3月31日
第四刷　2024年4月11日

著者　宇治橋泰二

発行人　石井健資
発行所　株式会社ヒカルランド
〒162-0821　東京都新宿区津久戸町3-11　TH1ビル6F
電話　03-6265-0852　ファックス　03-6265-0853
http://www.hikaruland.co.jp　info@hikaruland.co.jp
振替　00180-8-496587
本文・カバー・製本　中央精版印刷株式会社
DTP　株式会社キャップス
編集担当　TakeCO

落丁・乱丁はお取替えいたします。無断転載・複製を禁じます。
©2017 Ujihashi Taiji Printed in Japan
ISBN978-4-86471-431-0

自然の中にいるような心地よさと開放感が
あなたにキセキを起こします

元氣屋イッテルの１階は、自然の生命活性エネルギーと肉体との交流を目的に創られた、奇跡の杉の空間です。私たちの生活の周りには多くの木材が使われていますが、そのどれもが高温乾燥・薬剤塗布により微生物がいなくなった、本来もっているはずの薬効を封じられているものばかりです。元氣屋イッテルの床、壁などの内装に使用しているのは、すべて45℃のほどよい環境でやさしくじっくり乾燥させた日本の杉材。しかもこの乾燥室さえも木材で作られた特別なものです。水分だけがなくなった杉材の中では、微生物や酵素が生きています。さらに、室内の冷暖房には従来のエアコンとはまったく異なるコンセプトで作られた特製の光冷暖房機を採用しています。この光冷暖は部屋全体に施された漆喰との共鳴反応によって、自然そのもののような心地よさを再現。森林浴をしているような開放感に包まれます。

みらくるな変化を起こす施術やイベントが
自由なあなたへと解放します

ヒカルランドで出版された著者の先生方やご縁のあった先生方のセッションが受けられる、お話が聞けるイベントを不定期開催しています。カラダとココロ、そして魂と向き合い、解放される、かけがえのない時間です。詳細はホームページ、またはメールマガジン、SNSなどでお知らせします。

元氣屋イッテル（神楽坂ヒカルランド　みらくる：癒しと健康）
〒162-0805　東京都新宿区矢来町111番地
地下鉄東西線神楽坂駅２番出口より徒歩２分
TEL：03-5579-8948　メール：info@hikarulandmarket.com
不定休（営業日はホームページをご確認ください）
営業時間11：00～18：00（イベント開催時など、営業時間が変更になる場合があります。）
※ Healingメニューは予約制。事前のお申込みが必要となります。
ホームページ：https://kagurazakamiracle.com/

元氣屋イッテル
（神楽坂ヒカルランド みらくる：癒しと健康）
大好評営業中!!

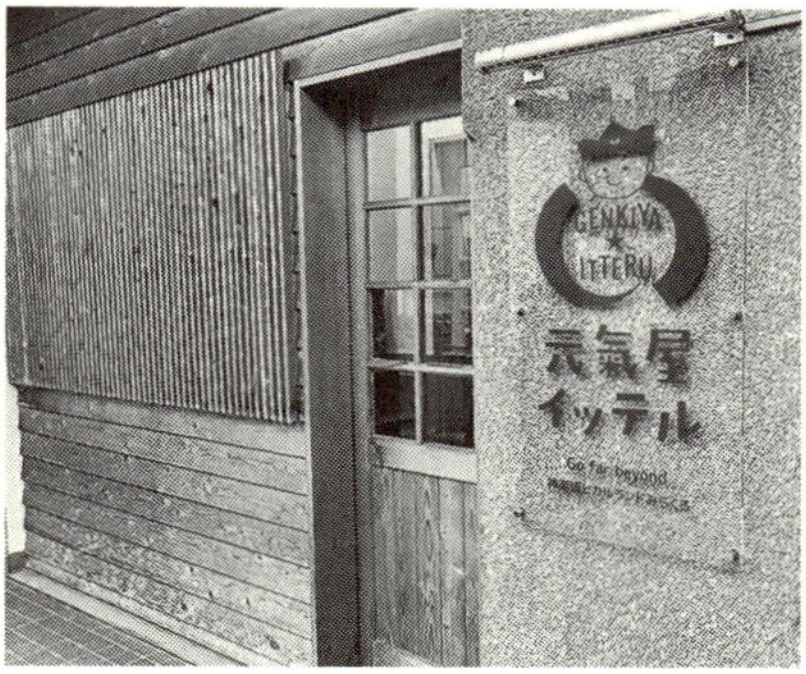

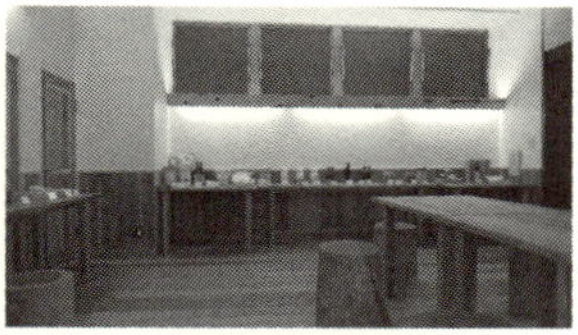

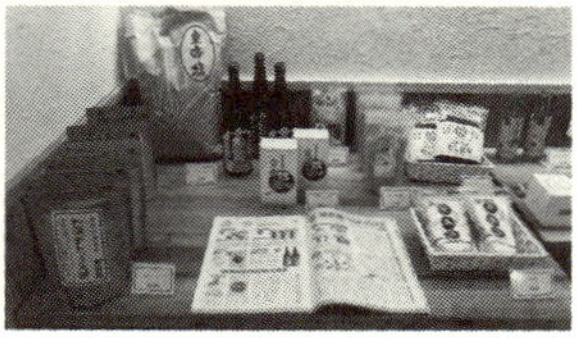

宇宙の愛をカタチにする出版社　ヒカルランドがプロデュースしたヒーリングサロン、元氣屋イッテルは、宇宙の愛と癒しをカタチにしていくヒーリング☆エンターテインメントの殿堂を目指しています。カラダやココロ、魂が喜ぶ波動ヒーリングの逸品機器が、あなたの毎日をハピハピに！　AWG、音響チェア、タイムウェーバー、フォトンビームなどの他、期間限定でスペシャルなセッションも開催しています。まさに世界にここだけ、宇宙にここだけの場所。ソマチッドも観察でき、カラダの中の宇宙を体感できます！　専門のスタッフがあなたの好奇心に応え、ぴったりのセラピーをご案内します。セラピーをご希望の方は、ホームページからのご予約のほか、メールでinfo@hikarulandmarket.com、またはお電話で03－5579－8948へ、ご希望の施術内容、日時、お名前、お電話番号をお知らせくださいませ。あなたにキセキが起こる場所☆元氣屋イッテルで、みなさまをお待ちしております！

ソマチッド

暗視顕微鏡を使って、自分の体内のソマチッドを観察できます。どれだけいるのか、元気なのか、ぐったりなのか？　その時の自分の体調も見えてきます。

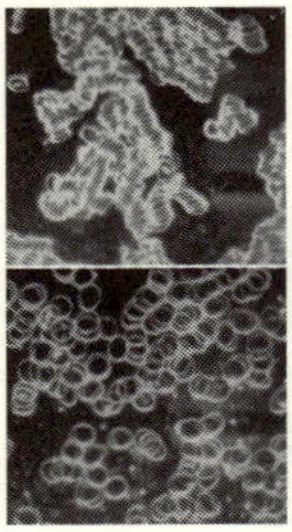

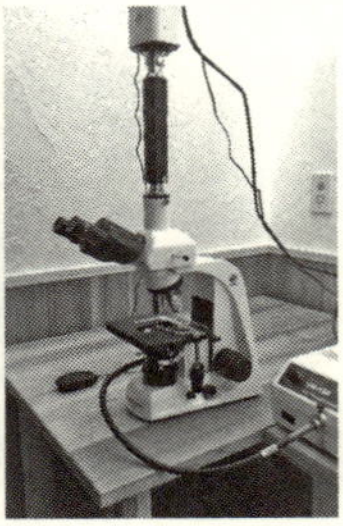

A. ワンみらくる（1回）　1,500円
B. ツーみらくる
（セラピーの前後比較の2回）　3,000円
C. とにかくソマチッド
（ソマチッド観察のみ、波動機器セラピーなしの1回）　3,000円

※ A、B は 5,000 円以上の波動機器セラピーをご利用の方限定

【フォトンビーム×タイムウェーバー】

フォトンビーム開発者である小川陽吉氏によるフォトンビームセミナー動画（約 15 分）をご覧いただいた後、タイムウェーバーでチャクラのバランスをチェック、またはタイムウェーバーで経絡をチェック致します。

ご自身の気になる所、バランスが崩れている所にビームを 3 か所照射。

その後タイムウェーバーで照射後のチャクラバランスを再度チェック致します。
※追加の照射：3,000 円 /1 照射につき

ご注意

・ペットボトルのミネラルウォーターをお持ちいただけたらフォトンビームを照射致します。

3照射　18,000円（税込）
所要時間：30〜40分

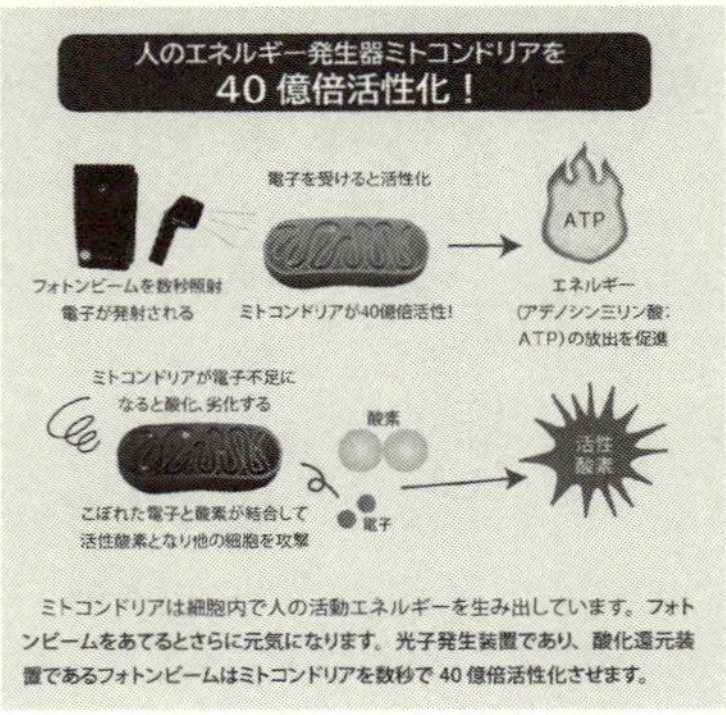

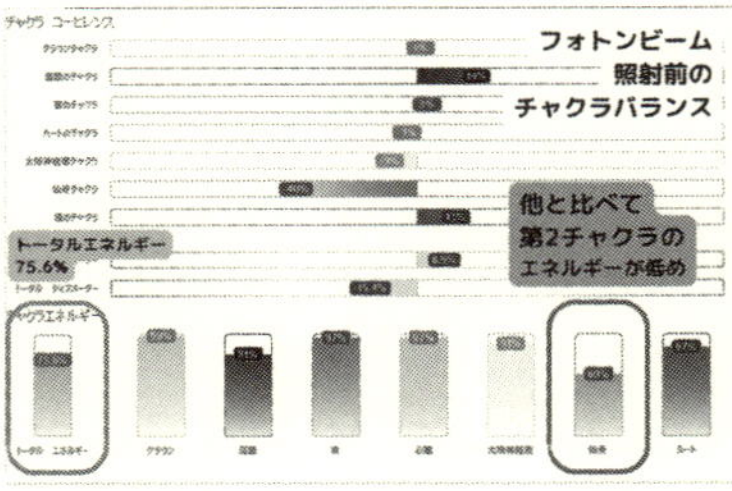

ハピハピ《ヒーリングアーティス》宣言！

元氣屋イッテル（神楽坂ヒカルランドみらくる：癒しと健康）では、触覚、聴覚、視覚、嗅（きゅう）覚、味覚の五感を研ぎすませることで、健康なシックスセンスの波動へとあなたを導く、これまでにないホリスティックなセルフヒーリングのサロンを目指しています。ヒーリングは総合芸術です。あなたも一緒にヒーリングアーティストになっていきましょう。

AWG ORIGIN®

電極パットを背中と腰につけて寝るだけ。生体細胞を傷つけない 69 種類の安全な周波数を体内に流すことで、体内の電子の流れを整え、生命力を高めます。体に蓄積した不要なものを排出して、代謝アップに期待！ 体内のソマチッドが喜びます。

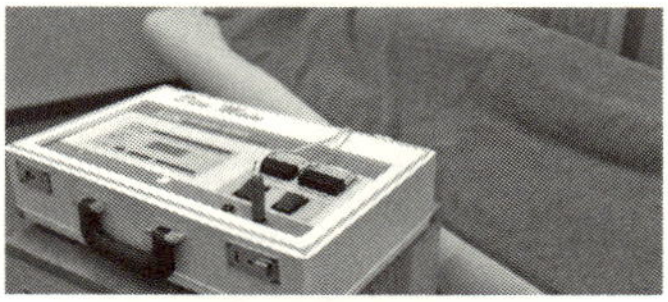

A. 血液ハピハピ&毒素バイバイコース
（60分）8,000円
B. 免疫 POWER UP バリバリコース
（60分）8,000円
C. 血液ハピハピ&毒素バイバイ＋免疫 POWER UP バリバリコース
（120分）16,000円
D. 脳力解放「ブレインオン」併用コース
（60分）12,000円
E. AWG ORIGIN®プレミアムコース
（9回）55,000円
（60分×9回）各回8,000円

プレミアムメニュー

①血液ハピハピ&毒素バイバイコース
②免疫 POWER UP バリバリコース
③お腹元気コース
④身体中サラサラコース
⑤毒素やっつけコース
⑥老廃物サヨナラコース
⑦⑧⑨スペシャルコース

※２週間～１か月に１度、通っていただくことをおすすめします。

※Eはその都度のお支払いもできます。　※180分／24,000円のコースもあります。
※妊娠中・ペースメーカーをご使用の方にはご案内できません。

音響チェア

音響免疫理論に基づいてつくられた音響チェア。音が脊髄に伝わり体中の水分と共鳴することで、身体はポカポカ、細胞は元気に。心身ともにリラックスします。

A. 自然音Aコース　（60分）10,000円
B. 自然音Bコース　（60分）10,000円
C. 自然音A＋自然音B（120分）20,000円

お得な複数回チケットも！

３回チケット／24,000円
５回チケット／40,000円
10回チケット／80,000円＋１回無料

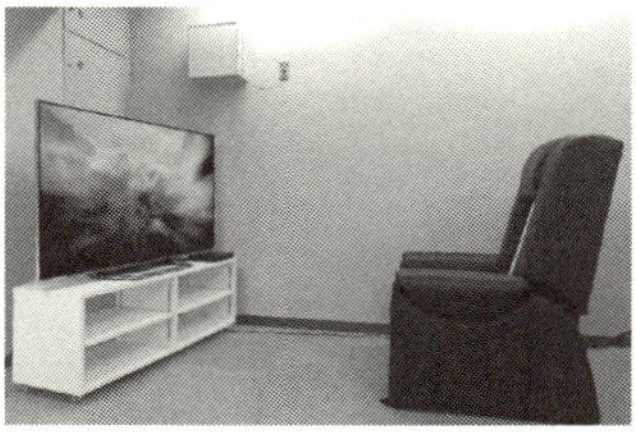

みらくる出帆社
ヒカルランドの

ITTERU BOOKS
イッテル本屋

ヒカルランドの本がズラリと勢揃い！

みらくる出帆社ヒカルランドの本屋、その名も【イッテル本屋】。手に取ってみてみたかった、あの本、この本。ヒカルランド以外の本はありませんが、ヒカルランドの本ならほぼ揃っています。本を読んで、ゆっくりお過ごしいただけるように、椅子のご用意もございます。ぜひ、ヒカルランドの本をじっくりとお楽しみください。

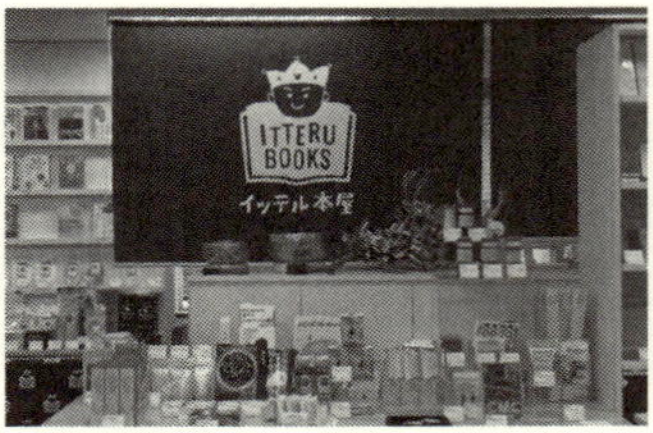

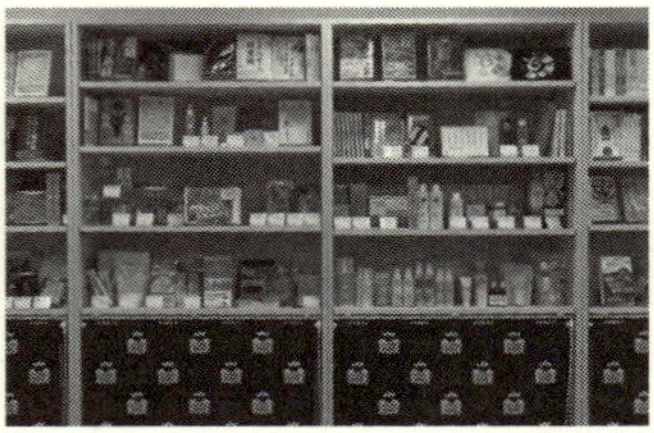

ネットやハピハピ Hi-Ringo で気になったあの商品…お手に取って、そのエネルギーや感覚を味わってみてください。気になった本は、野草茶を飲みながらゆっくり読んでみてくださいね。

〒162-0821 東京都新宿区津久戸町3-11 飯田橋 TH1ビル7F　イッテル本屋

みらくる出帆社ヒカルランドが
心を込めて贈るコーヒーのお店

ITTERU COFFEE
イッテル珈琲

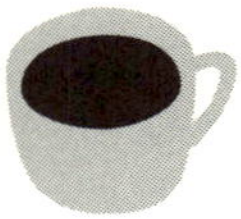

絶賛焙煎中！

コーヒーウェーブの究極の GOAL
神楽坂とっておきのイベントコーヒーのお店
世界最高峰の優良生豆が勢ぞろい

今あなたがこの場で豆を選び
自分で焙煎《ばいせん》して自分で挽《ひ》いて自分で淹《い》れる

もうこれ以上はない最高の旨さと楽しさ！

あなたは今ここから
最高の珈琲 ENJOY マイスターになります！

《不定期営業中》

◉イッテル珈琲（コーヒーとラドン浴空間）
http://www.itterucoffee.com/
ご営業日はホームページの
《営業カレンダー》よりご確認ください。
セルフ焙煎のご予約もこちらから。

イッテル珈琲
〒162-0825　東京都新宿区神楽坂 3-6-22　THE ROOM 4 F

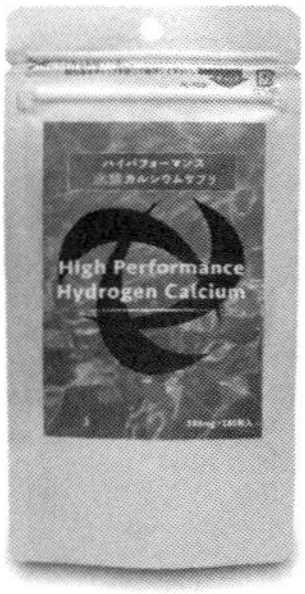

あの「八雲の風化貝」に水素を吸蔵

ハイパフォーマンス水素カルシウムサプリ
■ 15,000円（税込）
●内容量：68.4g（380mg×180粒）●成分：水素吸蔵カルシウム（国内製造）、パパイヤ抽出物、米麹粉末／貝カルシウム、ショ糖脂肪酸エステル ●使用方法：1日6粒を目安に水またはお湯と一緒にお召し上がりください。

水素によるATP活性はソマチッドの存在があってこそ。両者の共存を目指したこのサプリは、溶存水素量最大1565ppb、酸化還元電位最大-588mVの高濃度水素を長時間体内で発生させ、同時に善玉カルシウムも補給できます。

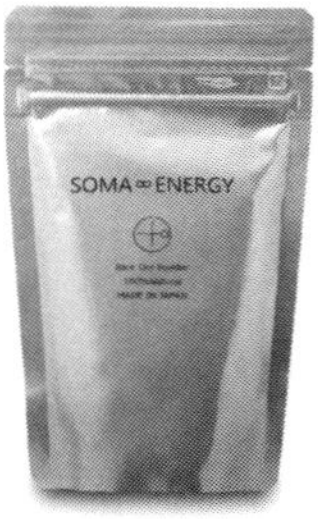

古代の眠りから蘇ったエネルギー

ソーマ∞エナジー
■ 33,000円（税込）
●内容量：100g ●成分：希少鉱石パウダー
●使用方法：お水に溶かして泥状にしてお使いください。

選りすぐりのソマチッド含有鉱石をブレンドした粉末は、水で溶かし泥状にすることで用途が広がります。ソマチッドパックとしてお肌に、入浴剤としてお風呂に♨。お皿に盛ってラップで包みその上に野菜を載せれば農薬浄化も！

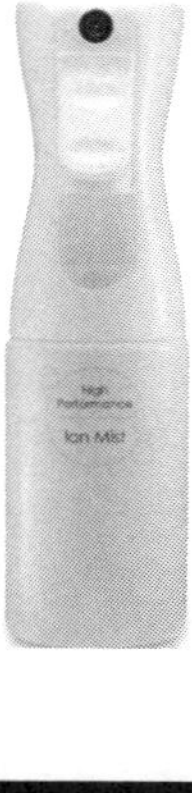

繰り返し使えるホルミシスミスト

ハイパフォーマンスイオンミスト
■ 11,000円（税込）
●内容量：150mℓ ●成分：水、鉱石パウダー ●使用方法：体に噴霧して疲労や痛みのケアに、空間に噴霧して静電気除去など居住空間の浄化に。

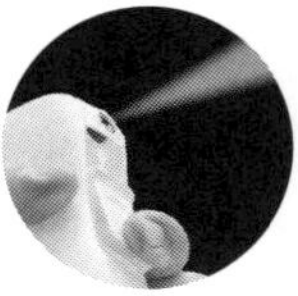

特殊フィルムによりラジウムイオンを発生。ソマチッド、シリカ、ホルミシスのトリプル相乗効果により、スキンケアのほかルームスプレーとしてお部屋をイヤシロチにできます。使い切った後もお水を入れることでホルミシスミストとして継続利用できます。

ヒカルランドパーク取扱い商品に関するお問い合わせ等は
メール：info@hikarulandpark.jp URL：https://www.hikaruland.co.jp/
03-5225-2671（平日11-17時）

＊ご案内の価格、その他情報は発行日時点のものとなります。

本といっしょに楽しむ イッテル♥ Goods&Life ヒカルランド

ソマチッドにフォーカスした唯一無二のアイテム
コンディション&パフォーマンスアップに

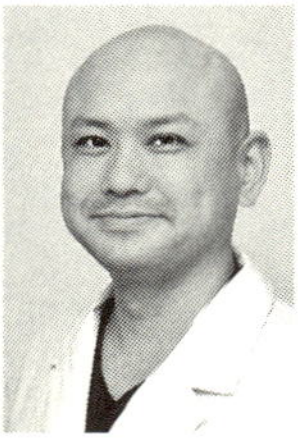
勢能幸太郎氏

ソマチッドをテーマにした書籍を多数出版し、いち早く注目してきたヒカルランドに衝撃が走ったのは2020年のこと。そのソマチッドが前例のないレベルで大量かつ活発な状態で含有したアイテムが続々と登場したのです！　開発者は独自理論による施術が話題のセラピスト・施術家の勢能幸太郎氏。勢能氏は長年の研究の末、膨大なソマチッド含有量を誇る鉱石との出会いを果たし、奇想天外な商品を次々と生み出しました。ソマチッドとは私たちの血液の中に無数に存在するナノサイズの超微小生命体。恒常性維持機能や免疫系、エネルギー産生などに働き、健やかで元気な状態へと導いてくれます。他ではまねできない勢能氏のアイテムを活用して、生命の根幹であるソマチッドにエネルギーを与え、毎日のパフォーマンスをアップしていきましょう！

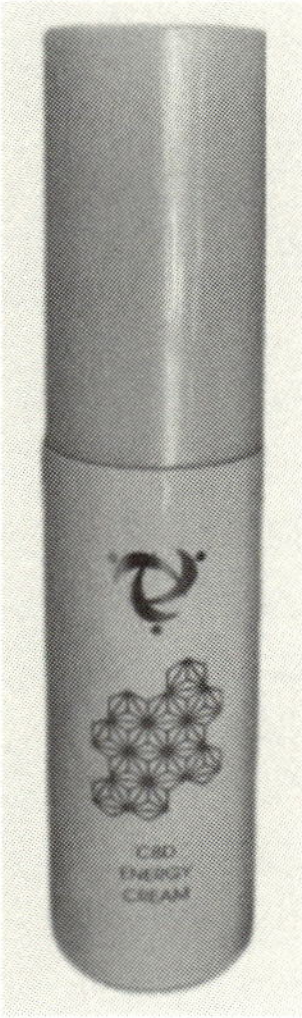

ソマチッドを蘇生させ潤いのあるお肌へ

CBD エナジークリーム

■ 33,000円（税込）
●内容量：30mℓ

勢能氏が最初に開発したソマチッドクリームには、ホメオスタシスの機能を高める麻成分 CBD ほか、たくさんの有効成分を配合。クリーム内のソマチッドと体内のソマチッドが共振共鳴し合い、経絡を伝わって体全体を調整します。

１滴の中に無数のソマチッドが存在

ハイパフォーマンスエッセンス

■ 33,000円（税込）
●内容量：30mℓ

高濃度のソマチッド原液そのものを製品化。生活用品や衣類、家電などに直接塗るか希釈してスプレーすれば、周波数を整え、人体へのマイナスな影響を緩和。シャンプーや化粧品などに入れたり、体にスプレーすればパフォーマンスアップにも。

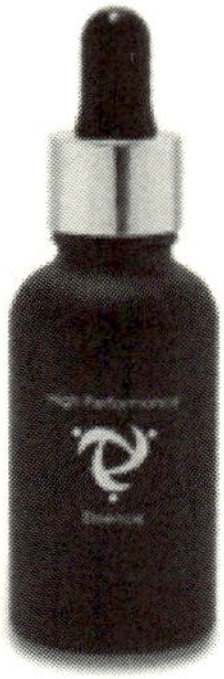

本といっしょに楽しむ イッテル♥ Goods&Life ヒカルランド

電気を使わず素粒子をチャージ
体が「ととのう」ジェネレーター

ヒーリンゴジェネレーター　販売価格：各298,000円（税込）

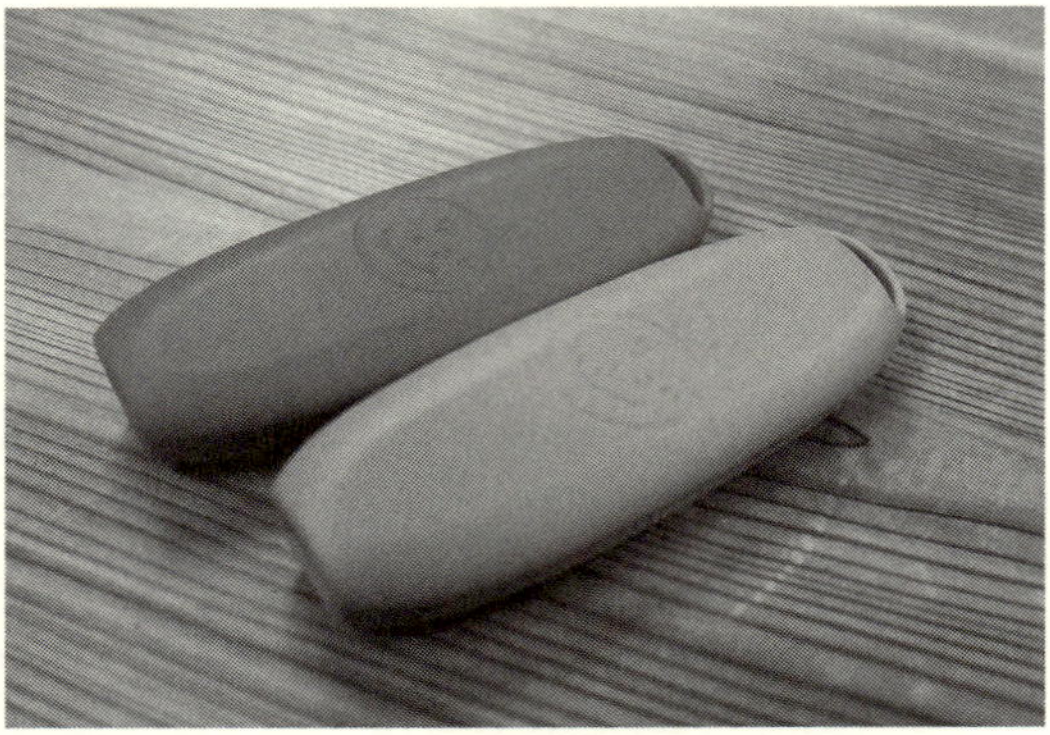

カラー：青、赤／サイズ：縦118㎜×幅40㎜／付属セット内容：ジェネレーター本体、ネックストラップ１本、コード１本、パッド４枚、収納用袋

※受注生産のため、お渡しまでに１～２か月ほどお時間をいただきます。

浅井博士開発の素粒子発生装置が埋め込まれた、コンパクトながらパワフルなジェネレーター。電気を使わずに大量の素粒子が渦巻き状に放出されるので、そのまま体に当てて使うことで素粒子をチャージし、その人の"量子場"が「ととのう」ように促します。ストラップなどで身につけて胸腺に当てたり、付属のコードを使用して「素粒子風呂」を楽しんだり、市販の水や食材の側に置いてパワーチャージしてお使いください。
さらに内部の素粒子発生装置には、ソマチッドパウダー入りのコイルにソマチッド鉱石も内包され、ソマチッドパワーが凝縮。アクセサリー本体にも、古代より神秘の紋様として知られる「フラワー・オブ・ライフ」のモチーフがあしらわれ、素粒子＆ソマチッドパワーの増幅と、より体に素粒子が流れ込むように力を添えています。

【お問い合わせ先】ヒカルランドパーク

＊ご案内の価格、その他情報は発行日時点のものとなります。

本といっしょに楽しむ イッテル♥ Goods&Life ヒカルランド

3億6千万年前の海底から生まれた温泉水で
エナジーチャージ＆クリアリング

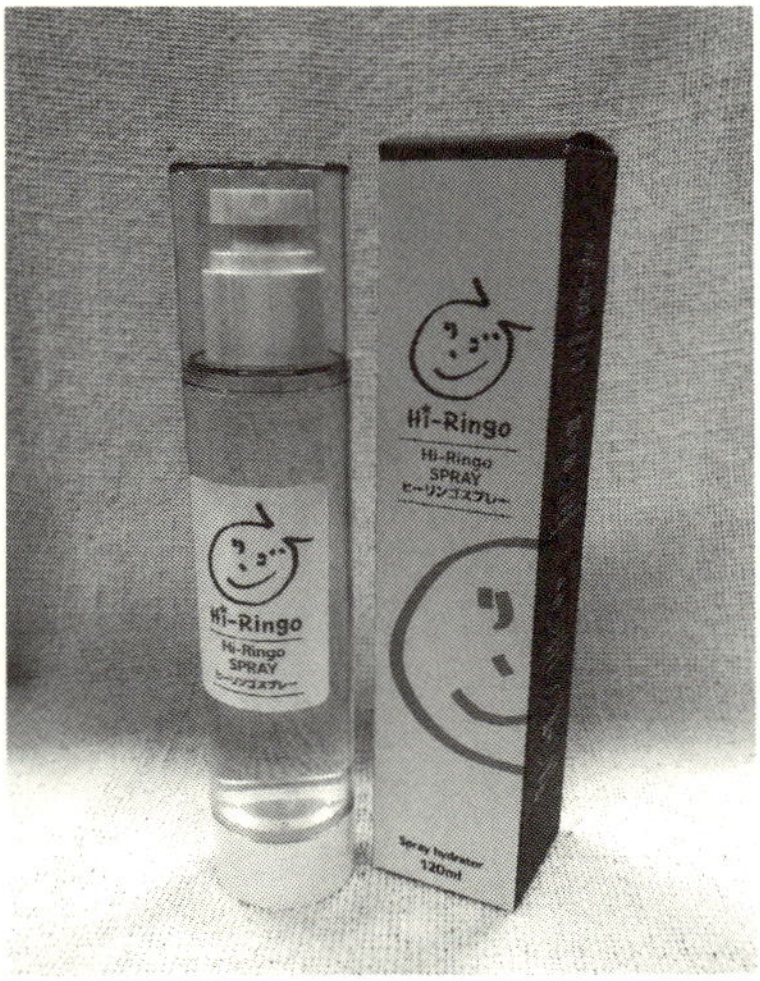

ヒーリンゴスプレー

販売価格：3,690円（税込）

内容量：120ml／原材料名：鉱泉水／水質：ナトリウム炭酸水素塩・塩化物温泉／成分：温泉水

奥飛騨ガーデンホテル焼岳の「うぐいすの湯」。源泉100％のこの水に、静電加工、浅井博士の素粒子注入技術と、勢能光太郎氏の開発した「ハイパフォーマンスエッセンス」を注入してできた、Hi-Ringoオリジナルの温泉水。３億６千万年前の地層から湧き出したソマチッドが極限まで活性化されており、さらに「元氣屋イッテル」の一部顧客限定サービス「量子最適化」の加工まで施されているというスペシャルな温泉水です。あらゆる場をイヤシロチ化してくれるので、気になる空間や手先などに吹きかけると、悪いエネルギーが浄化され、場や意識、人間関係などを最適な状態へと導きます。
天然温泉水なのでアルコールが苦手、という方にもおすすめです。

【お問い合わせ先】ヒカルランドパーク

＊ご案内の価格、その他情報は発行日時点のものとなります。

も効果的とは言えません。また、珪素には他の栄養素の吸収を助け、必要とする各組織に運ぶ役割もあります。そこで開発元では、珪素と一緒に配合するものは何がよいか、その配合率はどれくらいがよいかを追求し、珪素の特長を最大限に引き出す配合を実現。また、健康被害が懸念される添加物は一切使用しない、珪素の原料も安全性をクリアしたものを使うなど、消費者のことを考えた開発を志しています。

手軽に使える液体タイプ、必須栄養素をバランスよく摂れる錠剤タイプ、さらに珪素を使ったお肌に優しいクリームまで、用途にあわせて選べます。

◎ドクタードルフィン先生一押しはコレ！　便利な水溶性珪素「レクステラ」

天然の水晶から抽出された濃縮溶液でドクタードルフィン先生も一番のオススメです。水晶を飲むの？　安全なの？　と思われる方もご安心を。「レクステラ」は水に完全に溶解した状態（アモルファス化）の珪素ですから、体内に石が蓄積するようなことはありません。この水溶性の珪素は、釘を入れても錆びず、油に注ぐと混ざるなど、目に見える実験で珪素の特長がよくわかります。そして、何より使い勝手がよく、あらゆる方法で珪素を摂ることができるのが嬉しい！　いろいろ試しながら珪素のチカラをご体感いただけます。

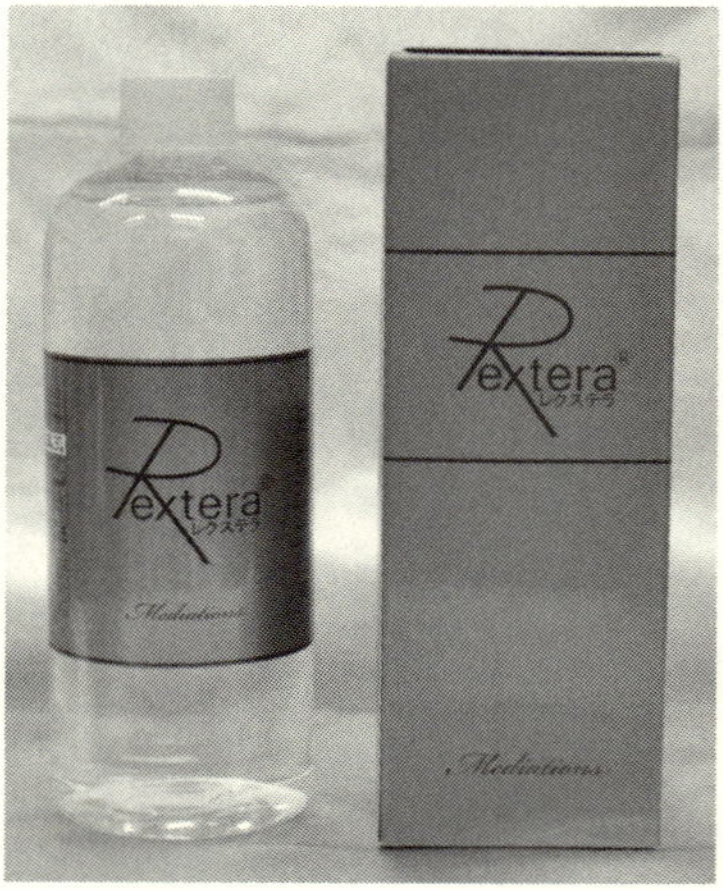

レクステラ（水溶性珪素）
■ 500㎖　21,600円（税込）

●使用目安：
1日あたり4～16㎖

飲みものに
・コーヒー、ジュース、お酒などに10～20滴添加。アルカリ性に近くなり身体にやさしくなります。お酒に入れれば、翌朝スッキリ！

食べものに
・ラーメン、味噌汁、ご飯ものなどにワンプッシュ。

料理に
・ボールに1リットルあたり20～30滴入れてつけると洗浄効果が。
・調理の際に入れれば素材の味が引き立ち美味しく変化。
・お米を研ぐときに、20～30滴入れて洗ったり、炊飯時にもワンプッシュ。
・ペットの飲み水や、えさにも5～10滴。(ペットの体重により、調節してください)

ヒカルランドパーク取扱い商品に関するお問い合わせ等は
電話：03－5225－2671（平日11時－17時）
メール：info@hikarulandpark.jp　URL：http://www.hikaruland.co.jp/

＊ご案内の価格、その他情報は発行日時点のものとなります。

本といっしょに楽しむ イッテル♥ Goods&Life ヒカルランド

ドクタードルフィン先生も太鼓判!
生命維持に必要不可欠な珪素を効率的・安全に補給

◎珪素は人間の健康・美容に必須の自然元素

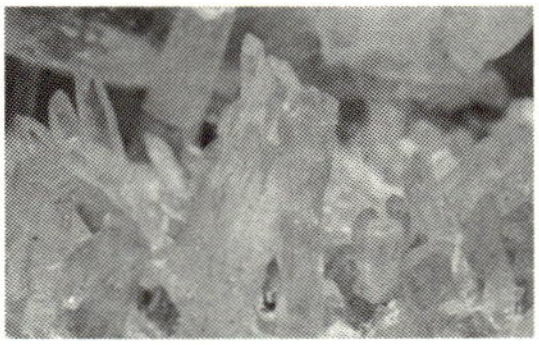

珪素（イメージ）

地球上でもっとも多く存在している元素は酸素ですが、その次に多いのが珪素だということはあまり知られていません。藻類の一種である珪素は、シリコンとも呼ばれ、自然界に存在する非金属の元素です。長い年月をかけながら海底や湖底・土壌につもり、純度の高い珪素の化石は透明な水晶になります。また、珪素には土壌や鉱物に結晶化した状態で存在している水晶のような鉱物由来のものと、籾殻のように微生物や植物酵素によって非結晶になった状態で存在している植物由来の２種類に分けられます。

そんな珪素が今健康・美容業界で注目を集めています。もともと地球上に多く存在することからも、生物にとって重要なことは推測できますが、心臓や肝臓、肺といった「臓器」、血管や神経、リンパといった「器官」、さらに、皮膚や髪、爪など、人体が構成される段階で欠かせない第14番目の自然元素として、体と心が必要とする唯一無比の役割を果たしています。

珪素は人間の体内にも存在しますが、近年は食生活や生活習慣の変化などによって珪素不足の人が増え続け、日本人のほぼ全員が珪素不足に陥っているとの調査報告もあります。また、珪素は加齢とともに減少していきます。体内の珪素が欠乏すると、偏頭痛、肩こり、肌荒れ、抜け毛、骨の劣化、血管に脂肪がつきやすくなるなど、様々な不調や老化の原因になります。しかし、食品に含まれる珪素の量はごくわずか。食事で十分な量の珪素を補うことはとても困難です。そこで、健康を維持し若々しく充実した人生を送るためにも、珪素をいかに効率的に摂っていくかが求められてきます。

こんなに期待できる！ 珪素のチカラ

●健康サポート ●ダイエット補助（脂肪分解） ●お悩み肌の方に
●ミトコンドリアの活性化 ●静菌作用 ●デトックス効果
●消炎性／抗酸化 ●細胞の賦活性 ●腸内の活性 ●ミネラル補給
●叡智の供給源・松果体の活性 ●免疫の司令塔・胸腺の活性 ●再生作用

◎安全・効果的・高品質！ 珪素補給に最適な「レクステラ」シリーズ

珪素を安全かつ効率的に補給できるよう研究に研究を重ね、たゆまない品質向上への取り組みによって製品化された「レクステラ」シリーズは、ドクタードルフィン先生もお気に入りの、オススメのブランドです。

珪素は体に重要ではありますが、体内の主要成分ではなく、珪素だけを多量に摂って

ヒカルランド YouTubeチャンネル

ヒカルランドではYouTubeを通じて、新刊書籍のご紹介を中心に、セミナーや一押しグッズの情報など、たくさんの動画を日々公開しております。著者ご本人が登場する回もありますので、ヒカルランドのセミナーになかなか足を運べない方には、素顔が覗ける貴重なチャンスです！ ぜひチャンネル登録して、パソコンやスマホでヒカルランドから発信する耳よりな情報をいち早くチェックしてくださいね♪

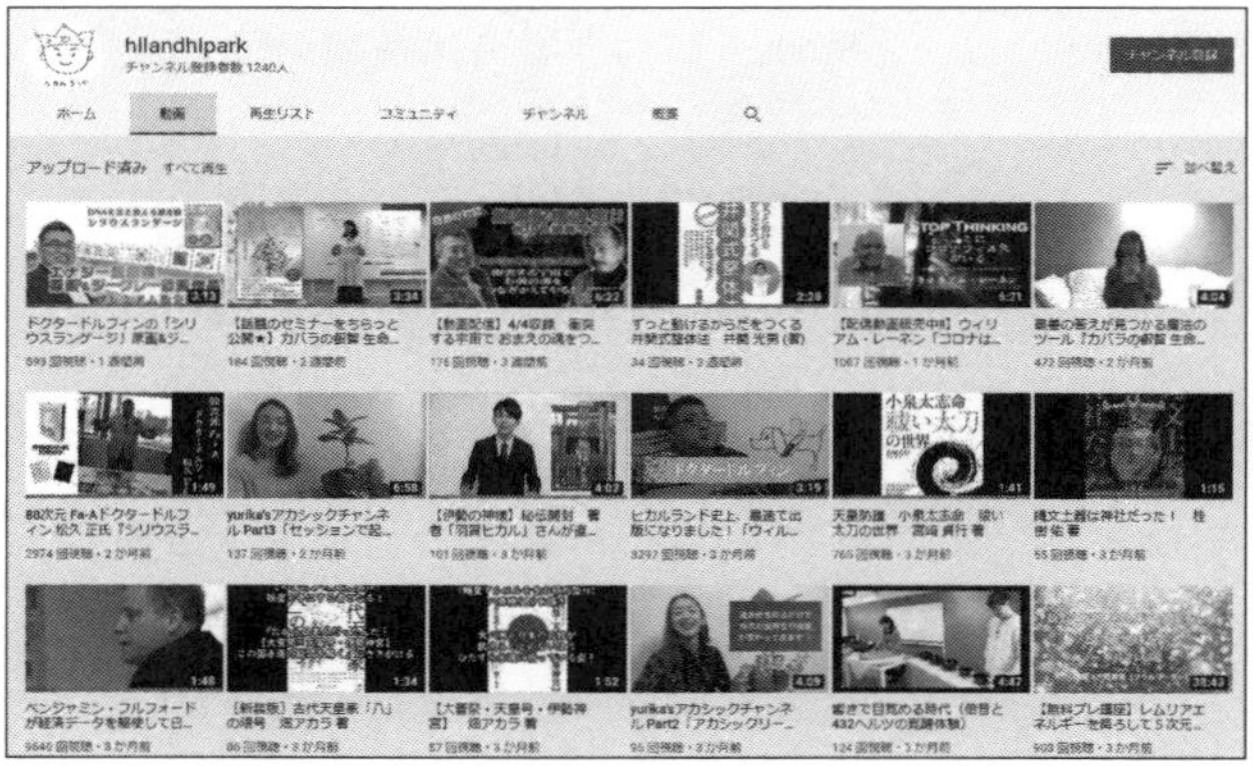

続々と配信中!!

新刊情報

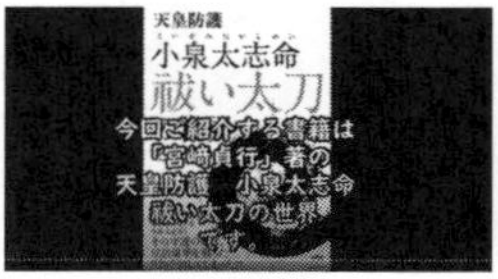

グッズ情報

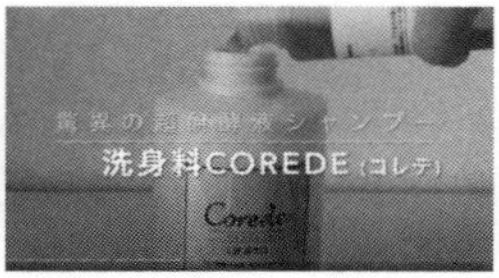

著者からメッセージも!

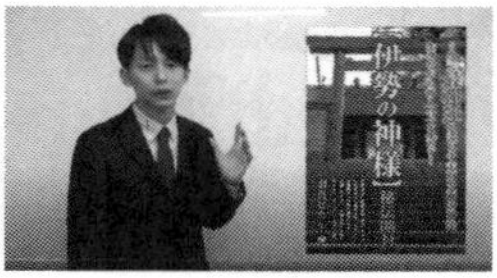

ヒカルランド YouTube チャンネルはコチラ！
https://www.youtube.com/user/kshcoidhasohf/featured

ヒカルランド　好評既刊！

地上の星☆ヒカルランド　銀河より届く愛と叡智の宅配便

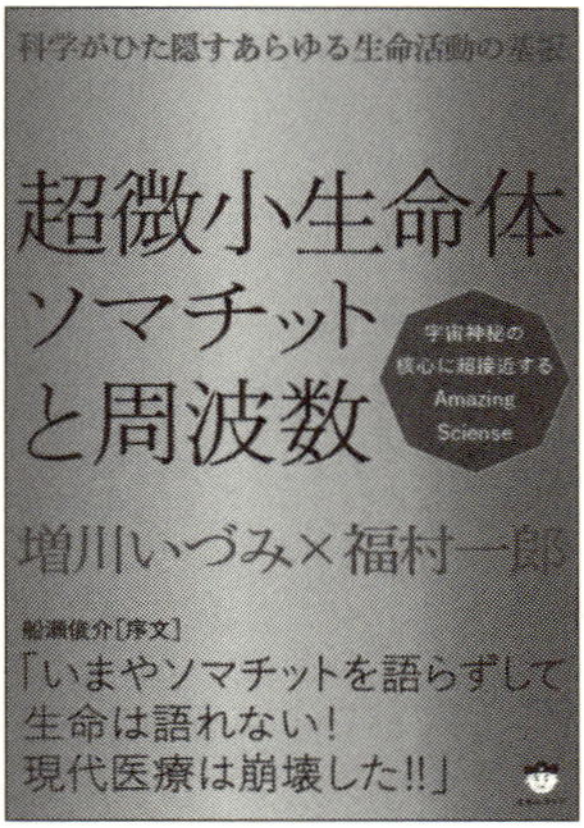

超微小生命体ソマチットと周波数
著者：増川いづみ、福村一郎
序文：船瀬俊介
四六ハード　本体1,815円+税

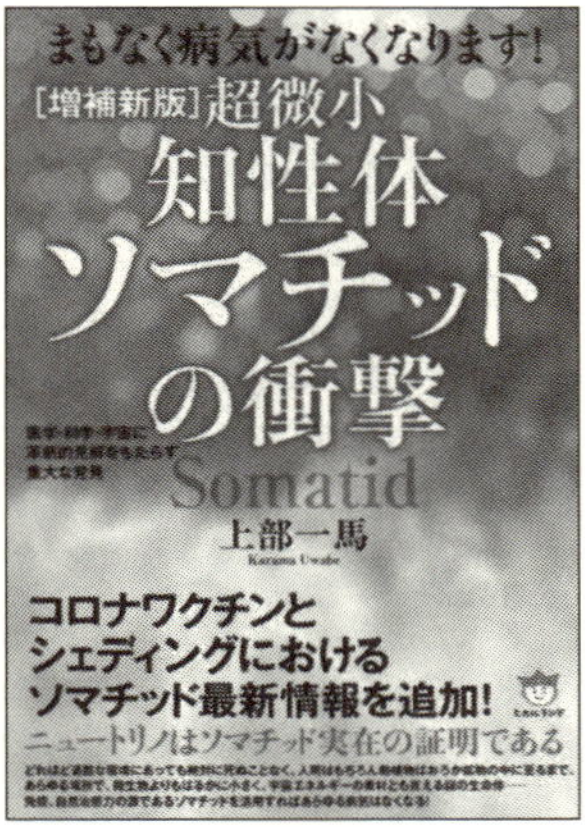

［増補新版］超微小《知性体》ソマチッドの衝撃
著者：上部一馬
四六ソフト　本体 2,300円+税

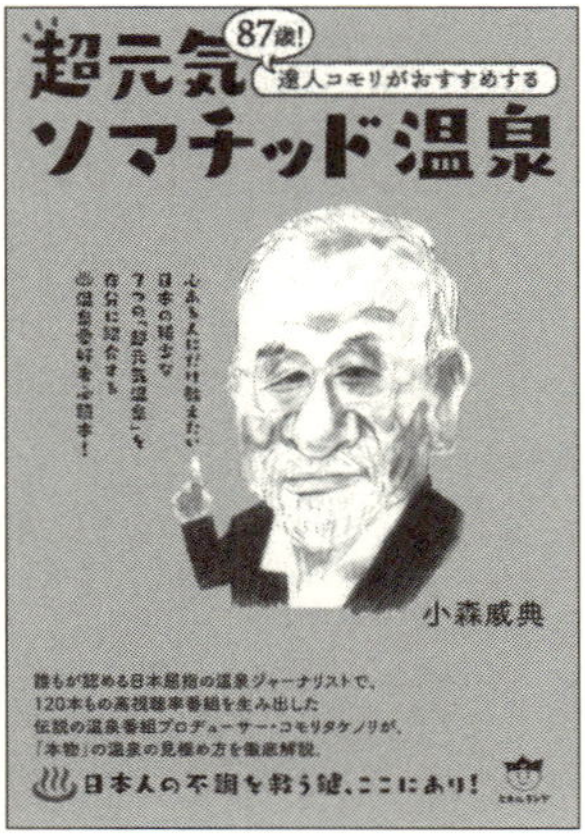

87歳！ 達人コモリがおすすめする
超元気ソマチッド温泉
著者：小森威典
四六ソフト　本体 1,800円+税

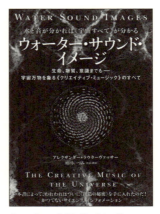

ウォーター・サウンド・イメージ
著者：アレクサンダー・ラウターヴァッサー
訳・解説：増川いづみ
Ａ５ソフト　本体3,241円+税

ヒカルランド　好評既刊！

地上の星☆ヒカルランド　銀河より届く愛と叡智の宅配便

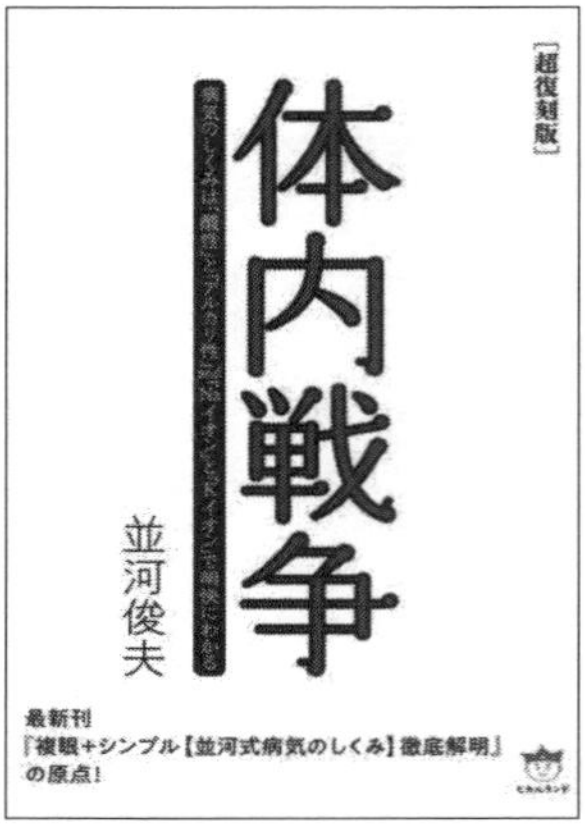

最新「体内戦争」更新版
複眼＋シンプル【並河式病気のしくみ】徹底解明
著者：並河俊夫
四六ハード　本体 1,800円+税

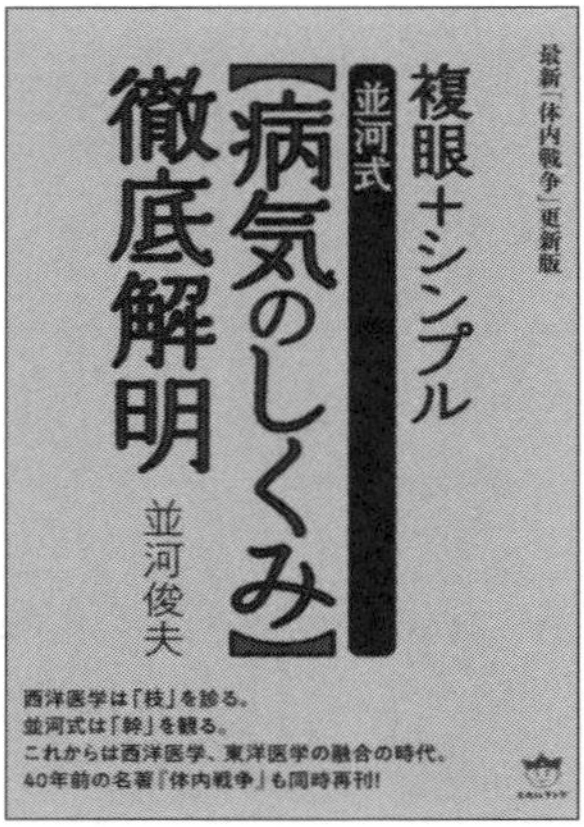

最新「体内戦争」更新版
複眼＋シンプル【並河式病気のしくみ】徹底解明
著者：並河俊夫
四六ハード　本体 1,800円+税

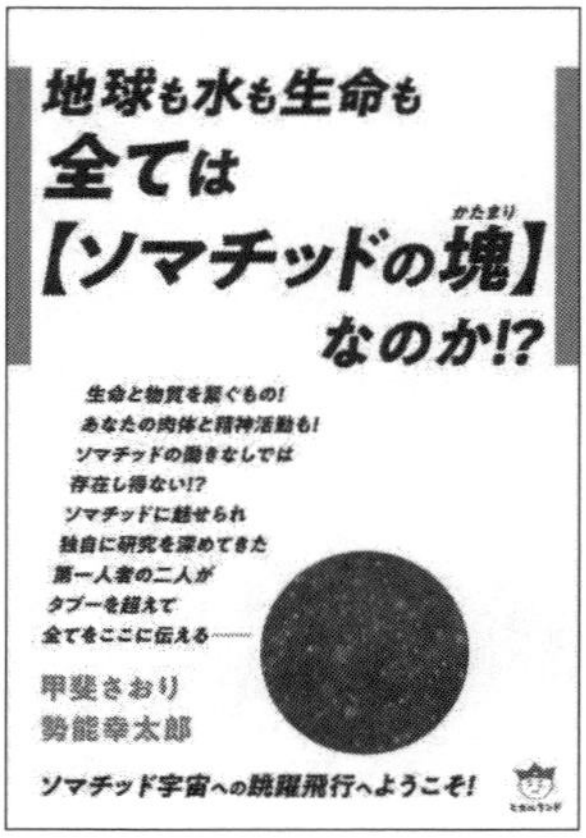

地球も水も生命も
全ては【ソマチッドの塊《かたまり》】なのか!?
著者：甲斐さおり／勢能幸太郎
四六ソフト　本体 1,800円+税

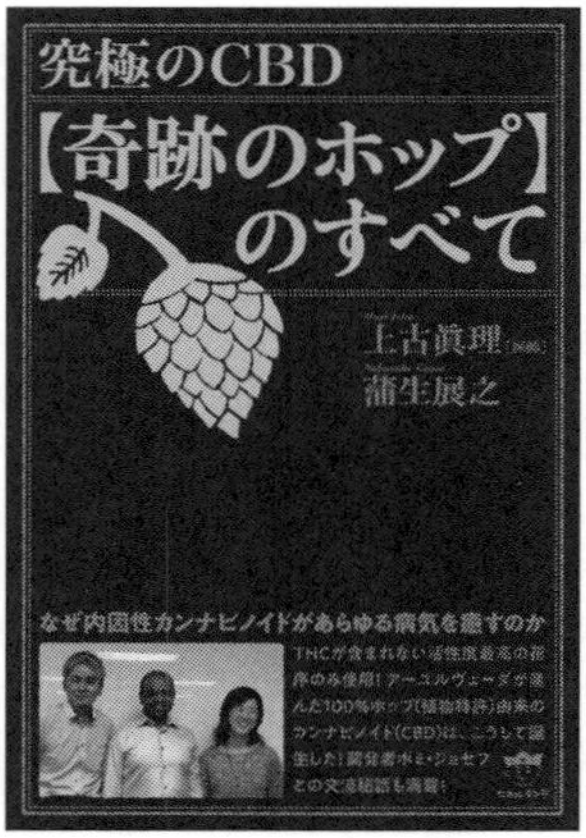

究極のCBD【奇跡のホップ】のすべて
内因性カンナビノイド・システムが整うと、ほとんどの病気が癒やされる！
著者：上古眞理／蒲生展之
四六ソフト　本体 1,800円+税